Auf das Leben!

SUSANNE ACKSTALLER

Auf das Leben!

DAS
GLÜCKSBUCH
FÜR DIE
BESTEN JAHRE

MIT FOTOGRAFIEN VON MARTINA KLEIN
Illustriert von Veronika Gruhl

PORTRÄTS

KOLUMNEN

Meinen Eltern,
die mir glückliches Älterwerden
vorgelebt haben.

AUF DAS LEBEN!

Vom Glücklichwerden und Glücklichsein in unseren besten Jahren

Glaubt man der Statistik, so werden Frauen ab ihrem fünfzigsten Geburtstag immer glücklicher. Mit 49 Jahren ist der Glückstiefpunkt in unserem Leben erreicht – ab da geht es stetig wieder bergauf. In unseren Fünfzigern, Sechzigern, Siebzigern und noch späteren Jahren sind wir Frauen angeblich so zufrieden und lebensfroh wie nie zuvor.

Aber Sie wissen ja: Traue nie einer Statistik, die du nicht selbst gefälscht hast ... Denn obwohl die Zahlen das Gegenteil behaupten und uns in der zweiten Lebenshälfte in einem Dauerhoch der Endorphine sehen, erlebe ich das anders – sowohl bei mir selbst als auch in meinem persönlichen Umfeld und im Austausch mit meinen Blog-Leserinnen. Ich habe das Gefühl, dass viele Frauen in diesem Alter oft ganz und gar nicht so froh und lebensbejahend sind, sondern mit sehr vielen Dingen hadern.

Die Zeit nach dem fünfzigsten Geburtstag bedeutet für viele Frauen einen großen Umbruch. Die Wechseljahre klopfen an die Tür oder haben bereits begonnen. Die Kinder werden flügge oder haben das Haus schon verlassen, womöglich steht die Ehe oder Partnerschaft vor dem Aus. Einerseits bieten sich neue Freiheiten und Möglichkeiten: sich endlich wieder mehr um sich selbst kümmern, vielleicht noch einmal etwas ganz Neues beginnen. Andererseits sind die körperlichen Veränderungen nicht mehr zu übersehen – spürbare Anzeichen unserer Endlichkeit. Immer wieder beschleicht uns die Sorge, nicht mehr attraktiv zu sein, weniger wertgeschätzt zu werden, zum »alten Eisen« zu gehören. Und so schwanken wir zwischen der Vorfreude auf Neues und der Trauer um unwiederbringlich Vergangenes, um unsere Jugend und Unbeschwertheit und dieses Gefühl, noch unendlich viel Zeit für die Verwirklichung unserer Träume und Pläne zu haben. Hinzu kommt die Angst vor Krankheit und Pflegebedürftigkeit. Es ist eine Zeit, in der wir uns auf die Suche nach neuen Vorbildern machen, an denen wir uns orientieren und aufrichten können. Frauen, die uns ermutigen, unser Leben noch einmal aktiv in die Hand zu nehmen. Die uns zeigen, wie wir lebensfroh und zuversichtlich älter werden können und diese Zeit tatsächlich zu einer besonders glücklichen in unserem Leben machen.

Was ist Glück?

Aber was ist eigentlich Glück? Ist es diese himmelhochjauchzende, die Welt umarmende Glückseligkeit, als wäre man gerade frisch verliebt? Das Hochgefühl, ein lang verfolgtes Ziel endlich erreicht zu haben? Oder diese ein wenig träge Zufriedenheit, wenn das Leben wie ein gemächlicher Fluss ohne Stromschnellen ganz gemütlich und problemlos dahingleitet und man sein Dasein einfach genießen darf? Jeder Mensch wird das Glück anders definieren. Es gibt dafür keine Stereotype und kein Rezept. Jeder hat seine ganz eigene Definition von diesem besonderen Gefühl, das das Herz erwärmt, auf rosa Wolken schweben lässt und uns zumindest gefühlt unbesiegbar macht.

Aber wie es so ist im Leben – Glück erleben können wir nur, wenn wir auch das Gegenteil davon erfahren haben: Pech, Kummer, Unglück, Traurigkeit. Licht und Dunkelheit gehören nun einmal zusammen. Es gibt das eine nicht ohne das andere. Glücklich sein können wir nur dann, wenn es auch Zeiten gibt, in denen wir unglücklich sind. So gesehen haben Krisen und Tiefpunkte auch ihre positiven Seiten. Tatsächlich sind sie sogar besonders wichtig für unsere Entwicklung: als Wendepunkte zu einem erfüllteren Leben. Sie können Neues anstoßen und uns zu Veränderungen motivieren. Krisen sind Chancen, heißt es, und so sehr dies nach Plattitüde klingt: Es stimmt. Aus jeder Krise können wir gestärkt und mit neuer Kraft hervorgehen. Viele von uns dürften genau das in ihrem Leben schon erfahren haben.

Wie geht »Glücklichsein«?

Den einen und einzig wahren Weg zum Glück gibt es nicht. Ebenso wenig ein Geheimrezept. Was uns glücklich macht, können wir nur selbst herausfinden. Manchen ist das im Laufe ihres Lebens bereits gelungen, andere suchen den Weg noch – oder sie nehmen mit fünfzig, sechzig oder später die Suche wieder auf: weil neue Lebenssituationen den Blick auf das, was wichtig ist und Glück bedeutet, verändert haben. Wenn wir den Kurs wechseln und neue Wege einschlagen, müssen wir auch unseren Lebenskompass neu ausrichten – nicht nur, was das Glücklichsein und Glücklichwerden betrifft, da aber auch.

Ich weiß, wovon ich spreche – schließlich bin auch ich über fünfzig. All die Gedanken und Sorgen, die sich mit der zweiten Lebenshälfte verbinden, sind mir vertraut: angefangen von den gesundheitlichen Aspekten des Älterwerdens und der schwindenden Attraktivität über die Probleme, aber auch die Chancen der Wechseljahre bis hin zu der Frage, wie ich meine Rentenzeit gestalten und welche Träume ich in meinem Leben noch wahr machen möchte. Natürlich habe ich neben vielen guten Jahren auch schwere Zeiten erlebt. Und obwohl ich diese Phasen damals lieber ausgelassen hätte – im Rückblick waren sie wertvoll und wichtig. Durch sie habe ich viel über mich und das Leben gelernt.

Über viele der Themen, die uns Frauen über fünfzig beschäftigen, habe ich in diesem Buch geschrieben, auch über meinen Weg, glücklich älter zu werden. Was mir mal mehr und mal weniger gut gelingt. Darüber hinaus zeigen die siebzehn Porträts in diesem Buch, wie Frauen selbstbestimmt und zuversichtlich mit dem Altern umgehen. Diese Frauen haben mich dadurch beeindruckt, wie sie ihr Leben gestalten, mit (teils schwierigen) Herausforderungen umgehen und voller Lebensfreude älter werden. Keine von ihnen hat darauf gewartet, dass das Glück irgendwann zufälligerweise vorbeikommt – sie sind selbst aktiv geworden. Sie haben mutige und lebensverändernde Entscheidungen getroffen, sich auch spät im Leben neu orientiert oder sogar komplett neu erfunden. Manche mussten erst die Talsohle ihres Lebens durchschreiten und dadurch erkennen, was sie wirklich glücklich macht.

So unterschiedlich diese siebzehn Frauen sind, ist ihnen doch einiges gemein: zum Beispiel, dass sie Chancen genutzt und mutig Neues ausprobiert haben, selbst auf die Gefahr hin zu scheitern. Sie blicken positiv in die Zukunft und verschwenden weder Zeit noch Energie für Vergangenes oder Unabänderliches, sondern machen das Beste aus dem, was möglich ist. Sie denken nicht nur an den eigenen Vorteil, sondern engagieren sich auch für das Gemeinwohl. Und nicht zu vergessen: Sie sind dankbar, auch für das kleine Glück. Und vielleicht sind genau diese Gemeinsamkeiten das Geheimnis eines glücklichen Lebens?

WAS GLÜCKLICH MACHT

1. Aktive Lebensgestaltung
2. Mut und Lust auf Neues
3. Zuversicht
4. Dankbarkeit
5. Soziales Engagement

»Je älter ich werde, desto bunter, spannender und toller finde ich mein Leben.«

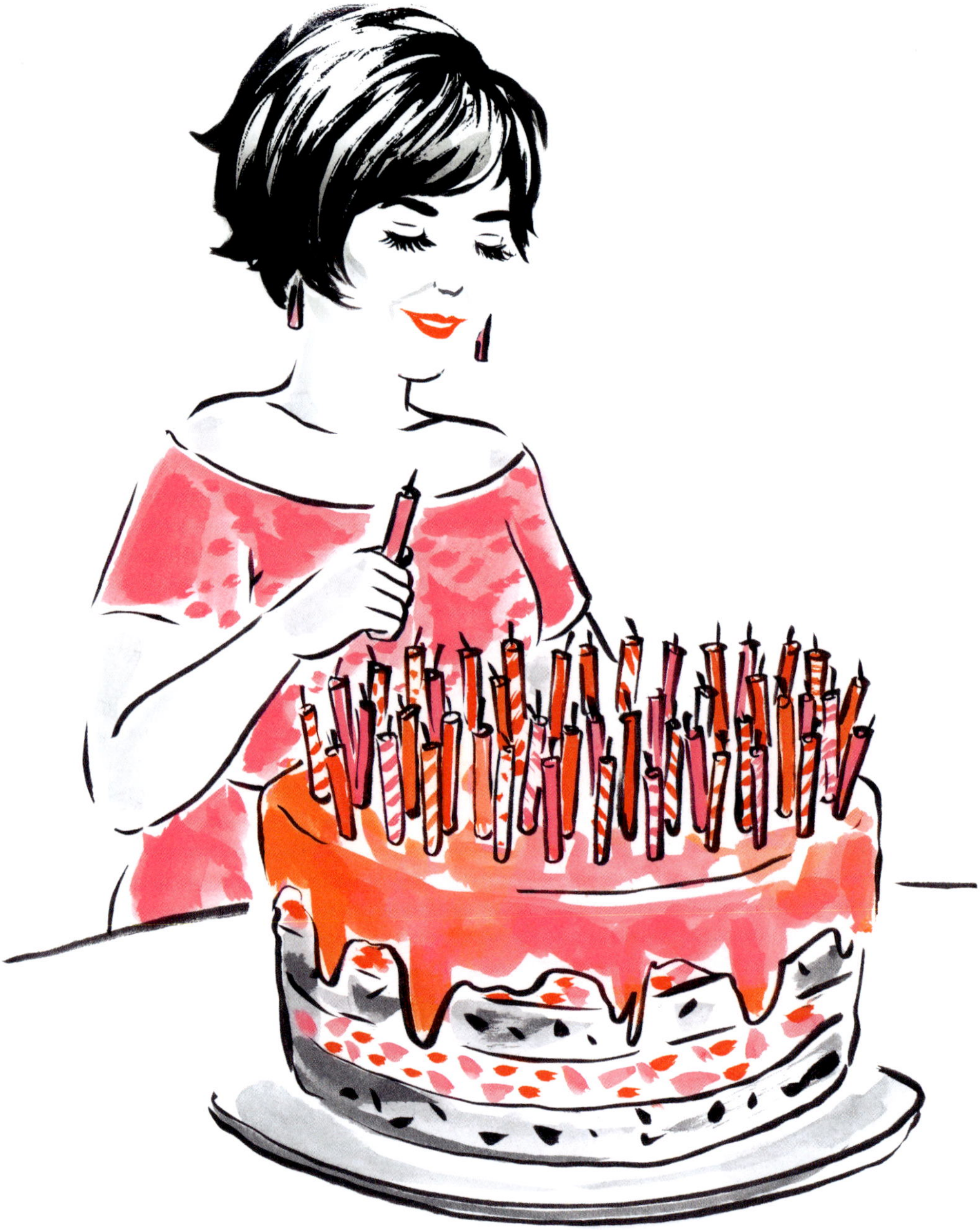

ÄLTER WERDEN

Vom Glück, altern zu dürfen

Mein fünfzigster Geburtstag hing wie ein Damoklesschwert über mir. »Forty-something« – das war ja noch okay, aber fünfzig? Damit beginnt doch zweifellos das Alter ... Dann war er da, der Geburtstagsmorgen. Meine Familie gratulierte mit »Hoch soll sie leben!«, Champagner und Torte. Als ich nach dem Frühstück in den Spiegel schaute, blickte mir mein altbekanntes Ich entgegen. Keine zusätzliche Falte, kein graues Haar, ich sah aus wie immer, nur ein wenig Schaumwein-beschwipst. Ich kam mir ein bisschen dämlich vor. Was hatte ich denn erwartet? Eine schrumpelige Greisin? Wie albern!

Älter zu werden und irgendwann alt zu sein ist in unserer Gesellschaft trotz stetig steigender Lebenserwartung nichts Erstrebenswertes. Eher ein unerquicklicher Prozess, den wir – mangels akzeptabler Alternativen – wohl oder übel über uns ergehen lassen müssen. Und so arbeiten besonders wir Frauen uns ab dreißig oder 35, allerspätestens aber ab vierzig daran ab, unsere Jugend zu konservieren und uns vehement gegen jedes zusätzliche Jahr zu stemmen. Als könnten wir das Altern tatsächlich aufhalten.

Altwerden hat keine Lobby. Die Zeichen der Vergänglichkeit und Endlichkeit erscheinen vielen Menschen als eine Zumutung. In Ruhe und Gelassenheit zu altern gilt geradezu als unanständig: Wenn eine Frau der Natur freien Lauf lässt und nicht mit teuren Feuchtigkeitsseren gegen Falten ancremt, zur Zellverjüngung regelmäßig fastet oder wenigstens ein paar antioxidative Superfoods übers Müsli streut, kann es ihr schon passieren, dass sie verwundert angeschaut wird. Denn alt sein und – womöglich! – sogar den Jahren entsprechend auszusehen, das bedeutet leider immer noch: weniger wert sein.

Überall werden wir angehalten, uns unsere Jugendlichkeit möglichst lange zu bewahren. Simples Gesundbleiben reicht da bei weitem nicht mehr. Wir sollen uns auch unseren »Glow« erhalten: möglichst pralle Lippen (und Brüste), glänzendes, volles Haar, rosige Pfirsichhaut. Der Körper fit und durchtrainiert, das Gehirn rege, interessiert und leistungsstark – so wünscht man sich die Seniorin von heute. Ganze Industrien sind damit beschäftigt, für unsere ewige Jugend zu sorgen. Regalwände voller Bücher über »Anti-Aging« verraten uns, wie wir dem Altern entkommen. Als wären wir dann glücklicher. Und als wäre das Älterwerden nicht ein ganz natürlicher Teil des Lebens – denn wir altern ja vom Augenblick der Zeugung an.

Bei manchen Menschen (wenigen, Gott sei Dank!) ist die Furcht vor dem Altern so stark ausgeprägt, dass sie als Phobie, als Angststörung gilt: die Gerascophobie. Das ist nicht zu ver-

»Lasst uns nicht gegen das Älterwerden sein, sondern dafür!«

wechseln mit der Gerontophobie, der Angst vor alten Menschen. Die gibt es auch, und dass es sie gibt, finde ich persönlich fast noch erschreckender. Die Gerascophobie dürfte auch die Ursache dafür sein, warum manche Frauen (und durchaus auch Männer) ihr Gesicht und ihren Körper bis zur Unkenntlichkeit »optimieren«. Wir alle haben die mehr oder weniger prominenten Beispiele vor Augen. Traurige Beispiele.

Wobei: Auch mir fällt es schwer, mich vom Jugendlichkeitswahn unserer Gesellschaft frei zu machen. Auch ich verwende Feuchtigkeitsseren und Sonnencremes gegen Hautalterung – und freue mich, wenn ich höre: »Wie, schon 57? Ich hätte Sie zehn Jahre jünger geschätzt!« Wie oft habe ich das Wort »Anti-Aging« verwendet, bevor mir dessen tatsächliche Bedeutung bewusst wurde. Gegen das Älterwerden? Nein! Im Gegenteil: Ich bin dafür! Ich bin »Pro-Aging«!

Was bleibt, ist die Frage: Warum hat das Jungsein einen so hohen Stellenwert in unserer Gesellschaft – obwohl Weisheit und Lebenserfahrung erst mit dem Älterwerden kommen? Und obwohl man in höherem Alter sogar nachweislich glücklicher ist als in der Jugend? Fragt man Menschen in ihren Fünfzigern, Sechzigern oder Siebzigern, ob sie noch einmal zwanzig sein wollen, lehnen die meisten dankend ab. Wo, bitte schön, bleibt also die Rebellion der Älteren? Wo bleibt der Stolz auf das Alter, die vielen durchlebten und durchlittenen Jahre? Ist es nicht eine Gnade, überhaupt alt werden zu dürfen? Trotz aller Einschränkungen, die damit verbunden sein können? Warum sind wir nicht einfach, wer und wie wir sind, und zelebrieren unser Alter?

Mein Plädoyer lautet deshalb: Lasst uns zu unserem Alter stehen! Wichtig ist doch eines: im Herzen jung zu sein, ob nun mit 25, 52 oder 85. Denn Altsein ist keine Frage von Jahren. Es ist eine Frage der Haltung und der Einstellung zum Leben.

LESETIPPS

Rei Gesing: Die Weisheit der 100-Jährigen. 7 Fragen an die ältesten Menschen Deutschlands. Solibro 2018.
Gespräche mit Menschen, die das biblische Alter von einhundert Jahren erreicht haben. Was haben sie in der Rückschau richtig gemacht und was bereuen sie? Wann waren sie glücklich und wodurch? Was hat ihnen Kraft gegeben? Ein Buch, das Mut macht auf dem Weg ins hohe Alter.

Klaus Brinkbäumer und Samiha Shafy: Das kluge, lustige, gesunde, ungebremste, glückliche, sehr lange Leben. Die Weisheit der Hundertjährigen. Fischer 2021.
Ein amüsantes und lehrreiches Buch, das Aufschluss gibt über die Fragen, die viele beschäftigen: Wie lebt man ein erfülltes Leben? Worauf sind Menschen, die sehr alt werden, am Ende stolz? Welchen Einfluss haben Kultur und Ernährung, Bewegung und Gene, Bildung und Wohlstand? Spannend!

Was Sie tun können, um entspannt älter zu werden

1

Vergleichen Sie sich nicht. Schon gar nicht mit gephotoshoppten Werbefiguren! Und auch nicht mit Prominenten. Das jugendliche Aussehen ist oft nicht echt, schlimmstenfalls sieht man sogar, dass nachgeholfen wurde.

2

Freuen Sie sich über jeden Geburtstag. Und zelebrieren Sie ihn! Es ist wahrlich nicht selbstverständlich, älter zu werden – ist nicht jedes weitere Jahr ein Grund mehr, dankbar zu sein? Für das, was war. Und für das, was noch kommt.

3

Stehen Sie zu Ihren Jahren. Werden Sie Teil der Pro-Aging-Bewegung. Wir sind nicht gegen das Älterwerden, wir sind dafür. Und wir werden immer mehr!

4

Genießen Sie die Vorteile. Mehr Gelassenheit, mehr Lebenserfahrung, sogar glücklicher sind wir im Alter. Und: Endlich können wir die gesellschaftlichen Schönheitsnormen und -ideale ignorieren (so sehr wir uns auch bemühen: Wir werden ihnen ohnehin nicht entsprechen) und uns ganz entspannt eine neue Kleidergröße, ein paar Pigmentflecken, Falten und weiße Haare gestatten.

5

Wählen Sie Ihre Vorbilder weise. Natürlich ist es beeindruckend, wie gut Jennifer Lopez mit ihren 54 Jahren noch aussieht. Allerdings startet sie auch um 4.45 Uhr mit Zirkeltraining, Kickboxen und einem High-Intense-Training – jeden Tag! Alles für die Schönheit. Ich persönlich nehme mir lieber Isabella Rossellini, Meryl Streep oder auch Helen Mirren zum Vorbild, die zwar mit ein paar Falten und grauen Strähnen gealtert sind, aber gleichzeitig auch mit bewundernswerter Gelassenheit und ganz viel Lebensfreude.

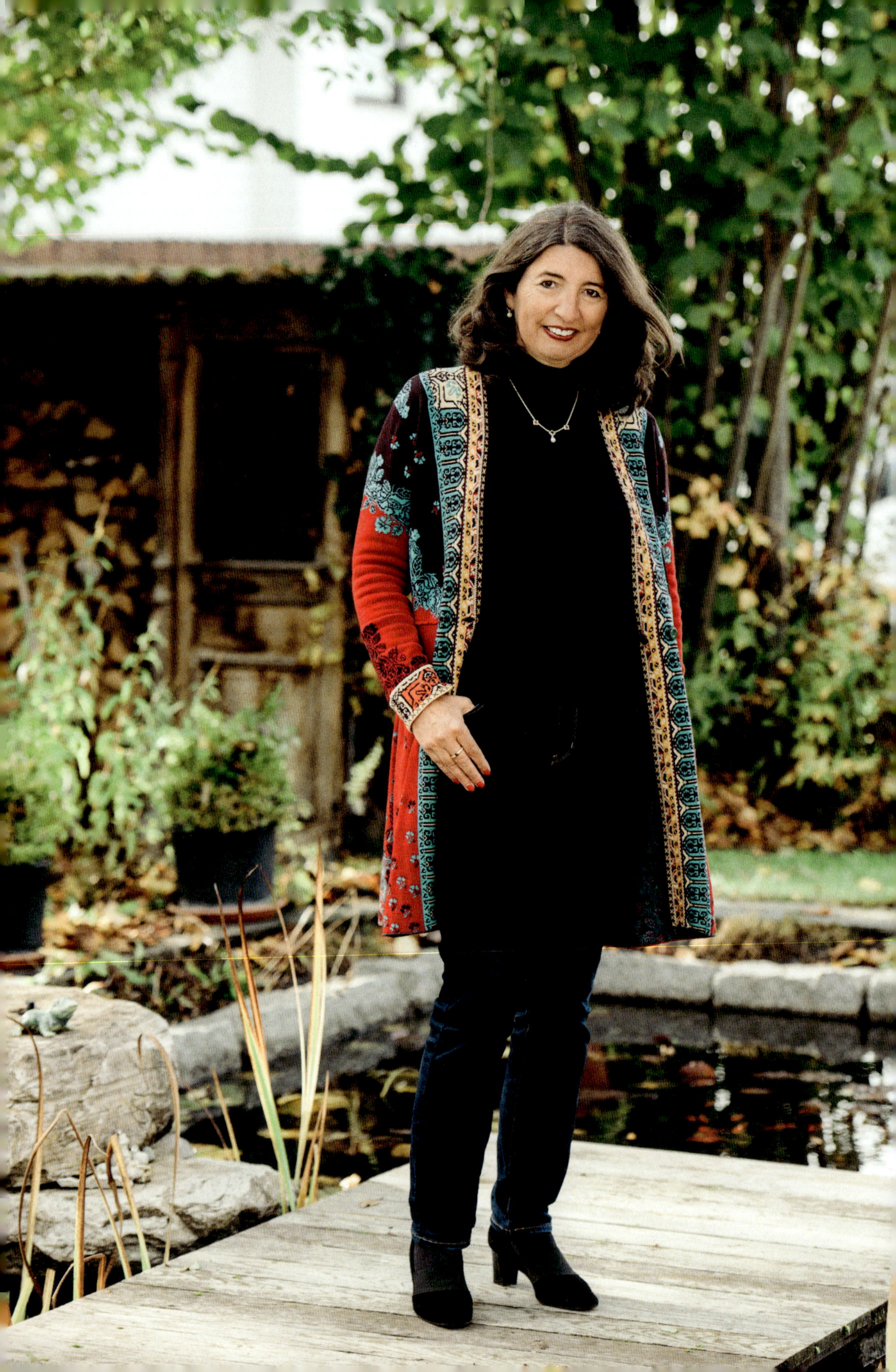

Annegret Braun ist Kulturwissenschaftlerin und forscht über das Glück.

Seit vielen Jahren beschäftigt sich Dr. Annegret Braun mit der Frage, was uns Menschen glücklich macht. Die schönen Momente im Leben allein sind es nicht, sagt sie, wir brauchen Krisen und Tiefs, um Hochgefühle überhaupt spüren zu können. Denn Glück ist ein Kontrasterlebnis.

Um die Gartenarbeit kümmert sich in erster Linie mein Mann – ich bin mehr für die Gestaltung zuständig«, meint Annegret Braun verschmitzt, als sie uns das verwunschene Refugium hinter ihrem Haus zeigt, in dem sich das Grün langsam herbstlich färbt und der alte Apfelbaum bereits abgeerntet ist. Der Garten ist ihr Wohlfühlort, verrät sie uns. Hier liebt sie es, zu sitzen und zu schreiben: Bücher über Frauen und über das Glück, am liebsten beides zusammen.

Annegret Braun ist Kulturwissenschaftlerin und forscht über Glück. Sie lehrt an der Ludwig-Maximilians-Universität in München. Ihr Lebensweg sah allerdings lange nicht nach einer akademischen Karriere aus. Geboren als eine von vier Töchtern auf einem Bauernhof auf der Schwäbischen Alb besucht sie zunächst die Hauptschule und wechselt erst später aufs Gymnasium. Nach dem Abitur hat sie vom Lernen aber erst mal genug. Auf gar keinen Fall will sie studieren! Nach einem Praktikum in einer Klinik entscheidet sie sich für eine Ausbildung zur Krankenschwester.

Als die Arbeit zur Routine wird, denkt sie doch über ein Studium nach. »Ich liebte meinen Beruf – aber es fehlten mir im Krankenhausalltag doch neue Herausforderungen. Ich wollte mir frisches Wissen aneignen und kritisches Denken lernen.« So reduziert sie ihre Stelle in der Klinik auf fünfzig Prozent und schreibt sich für Romanistik an der Ludwig-Maximilians-Universität in München ein. Die gegensätzliche Mischung aus dem theoretischen Lernen an der Uni und der praktischen Arbeit als Krankenschwester erlebt Annegret Braun als große Bereicherung. Glück ist – das wird sie im Gespräch noch genauer ausführen – ein Kontrasterlebnis.

Von der Literaturwissenschaft wechselt sie nach einer Weile zur Kulturwissenschaft. »Ich sah einfach keinen Sinn darin, eine Seminarsitzung lang zu diskutieren, warum Madame Bovary ihr Likörglas bis auf den letzten Tropfen leert.« Dort findet sie mit dem Thema Alltagskultur ihre Bestimmung. »Oberflächlich betrachtet habe ich sicherlich ein paar Umwege im Leben gemacht. Aber was wie ein Umweg aussieht, ist oft ein wichtiger Entwicklungsprozess mit ganz neuen Chancen. Man lernt dabei, wo man seine Stärken und Schwächen hat.«

Liebe Frau Dr. Braun, wie kommt man dazu, über Glück zu forschen?

Ich habe 2008 angefangen, mich damit zu beschäftigen. Das war damals, zumindest in Deutschland, noch weit vor dem »Glücksboom«, von dem wir mittlerweile erfasst sind. Als Kulturwissenschaftlerin suchte ich nach einem Thema mit Bezug zur Alltagskultur, und das Thema Glück fand ich dabei sehr zentral. Wie die Menschen ihr Leben gestalten, hängt sehr stark mit der Suche nach Glück zusammen: Welchen Beruf sie wählen, wie sie die Partnerschaft gestalten, wofür sie ihr Geld ausgeben, wie und mit wem sie ihre Freizeit verbringen – das alles wird maßgeblich von dieser Suche bestimmt. Wir treffen Entscheidungen, von denen wir glauben, dass sie uns glücklicher machen. Selbst ein Bankräuber hofft, dass ihn das Geld glücklich macht.

Würden Sie sich selbst als glücklichen Menschen bezeichnen? Sind Sie vielleicht – als Glücksforscherin – sogar glücklicher als wir anderen?

»Umwege sind im Leben oft wichtige Entwicklungsprozesse.«

Glücklicher als andere bin ich bestimmt nicht. Es gibt Zeiten, in denen ich glücklich bin, und andere, in denen ich weniger glücklich bin. Eine ausgesprochene Begabung für das Glück habe ich sicherlich nicht. Aber mir ist sehr bewusst, dass ich ein gutes Leben habe. Und dafür bin ich dankbar.

Aber gerade Sie als Glücksforscherin sollten doch wissen, wie's geht?

Nun ja ... Paartherapeutinnen führen auch nicht immer die besten Ehen, obwohl sie wissen, wie gute Ehen funktionieren. (lacht)

Sie sprachen von »Begabung«. Gibt es denn ein »Glückstalent«?

Talent ist übertrieben – aber es gibt zumindest eine Veranlagung. Etliche Studien in der Zwillingsforschung kommen zu dem Ergebnis, dass ungefähr die Hälfte unserer persönlichen Glücksfähigkeit genetisch bedingt ist. Zwillinge, die getrennt und unter sehr unterschiedlichen Lebensverhältnissen aufgewachsen sind, weisen dennoch ein sehr ähnliches Glückslevel auf. Insofern sind manche Menschen beim Glück tatsächlich »talentierter« als andere.

Das klingt nach einer schlechten Nachricht, zumindest für manche Menschen.

Nicht unbedingt. Menschen, die weniger glücksbegabt sind, haben andere Fähigkeiten. Sie sind oft kritischer und hinterfragen mehr. Künstlerinnen und Menschenrechtlerinnen gehören nicht immer zu den glücklichsten Menschen, aber sie bewirken viel. Außerdem gibt es – neben dem individuellen »Talent« – noch eine ganze Reihe weiterer Faktoren, die zum Glück beitragen.

Zum Beispiel?

Die wichtigste Glücksquelle sind enge Beziehungen, also Familie, Freunde und Freundinnen, sowie eine erfüllende Arbeit. Arbeitslosigkeit ist der größte Glückskiller. Selbstbestimmung spielt ebenfalls eine große Rolle. Wenn im hohen Alter andere Menschen für uns entscheiden, dann beeinträchtigt das auch das Glück. Weitere Faktoren sind Dankbarkeit, Sinnhaftigkeit des eigenen Tuns, Achtsamkeit gegenüber sich selbst und anderen Menschen. Nicht zu vergessen: im Hier und Jetzt leben mit allen Sinnen.

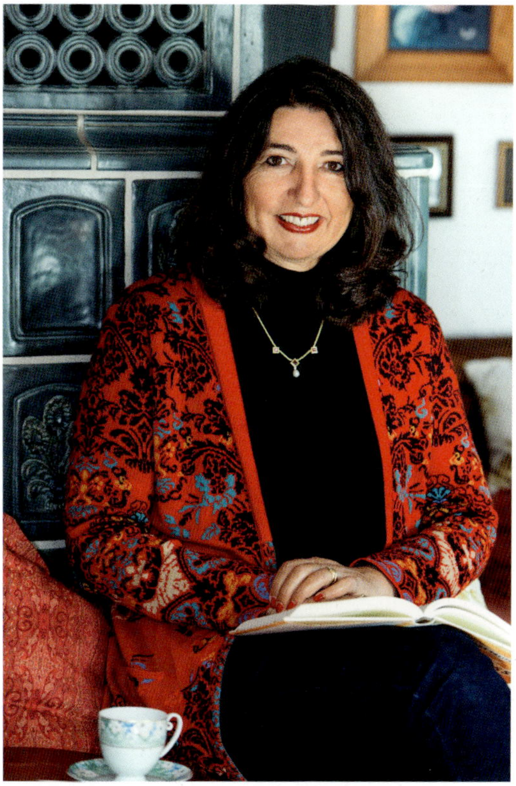

> »Zugehörigkeit ist für das Glück wichtig.«

Was uns auch klar sein muss: Glück ist kein Dauerzustand. Im Gegenteil: Glücklich sind wir erst dadurch, dass wir auch Krisen und Traurigkeit erleben. Glück ist ein Kontrasterlebnis. Wenn es nicht auch Zeiten ohne besondere Hochgefühle gäbe, etwa den eher banalen Alltag, dann könnten wir auch kein Glück erleben. Wir würden es nicht spüren. Glück ist etwas Besonderes, das nicht immer verfügbar ist. Und genau das macht es so erstrebenswert.

Was ist aus Forscherinnensicht dieses »Glück« überhaupt?

Eine wissenschaftliche Definition? Die ist gar nicht so einfach. Im akademischen Bereich wird meistens von »subjektivem Wohlbefinden« gesprochen. Aber dann ist noch nicht klar, ob es sich um einen Glücksmoment oder ein längerfristiges Glücksgefühl handelt. Meistens wird das längerfristige Glück erfragt. Die Umfrage, auf der viele Studien beruhen, basiert auf der Frage »Alles in allem, wie glücklich sind Sie derzeit auf einer Skala von 1 bis 10?«. Genau genommen wird hier Zufriedenheit erfragt. Trotzdem wird oft der Ausdruck Glück verwendet. Dann gibt es noch die Unterscheidung in lustorientiertes Glück, bei dem es um die Erfüllung von Wünschen geht, und ein umfassenderes Glücksverständnis, das Glück als gutes Leben versteht, in dem man sein Potenzial entfalten kann.

In den sozialen oder auch klassischen Medien bekommt man schnell den Eindruck: Glück ist jungen Menschen vorbehalten ...

Das Gegenteil ist der Fall: Die Glücksforschung zeigt, dass ältere und alte Menschen glücklicher sind als jüngere. Es ist allerdings ein gleichmäßigeres, ausgewogenes Glück, mit weniger Ausschlägen nach oben – aber auch nach unten. Viele Belastungen wie Kindererziehung oder Aufbau der beruflichen Karriere sind vorbei. Man hat mehr Freiheiten. Man kennt sich selbst besser, man weiß, was man möchte und was nicht. Oft ist es auch finanziell leichter. Natürlich kann es im Einzelfall anders sein.

Was aber stimmt: In der Lebensmitte, wenn der Alterungsprozess auch äußerlich immer offensichtlicher wird, müssen viele Menschen erst mal damit zurechtkommen. Die Frage ist, wie man damit umgeht. Es ist ja durchaus ein Gewinn, wenn man nicht mehr Schönheitsidealen nachjagen muss.

Wird das Glücksgefühl auch durch die Medien beeinflusst?

Auf jeden Fall. Uns ist oft gar nicht bewusst, wie sehr wir uns von den Medien darin beeinflussen lassen. Auf Instagram, Facebook und anderswo werden vor allem besondere und glückliche Momente gepostet, das romantische Essen, der Meerblick im Urlaub, die tolle Stimmung bei einer Party. Man postet seine Beförderung (aber nicht die Kündigung), seine neue Liebe (aber nicht die Trennung) oder das fröhliche Familienfrühstück. Wer macht schon ein Foto, wenn man sich streitet? So entsteht der Eindruck, dass alle eine tolle Zeit haben, nur man selbst nicht. Die Wirklichkeit sieht anders aus. Die Fotos werden ja vor allem deshalb gepostet, weil es sich dabei eben nicht um den Alltag handelt, sondern um besondere Momente. Genau das müssen wir uns als »Zuschauerinnen« immer wieder bewusst machen.

Was können wir aktiv tun, um glücklich älter zu werden?

Einiges hatte ich bereits erwähnt: Akzeptieren, dass sich Körper und Aussehen verändern, überhaupt das Älterwerden annehmen und nicht dagegen ankämpfen. Beziehungen pflegen und sich Zeit für Freundschaften, die Partnerschaft, die Familie nehmen. Den Moment genießen – zum Beispiel durch eine schöne Alltagsroutine. Ebenso das Leben und das, was man erreicht hat. Und natürlich weiterhin körperlich aktiv sein! Offen und interessiert bleiben, das Gespräch mit jungen Menschen suchen und Herausforderungen annehmen: Warum nicht noch mit sechzig eine neue Sprache oder Sportart lernen? Oder sich ehrenamtlich engagieren, im sozialen, kulturellen oder politischen Bereich? Wichtig ist aber auch, sich mit der eigenen Biografie auszusöhnen, nicht zu hadern und vermeintlich verpassten Chancen hinterherzutrauern. Und sich mit der Endlichkeit des Lebens auseinanderzusetzen, die ja immer sichtbarer wird.

Wo und wie möchten Sie selbst im Alter leben?

Umzugspläne habe ich keine. Ich schätze das Gewohnte und Vertraute. Der Ort, in dem ich wohne, ist mir Heimat geworden. Ein Zuhause. Zugehörigkeit ist für das Glück wichtig. Hier habe ich Freundinnen gefunden, bin eingebunden in das Dorfleben, in ehrenamtliche Aufgaben. Unser Garten ist meine Oase, dort möchte ich gerne noch mehr Bücher schreiben. Vor allem Frauengeschichte interessiert mich. Es gibt so viele spannende Frauenleben. Vielleicht werde ich mehr Zeit in unserem Ferienhaus in Italien verbringen und noch intensiver Italienisch lernen, damit ich italienische Filme endlich auch ohne Untertitel verstehe ... Was mir besonders wichtig ist: Viel Zeit mit meiner Familie und meinen Freundinnen zu verbringen und für sie immer ein offenes Haus zu haben.

LESETIPPS

Annegret Braun: Wie Frauen Glück erleben. Kreuz 2013.
Erkenntnisse der Glücksforschung, veranschaulicht mit Geschichten von Frauen über Glücksmomente und Lebensglück.

Edgar Cabanas und Eva Illouz: Das Glücksdiktat. Und wie es unser Leben beherrscht. Suhrkamp 2019.
Die Soziologin und der Psychologe nehmen die Glücksforschung kritisch unter die Lupe.

Hans Förstl und Helwi Braunmiller: Glück, was ist das? Herder 2009.
Das Buch gibt einen Überblick über wissenschaftliches Grundwissen zum Thema Glück, geschrieben von einem Psychiater und einer Germanistin.

Wilhelm Schmid: Glück. Alles, was Sie darüber wissen müssen, und warum es nicht das Wichtigste im Leben ist. Insel 2007.
Ein philosophischer Blick auf das Glück und ein Plädoyer für einen gelassenen Umgang mit Glück, abseits der allgemeinen Glücksjagd.

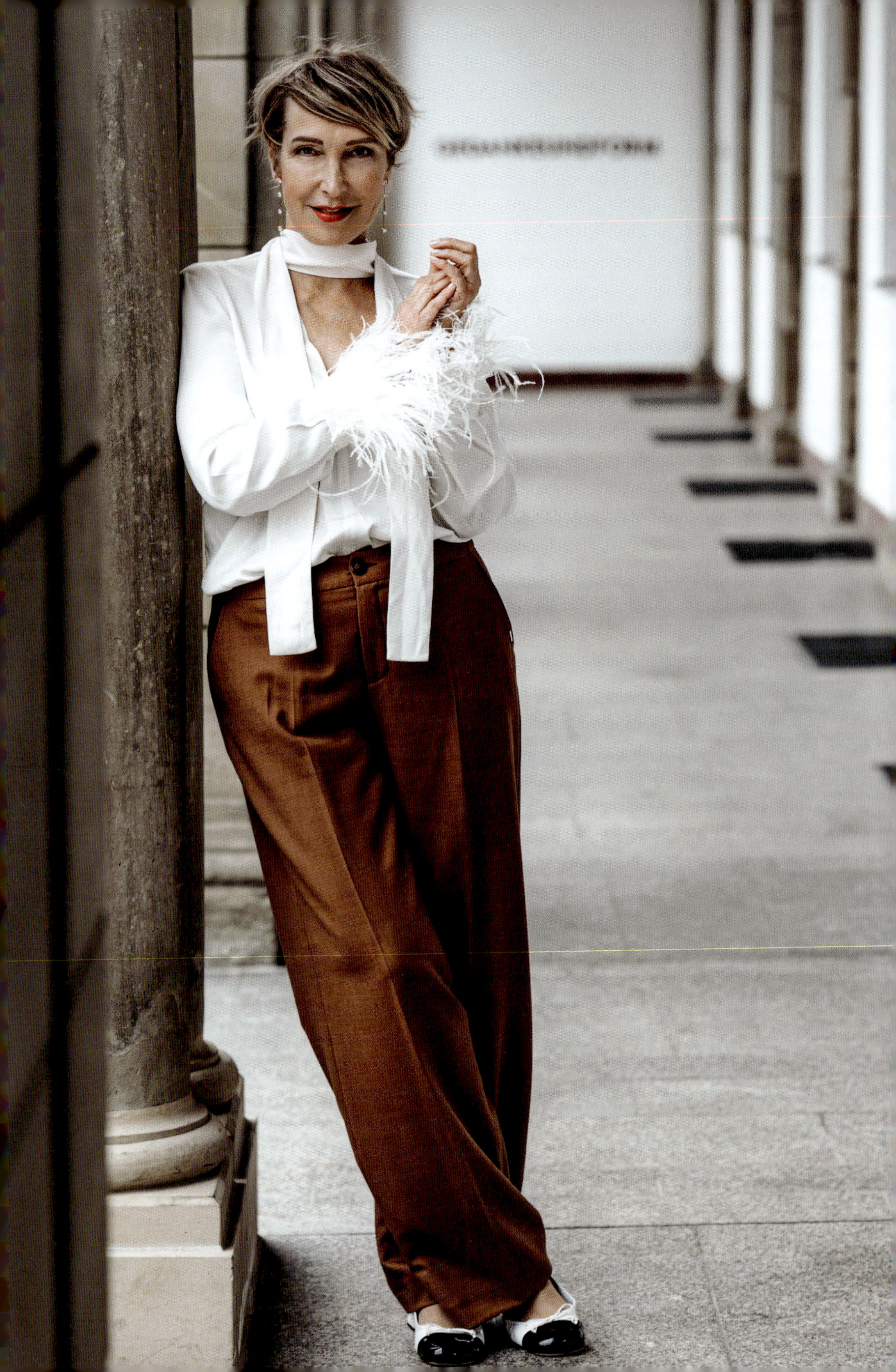

Claudia Steinlein bloggt erfolgreich für Frauen über fünfzig.

Bis vor zehn Jahren führte Claudia Steinlein ein sehr
beschauliches Leben zwischen Bürojob, Fitnessstudio und
Wohnzimmercouch. Bis sie 2012 ein Modeblog startete
und daraus ein kleines und erfolgreiches Unternehmen machte.
Heute erreicht Claudia über ihre Social-Media-Kanäle
ein paar Hunderttausend Menschen im Monat.

Wir treffen uns in einem kleinen Bistro mitten in Offenbach, der Stadt, in der Claudia Steinlein über fünfzig Jahre gelebt hat. Dort wurde sie als eines von fünf Kindern geboren, dort ist sie aufgewachsen, hat ihre Mittlere Reife gemacht und eine Lehre als Speditionskauffrau abgeschlossen – obwohl sie lieber Automechanikerin geworden wäre … »Dort hätte man mich auch genommen, aber dann scheiterte meine Anstellung daran, dass es keine Duschen für Frauen gab.«

In Offenbach hat sie als Alleinerziehende ihre Tochter großgezogen und fünfzehn Jahre Tür an Tür mit ihrer Mutter gewohnt. »Über viele Jahre hat mich meine Mutter bei der Erziehung und Betreuung meiner Tochter unterstützt. Später dann, im Alter, haben sich die Rollen vertauscht, und ich habe für sie gesorgt, eingekauft, gekocht.« Erst vor ein paar Jahren ist Claudia nach Mühlheim, ein paar Kilometer weiter, gezogen. Weil die Wohnung direkt am Main einfach eine schönere Lage hat.

Ob es sie nie hinausgezogen hat in die Welt, frage ich. Doch, schon. Mit achtzehn wollte sie gemeinsam mit einer Freundin nach Italien gehen, später stand ein Au-pair-Aufenthalt in Florida im Raum. Dann haben sich diese Pläne doch zerschlagen. So ist sie in Deutschland geblieben und arbeitet immer noch in dem Unternehmen, in dem sie bereits ihre Lehre absolvierte. »Klar hätte ich mal wechseln können, aber ich fühle mich dort einfach wohl. Zudem hat mich der Seniorchef durch flexible Arbeitszeiten sehr unterstützt, als meine Tochter noch klein war – dafür bin ich ihm dankbar.«

Was auf den ersten Blick nach einem sehr beschaulichen, fast schon langweiligen Leben aussieht, täuscht – zumindest was die letzten zehn Jahre betrifft. Denn 2012 gründete Claudia ihr Mode- und Lifestyleblog Glam up your Lifestyle. »Ich habe mich immer schon für Mode und Trends interessiert, und irgendwann meinte meine Tochter: ›Mama, schreib doch ein Modeblog!‹ Gesagt, getan. Was mit einfachen Mitteln begann, ist mittlerweile zu einem kleinen Unternehmen und einem zweiten, guten Einkommen geworden.

2016, mitten hinein in das Hochgefühl der mittlerweile erfolgreichen Bloggerin, wird bei Claudia Brustkrebs diagnostiziert. Gott sei Dank in einem sehr frühen Stadium. Und dann stirbt zwischen all den Operationen, Behandlungen und Rehabilitationsmaßnahmen erst die geliebte Mutter und kurz danach der Bruder. Als sie außerdem noch feststellt, dass ihr Partner – von dem sie zu dem Zeitpunkt allerdings schon lange getrennt ist – sie über zwölf Jahre betrogen hat, zieht es ihr den Boden unter den Füßen weg. »Es hat wirklich lange gedauert, bis es mir wieder gut ging und ich alles verarbeitet hatte.«

Liebe Claudia, andere suchen ihr Leben lang nach Mr. oder Mrs. Right. Du hingegen bist überzeugt und glücklich single. Wie kam das?

Bei Männern hatte ich noch nie ein glückliches Händchen. Das war schon beim Vater meiner Tochter so: Wir hatten uns bereits getrennt, als ich meine Schwangerschaft bemerkte – und so habe ich meine Tochter allein großgezogen. Erst im Rückblick sehe ich: Ich habe mich zu oft und zu lange mit den falschen Männern abgegeben. Auch wenn ich wusste, dass ein Mann nicht gut für mich war und dass die ganze Sache

»Ich bin lieber allein glücklich als zu zweit unglücklich.«

wohl auch nicht gut enden würde – ich habe trotzdem an der Beziehung festgehalten.

Und jetzt bleibst du lieber allein …

Ganz genau. Nach einigen Enttäuschungen und einer Reihe gescheiterter Beziehungen habe ich mich entschlossen, allein zu bleiben. Ich bin lieber single und glücklich, als in einer unglücklichen Beziehung festzustecken. Was nicht heißen soll, dass ich nicht offen für eine Partnerschaft wäre. Aber ich suche nicht.

Tatsächlich sind mir Freundschaften mittlerweile wichtiger als Partnerschaften. Weil sie beständiger sind. Auf meine Freundinnen kann ich mich immer verlassen. Meine beste Freundin etwa kenne ich schon 41 Jahre, und obwohl sie schon lange nicht mehr in Deutschland lebt und immer viel umgezogen ist, auch europaweit – die Freundschaft hat gehalten. Wir sehen uns immer noch ein paar Mal im Jahr, auch wenn wir weitere Wege in Kauf nehmen müssen.

Und falls doch irgendwann der Prinz des Weges kommt – ich will das nicht ausschließen –, kann ich's mir immer noch anders überlegen. Momentan ist mein Leben auf jeden Fall gut so, wie es ist. Ich bin mit meinem Leben glücklich, ich brauche keinen Mann an meiner Seite – ehrlich gesagt hätte ich vermutlich noch nicht mal genügend Zeit für ihn!

Denn es gibt ja dein Blog …

Richtig. Plus meine Kanäle auf Instagram und Tiktok. Alles sehr zeitintensiv … Wenn andere im Sommer am See sind, arbeite ich gerade an meinen nächsten Beiträgen …

Und trotz all der Arbeit machst du das schon seit rund zehn Jahren. Warum?

Weil es mir Spaß macht. Bevor ich mit dem Bloggen anfing, war mein Leben zwar nicht unglücklich, aber doch eher langweilig. Ich hatte meinen Bürojob und zog meine Tochter groß. Meine Hobbys waren Lesen und Sport. Der Kreis, in dem ich mich bewegte, war sehr überschaubar: Kolleginnen, Freundinnen, meine Mutter, meine Tochter. Das war's. Durch mein Blog habe ich viel gelernt, tolle Menschen getroffen, neue Freundschaften geschlossen und bin selbstbewusster geworden. Ja, Bloggen macht viel Arbeit – aber es ist auch eine unglaub-

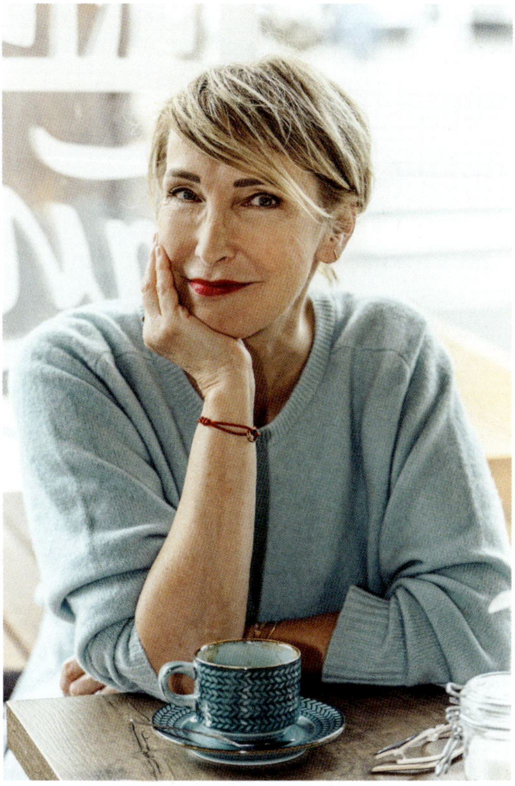

»Ich war immer schon ein positiv denkender Mensch, der auch die kleinen Dinge des Lebens zu schätzen weiß.«

liche Bereicherung. Und es hat mein Leben grundlegend verändert.

Dabei sind es nicht nur spannende Kooperationen und interessante Reisen, die mich motivieren. Es ist auch das tolle Feedback seitens meiner Leserinnen. Und das Bewusstsein, das Bild der Fünfzig-plus-Frau in der Gesellschaft ein wenig zurechtzurücken und mitzugestalten. Wir sind eben keine Frauen, die mit den Wechseljahren plötzlich jegliche Lebensfreude verlieren und bei denen sich alles um Hitzewallungen dreht – wir sind selbstbewusste Frauen, die ihren Weg gehen und das Leben genießen! Uns genau so zu zeigen, hat für mich auch etwas Sinnstiftendes.

Warst du denn vom Start an so selbstbewusst?

Gar nicht! Es dauerte ja auch eine ganze Weile, bis das Blog bekannter wurde. Die ersten Monate lasen nur meine Kolleginnen, Freundinnen und meine Tochter meine Blogbeiträge – wohl eher aus Mitleid ... Aber dann kam eine erste Presseanfrage – ein Frauenmagazin wollte mich porträtieren. Bald danach trudelten auch die ersten Kooperationsanfragen von Agenturen und Unternehmen ein. Da bin ich erst mal ins Schwitzen gekommen, wie ich damit umgehen sollte. Denn es geht dabei ja immer auch um die Frage: Was bin ich wert? Plötzlich musste ich mit Unternehmen, darunter große Konzerne, über Honorare sprechen und lernen, meinen Wert durchzusetzen. Oder eben nein zu sagen! Das hätte ich mir früher niemals zugetraut. Heute weiß ich: Ich kann viel mehr, als ich vor zehn Jahren dachte. Sogar nein sagen. Das macht mich tatsächlich glücklich.

Dann hat Glück auch etwas mit Mut zu tun?

Auf jeden Fall. Hätte ich mich nicht aus meinem Wohnzimmer heraus ins Internet getraut und wäre ich nicht irgendwann von meiner Couch aufgestanden, um am Küchentisch mit dem Bloggen anzufangen – mein Leben wäre heute so viel langweiliger und weniger erfüllt. Man muss seine Komfortzone verlassen, um Neues kennenzulernen und zu erleben. Und man muss die Chancen, die sich bieten, ergreifen! Ein bisschen Muffensausen kann dabei sogar ein guter Wegweiser sein.

CLAUDIAS TIPPS, UM GLÜCKLICH ÄLTER ZU WERDEN

1. Sei toleranter gegenüber dir selbst und gelassener gegenüber anderen.

2. Ärgere dich nicht über Dinge, die du nicht ändern kannst.

3. Umgib dich mit positiv denkenden Menschen.

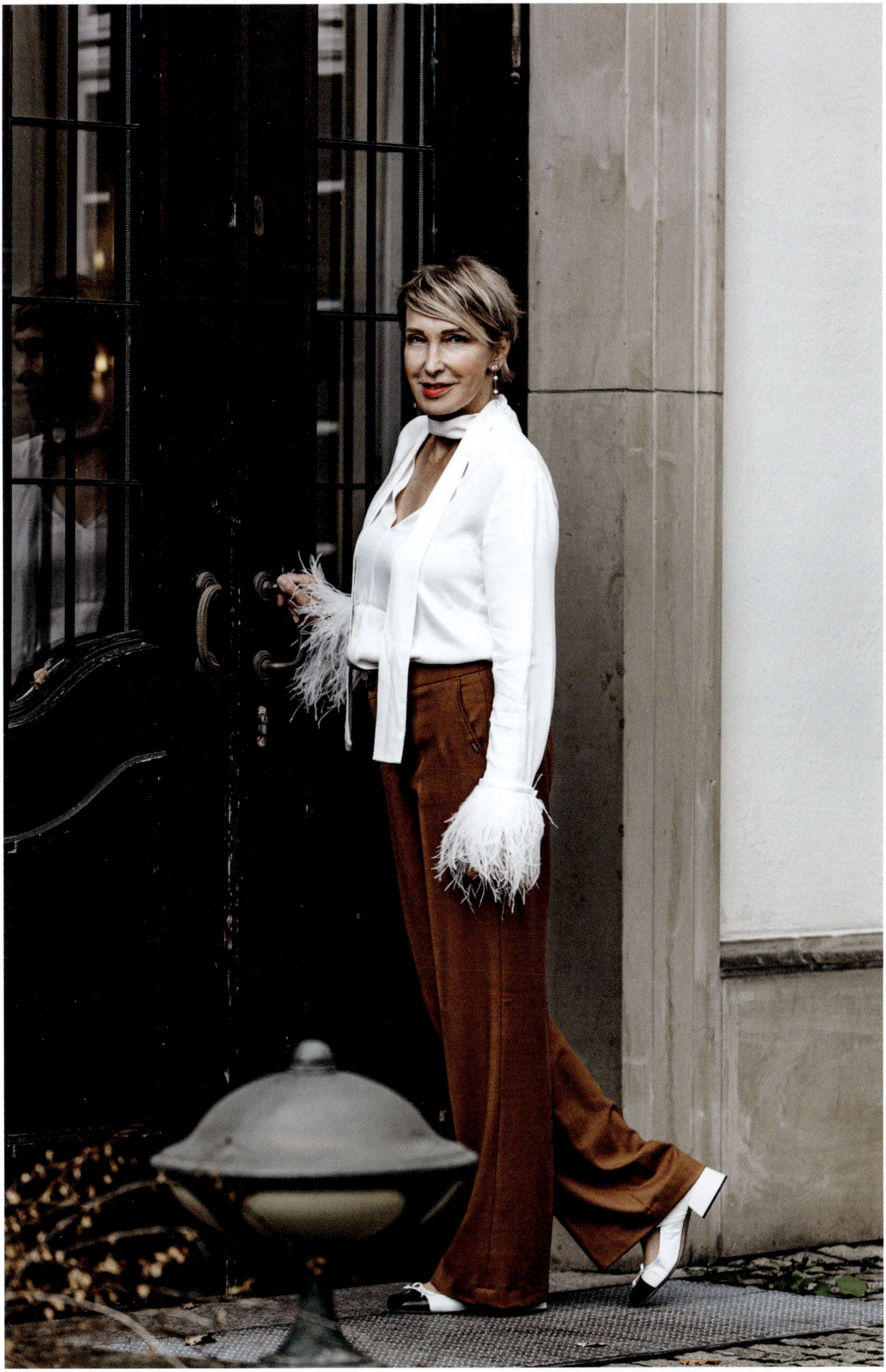

»Hätte ich
meine Komfort-
zone nicht
verlassen, wäre
mein Leben
heute viel weniger
erfüllt.«

Aber dann kam deine Krankheit …

Ja, 2016 wurde bei mir Brustkrebs festgestellt. Ich hatte Glück im Unglück: Der Tumor wurde so früh entdeckt, dass ich keine Chemotherapie und auch keine Bestrahlung brauchte. Allerdings musste ich mich einer Mastektomie unterziehen, sprich: Meine Brüste wurden entfernt und wieder aufgebaut. Beidseitig. Weil die Ärzte sichergehen wollten, dass der Krebs nicht auch die andere, gesunde Brust befällt.

Wie bist du mit der Erkrankung denn umgegangen?

Die Diagnose hat mich erst mal umgehauen: Ich dachte, ich bin gesund, und auf einmal musste ich gegen Krebs ankämpfen … Ein ganzes Jahr lang war ich mit Diagnostik und Therapie beschäftigt. Das Heilwerden dauerte noch länger. Auch deshalb, weil zwischendurch meine Mutter starb und ich das Gefühl hatte, mich um alles kümmern zu müssen. Ich habe nur noch funktioniert. Der Zusammenbruch kam ein paar Monate später … Und doch hatte auch diese Zeit ihr Gutes. Die Krankheit hat meine Einstellung zum Leben komplett geändert.

Inwiefern?

Ich war immer schon ein positiv denkender Mensch, der auch die kleinen Dinge des Lebens zu schätzen weiß. Diese Kleinigkeiten nehme ich heute noch viel bewusster wahr. In vielen Dingen bin ich gelassener geworden. Gelegentlich muss ich schmunzeln, wenn sich Kolleginnen darüber echauffieren, dass zu Hause die Spülmaschine mal wieder nicht ausgeräumt wurde. Wir regen uns doch alle viel zu sehr über unwichtige Dinge auf.

Zwar gelingt es mir nicht immer, gelassen zu bleiben, aber ich arbeite daran, mich mehr auf die schönen Dinge zu konzentrieren, die mich glücklich machen: das Vogelzwitschern, wenn ich morgens aufstehe, die ersten warmen Sonnenstrahlen im Frühling, das Rauschen des Meeres in den Ferien, den Duft von frisch geschmolzener Schokolade … aber natürlich auch das Glück, im richtigen Land geboren worden und nicht auf der Flucht sein zu müssen, keinen Hunger zu leiden und gesund zu sein. Glück bedeutet für mich, all das wertzuschätzen und dankbar zu sein.

Wie und wo willst du in zehn Jahren leben?

Darüber mache ich mir tatsächlich bereits einige Gedanken. In zehn Jahren bin ich ja bereits in Rente, zumindest als Angestellte. Vielleicht ziehe ich nach Nürnberg, wo meine Tochter wohnt. Oder vielleicht ans Meer? Die See macht mich glücklich und ausgeglichen. Wobei – allein am Meer leben? Ohne meine Tochter in der Nähe, ohne Freundinnen und Familie? Ob das dann wirklich so schön ist? Ich überlege noch …

Und dein Blog?

Ich kann mir gut vorstellen, auch in zehn Jahren noch zu bloggen. Warum sollte ich auch damit aufhören? Die Themen sind dann vielleicht andere. Aber das macht ja nichts – meine Leserinnen altern gemeinsam mit mir.

HIER TRIFFT MAN CLAUDIA AUF SOCIAL MEDIA

Blog: www.glamupyourlifestyle.de
Instagram: @glamupyourlifestyle
Tiktok: @glamupyourlifestyle

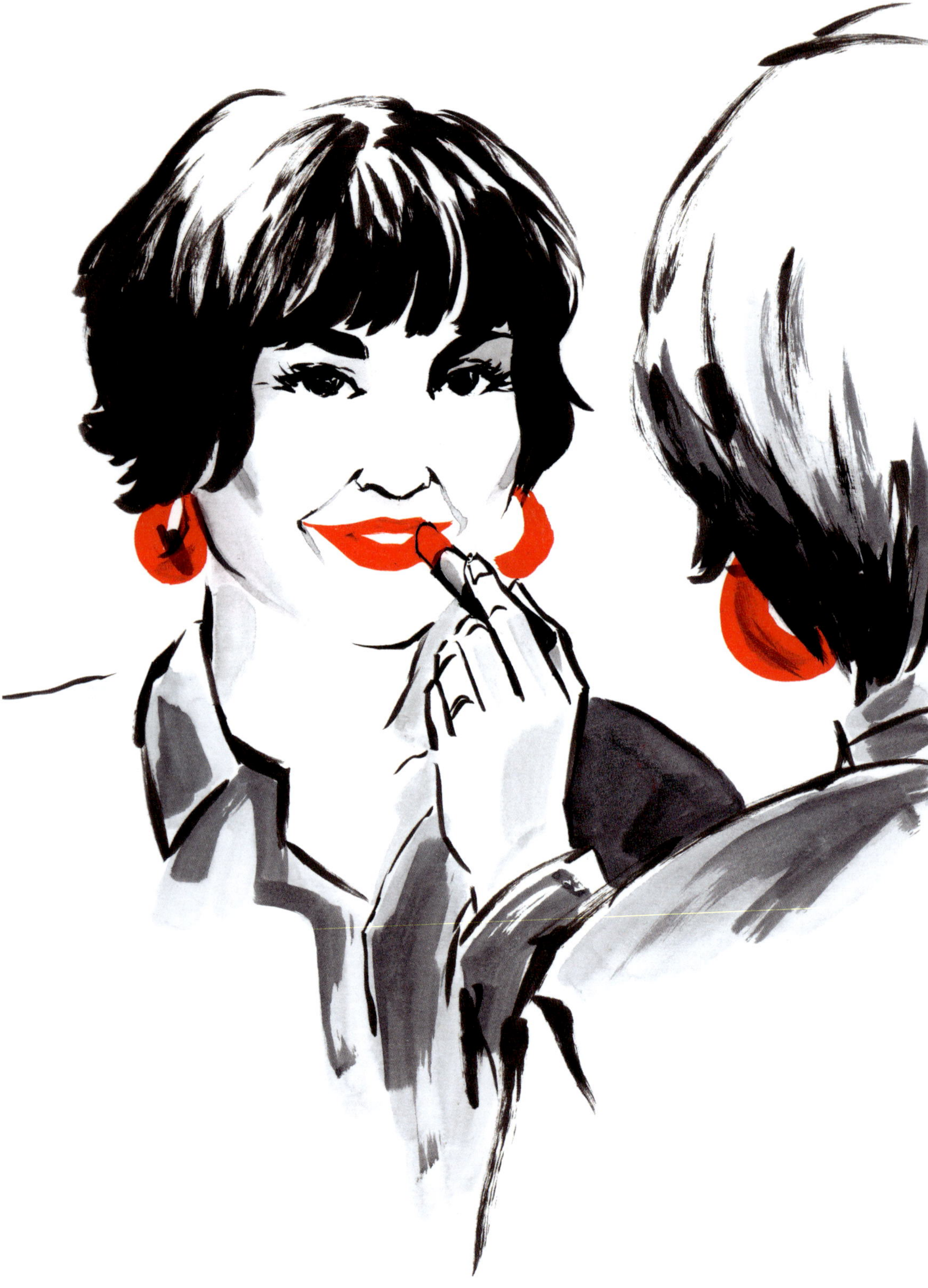

AUSSEHEN

Zwischen Hexenhaaren und Bauch - einziehen

Es geschah quasi über Nacht: Die Wechseljahre raubten mir meine Taille. Innerhalb kürzester Zeit war sie einfach weg! Röcke und Hosen konnte ich nur noch mit Mühe schließen, und da, wo früher meine schlankste Stelle war, machten sich unschöne Röllchen breit. Eine Kollegin im gleichen Alter (und mit den gleichen Problemen) nannte diesen Bauchspeck wenig beschönigend »Wechseljahreswampe«.

Gleichzeitig sprossen an meinem Kinn einzelne Haare. Ein Wochenendtrip ohne Pinzette? Unmöglich. Die Dinger wuchsen schneller, als ich sie auszupfen konnte. Und als wären diese einzelnen »Hexenhaare« nicht schon schlimm genug, so verwandelte sich mein bislang kaum sichtbarer Oberlippenflaum nunmehr in ein regelrechtes Bärtchen. Es tröstete mich kein bisschen, dass ich das Schicksal »Damenbart« mit Frida Kahlo teilte, die ihn zu ihrem Markenzeichen erhoben hatte, und dass manche Männer dieses Attribut angeblich sogar »rassig« finden.

Von Freundinnen und Kolleginnen hörte ich Ähnliches. Selbst die, die ihr Leben lang problemlos schlank gewesen waren, sahen sich plötzlich mit Kilos konfrontiert, denen höchstens mit strengster Diät beizukommen war. Und kaum ließ die Disziplin nur ein wenig nach, wurde jedes Croissant, jedes noch so kleine Stückchen Schokolade, jeder Teller Pasta erbarmungslos in Fettpölsterchen umgewandelt. Alle kämpften mit Haaren an der falschen Stelle. Nur die, die man auf dem Kopf hatte, wurden dünner und grau durchsträhnt. Fältchen, die sich langsam zu Falten auswuchsen? Angesichts herabsinkender Bäckchen waren die noch das kleinere Problem.

Es war offensichtlich: Meine Zellen wollten ihren Job nicht mehr richtig machen. Ich wurde älter, und das sah man auch. Was also tun? Am Bauchspeck verzweifeln oder ohne Slimwear nicht mehr aus dem Haus gehen? Die Spiegel verhängen? Die Altersvorsorge in Schönheitschirurgie investieren? Darauf hatte ich keine Lust. Ich wollte nicht ständig an mir arbeiten müssen,

LESETIPP

Denise Boomken: In voller Blüte. Gelassen und schön – Die Kunst des Älterwerdens. Knesebeck 2022.

Hundert ganz unterschiedliche Frauen zwischen vierzig und hundert sprechen übers Älterwerden, Gelassenbleiben und Schön-Altern. Eine spannende Zusammenstellung ausdrucksstarker Frauenfotografien und spannender Texte.

um den Status quo zumindest aufrechtzuerhalten. Andererseits: Es nicht zu tun, schien auch keine Lösung zu sein. Zumindest keine, die sich mit meiner Eitelkeit vertrug. Bis ich eines Tages begriff, wie viel Unabhängigkeit, freie Zeit und Lebensfreude es bedeuten würde, mich nicht mehr an meiner Attraktivität abarbeiten und mich für sie abstrampeln zu müssen. Wollte ich wirklich mein restliches Leben damit verbringen, Diät zu halten, Pilates zu treiben und meine Haut mit einer zwölfphasigen koreanischen Beautyroutine zu pflegen? Meine Güte! Das konnte doch nicht wirklich mein Ziel sein! Wäre es nicht viel besser und stressfreier, mich und meinen Körper anzunehmen, wie ihn mein Leben geformt hat? Samt der Fältchen, Röllchen und anderen optischen Nebenwirkungen des Älterwerdens. Wie viele Frauen haben es doch als wahre Befreiung erlebt, als sie während der Covid-19-Pandemie auf das professionelle Haarefärben verzichten mussten, weil die Friseursalons geschlossen waren. Endlich grau sein dürfen – das bedeutete, sich nicht von regelmäßigen Coiffeurbesuchen gängeln lassen zu müssen und zugleich viel Geld zu sparen (aufs Jahr gerechnet kann sich das Färben durchaus zum Gegenwert eines Wellnessaufenthalts in einem schönen Hotel aufsummieren). Und das Beste: Die meisten Frauen sahen mit ihren ergrauten Haaren sogar besser und interessanter aus als vorher.

Wie wäre es also, sich von Schönheitsidealen, die auf Zwanzig- und Dreißigjährige zugeschnitten sind (und sich selbst für diese Altersgruppe oft anstrengend gestalten), einfach nicht mehr tyrannisieren zu lassen? Das Älterwerden können Botox, Filler und Diäten ohnehin nicht aufhalten. Und was für einen Sinn macht es, die Schlechte-Laune-Kerben an den Mundwinkeln und die Runzeln auf der Stirn durch Botox und Hyaluron-Unterspritzen wieder ausgleichen zu lassen, weil man sich jedes Törtchen, jede Eiskugel und jede Lasagne versagt? Eben: keinen.

DREI EINFACHE BEAUTYTIPPS, DIE EINEN UNTERSCHIED MACHEN

1

Tragen Sie roten Lippenstift.
Er bringt Ihr Gesicht zum Strahlen und macht einfach gute Laune. Verwenden Sie am besten ein mattes Produkt (es enthält weniger Fett und haftet deshalb besser) und einen transparenten Konturenstift – so verläuft sich keine Farbe in die kleinen senkrechten Lippenfältchen.

2

Pflegen Sie Ihre Augenbrauen
und verleihen Sie Ihrem Gesicht dadurch mehr Kontur. Bringen Sie die Brauen mit einem Bürstchen in Form, zupfen Sie »Ausreißer« (und nur die) aus und nutzen Sie Augenbrauenstift oder -tusche und gerne auch Wachs, um die Härchen an Ort und Stelle zu halten. Sehr helle Augenbrauen können (vorsichtig) nachgetönt werden, um sie sichtbarer zu machen.

3

Achten Sie auf Ihre Haltung.
Denken Sie an die Krone auf Ihrem Kopf – schon stehen Sie gerade. Wer aufrecht durchs Leben geht, macht auch mit ein paar Kilos mehr eine gute Figur. Und dem Rücken tut's auch gut.

Was Sie tun können, wenn Ihnen Falten und Bauchspeck die Laune verderben

1

Lächeln Sie. Denn Lächeln ist das beste Schönheitsmittel überhaupt. Es lässt Ihre Augen strahlen und hebt nicht nur hängende Mundwinkel (gänzlich ohne chirurgische Eingriffe), sondern – wissenschaftlich erwiesen – auch Ihre Laune. Und trainiert sogar die Bauchmuskeln! (Glauben Sie nicht? Googeln Sie ruhig mal!)

2

Leben Sie Ihr schönstes Leben. Glücklich sein macht schön (das wissen wir von den Zeiten, wenn wir frisch verliebt sind oder waren). Tun Sie, was Sie schon immer tun wollten. Beschenken Sie sich selbst!

3

Lassen Sie den Traum ewiger Jugend los. Klappt eh nicht und ist zudem ziemlich anstrengend. Mit der Zeit und dem Geld können Sie wahrlich schönere Sachen machen. Und vor allem: Genießen Sie die innere Freiheit, niemandem mehr gefallen zu müssen – außer sich selbst.

4

Setzen Sie auf Ausstrahlung anstatt auf jugendliches Aussehen. Wir alle kennen diese Frauen: das Gesicht voller Falten, die Haare grau oder weiß, und trotzdem ziehen sie alle Blicke auf sich, wenn sie den Raum betreten. Sie sollten unsere Vorbilder und Role Models sein.

5

Werden Sie nicht zur Couch Potato. Auch wenn wir uns von jugendlichen Schönheitsidealen ruhig verabschieden dürfen: Bewegung tut Körper und Geist gut. Und das Schöne ist: Selbst kurze Bewegungseinheiten, die Sie unkompliziert in den Alltag einbauen können, machen einen echten Unterschied. Nehmen Sie also die Treppe statt den Fahrstuhl, gehen Sie kurze Strecken zu Fuß, statt das Auto aus der Garage zu holen, oder schwingen Sie sich aufs Fahrrad. Drehen Sie die Musikbox auf und tanzen Sie! Übrigens: Schon mit sieben Minuten Intervalltraining pro Tag (und so viel Zeit hat nun wirklich jede!) können Sie viel für Ihre Gesundheit, Fitness und Figur tun. Auf YouTube gibt es dazu unzählige Videos.

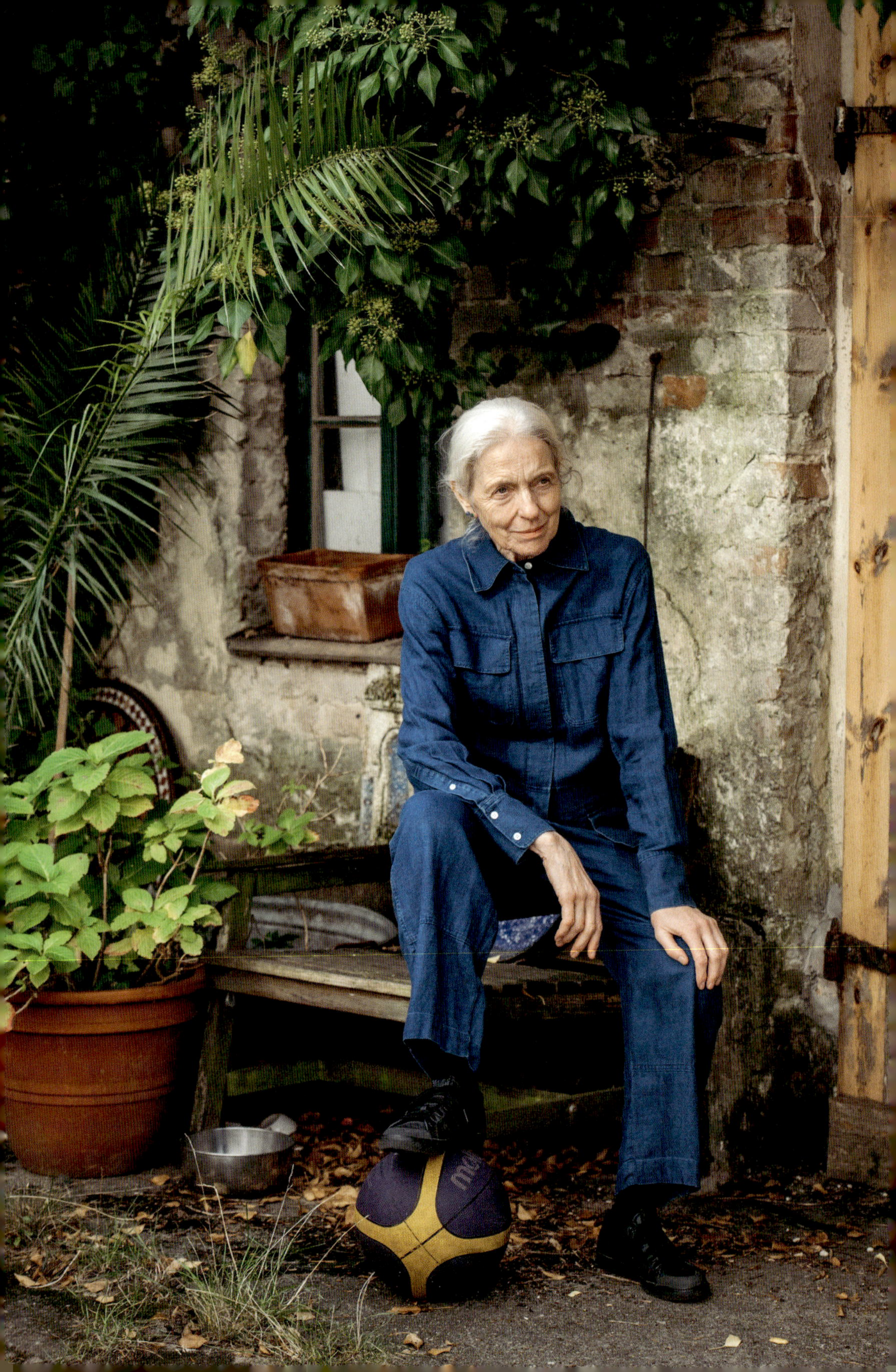

Anna von Rüden ist Familien-mensch, fünfzehnfache Großmutter und Silver Model.

Glück ist nicht bequem, findet Anna von Rüden. Man muss sich dafür auch etwas trauen. Sie selbst etwa startete mit über sechzig eine Modelkarriere und steht heute für große Marken und bekannte Magazine vor der Kamera – wenn sie sich nicht gerade um ihre Enkelkinder kümmert. Denn Familie ist das Wichtigste in Annas Leben.

Silver oder Best Ager Models gibt es einige. Die meisten haben silbergraue Haare – und die glatte Haut einer 35-Jährigen. Bei Anna von Rüden ist das anders. In Annas Gesicht sieht man ihr über siebzigjähriges Leben, mit all dem Lachen und dem Weinen, mit der Freude und der Trauer, die über sieben Jahrzehnte nun einmal mit sich bringen. Vielleicht ist genau das der Grund für ihren Erfolg: In den über zehn Jahren ihrer Modelkarriere stand Anna für die Vogue, Gucci, Dolce & Gabbana und andere Top-Magazine und -Marken vor der Kamera. »Ich habe nie darüber nachgedacht oder es gar vorgehabt, mit über sechzig Model zu werden, aber wo es jetzt so ist, macht mir die Arbeit richtig viel Spaß«, erzählt sie uns, als wir sie in ihrer Altbauwohnung in Berlin-Lichterfelde besuchen, einem gekonnten Mix aus Vintage, IKEA und Kunst. Ihre Augen leuchten, als sie uns von einer Werbefilmproduktion für D&G auf dem Stromboli erzählt, und man versteht sofort, warum Agenturen sie buchen: Es ist die pure Lebensfreude, die sich in ihrem Gesicht widerspiegelt. Dem Gesicht einer Frau, die trotz ihrer Falten und ihrer Lebensjahre jung geblieben ist.

»Ich bin ein echtes Pottkind«, erzählt Anna, während sie handgebrühten Kaffee mit Milchschaum und süßes türkisches Gebäck serviert. »Ich liebe den Ruhrpott – aber leben kann ich nur hier, in Berlin.« Warum? Anna überlegt einen Moment. »Weil ich hier genau so sein und leben kann, wie ich will. Und weil in Berlin immer was los ist. Ich mag das!« Anna lacht. »Mein Vater nannte mich ›Kirmeskind‹, weil ich immer schon hinaus wollte in die Welt, sie erkunden, was erleben.« Die Erwartungshaltung der Eltern hingegen war ein eher geordneter Lebenslauf. Lehrerin sollte sie werden, wie die Mutter, und am besten einfach im Dorf wohnen bleiben ...

Stattdessen studiert sie Sozialpädagogik, zieht nach einer Blitzhochzeit (»Wir kannten uns erst drei Monate!«) mit ihrem damaligen Mann nach Berlin, arbeitet in Brennpunktvierteln. Und bekommt vier Kinder. »Ich wollte immer viele Kinder haben, eine große Familie, da war ich wirklich kompromisslos. Das hat die allermeisten Männer abgeschreckt. Nur meinen Ex-Mann nicht«, erzählt Anna lachend. Überhaupt ist Familie für sie das Wichtigste in ihrem Leben: Ihre fünfzehn Enkelkinder im Alter zwischen einem und sechzehn Jahren betreut sie regelmäßig, nicht nur, um die Eltern beim Spagat zwischen Beruf und Familie zu unterstützen,

ANNAS TIPPS, UM GLÜCKLICH ÄLTER ZU WERDEN

1. Sich annehmen, wie man ist.
2. Über sich selbst lachen können.
3. Offen bleiben für das Glück.

»Glück ist nicht bequem.«

sondern einfach, weil es ihr Freude, weil es sie glücklich macht: »Meine Enkelkinder sind mein Lebenselixier.«

Klingt nach heiler Welt? Anna schüttelt den Kopf. Nein. Drei ihrer Kinder erkrankten im Erwachsenenalter an Krebs, eine Tochter kämpft immer noch dagegen an. Und dann war da auch die Trennung von ihrem Mann nach 33 Ehejahren ... Es gibt nun mal kein Leben ohne Kummer, meint Anna. Und konzentriert sich auf die schönen Seiten des Lebens, und von denen gibt es viele: Neben der Familie ist das ihr Freund. Und natürlich: das Modeln.

Liebe Anna, ich habe gelesen, du seist auf der Straße entdeckt worden. Stimmt das?

Das stimmt in der Tat! (lacht) Ich wurde vor mehr als zehn Jahren mitten auf dem Ku'damm angesprochen, als ich gerade ein Geburtstagsgeschenk für meine Enkelin Rosa kaufen wollte. Keine zwei Tage später war ich bei einer Berliner Agentur unter Vertrag und besaß nicht nur eine Sedcard, mit der ich mich bei Agenturen, Fotografen und Unternehmen vorstellen konnte, sondern war auch schon für einen ersten sehr interessanten Auftrag gebucht: eine Doppelseite für das Ahead-Magazin, eines der ersten Unisex-Magazine überhaupt.

Das klingt sehr spannend ...

Ja, das fand ich auch. Ich habe mich über diese Chance sehr gefreut. Und habe auch gedacht: Dann kann ich jetzt dort weitermachen, wo ich als junge Frau aufgehört habe. Denn schon damals habe ich gemodelt – hab's dann aber aufgegeben, weil mir meine Familie einfach wichtiger war. Und ich habe es all die Jahre auch nicht vermisst – schließlich hatte ich vier Kinder großzuziehen – und nie auch nur einen Gedanken daran verschwendet. Aber als sich überraschenderweise die Möglichkeit bot, habe ich gemerkt, wie viel Lust ich darauf habe und wie viel Spaß mir das Modeln macht.

Was fasziniert dich daran?

Es nicht nur das Modeln selbst, es sind die Gegensätze, die mich faszinieren und auch den besonderen Reiz ausmachen. Da ist einerseits diese beständige Seite in meinem Leben: Familie, mein Freund, mein Alltag mit allem, was dazugehört. Andererseits eben mein Job als Model, durch den ich reisen kann und immer wieder etwas Neues lerne und erfahre: neue Städte, neue Menschen, neue Situationen. Alles sehr spannend und eine wirkliche Bereicherung. Vor der Pandemie war ich viel im Ausland unterwegs, oft in Osteuropa. Wenn ich nach Hause komme und meine Tür aufsperre, ist das dann aber auch schön. Ich brauche beide Seiten im Leben: die Beständigkeit und das Neue, das Abenteuer. Beides zusammen erfüllt mich und macht mich glücklich.

Was ist Glück denn überhaupt für dich?

Ach, da braucht es gar nicht viel. Und ich würde es auch eher Zufriedenheit nennen. Ich bin nicht auf der Suche nach diesem vermeintlichen großen Glück. Zufrieden zu sein, das reicht mir. Und das hat auch nichts mit Äußerlichkeiten oder Materiellem zu tun, sondern eher mit ganz kleinen Dingen. Wenn ich mit meinem Freund zusammen bin, und sei es bei einer Busfahrt – dann kann ich diesen Moment unglaublich genießen. Oder wenn mir etwas schmeckt. Kuchen zum Beispiel. Ich liebe Kuchen! Und natürlich meine Familie,

> **»Manchmal muss man Unabänderliches akzeptieren. Manche Dinge sind schlichtweg für einen bestimmt.«**

die Kinder und die Enkelkinder. Oder auch meine Freundschaften. Ich habe nicht viele Freundinnen, aber die wenigen sind mir sehr wichtig. Eine davon kenne ich schon, seit wir Kinder waren, wir telefonieren regelmäßig.

Es gab in deinem Leben auch unglückliche Zeiten. Wie gehst du mit Problemen und Herausforderungen um?

Oh ja, das stimmt. Ich habe oft gelitten. Zum Beispiel hatten drei meiner Kinder Krebs. Die Krankheit ist genetisch bedingt und liegt bei uns in der Familie. Ihre Erkrankungen waren für mich wirklich das Allerschlimmste. Aber auch in diesen schrecklichen Zeiten habe ich immer nach vorne geblickt und das Licht am Ende des Tunnels gesehen. In solchen Lebenssituationen fühlt es sich für mich an, als würde sich zwar einerseits eine Betonplatte auf mich herabsenken – aber in den kleinen Spalten und Rissen sprießt nach einer Weile doch etwas Schönes, ein Blümchen oder Löwenzahn. Für diese Gabe, auch im größten Kummer positiv bleiben zu können, für dieses Urvertrauen, dafür bin ich sehr dankbar.

Und wenn man diese Gabe nicht hat?

Manchmal hilft es schon, eine andere Sichtweise einzunehmen. Und vor allem konkret zu überlegen, was man tun kann. Nicht mit dem Schicksal hadern oder sich gar selbst bemitleiden, sondern nach Lösungen und nach Wegen suchen. Manchmal muss man Unabänderliches allerdings auch akzeptieren. Manche Dinge sind einem schlichtweg bestimmt. Letztlich ist es nun mal so: Ein Leben ohne Kummer gibt es nicht. Vieles ist vielleicht aber auch gar nicht so tragisch oder dramatisch, wie es im ersten Moment erscheint.

Was ist dein Geheimnis, glücklich älter zu werden?

Ich nehme mich an, wie ich bin. Mit meinen Falten und allem, was dazugehört. Als Geheimnis würde ich das jetzt allerdings nicht bezeichnen. Und ich kann über mich selbst lachen. Humor ist beim Älterwerden wirklich wichtig.

Und dann muss man auch offen bleiben für das Glück. Das gilt für jedes Alter, mit siebzehn ebenso wie mit siebzig. Aufnahmebereit, und auch bereit, etwas für sein Glück zu tun. Denn Glück ist nicht bequem, es fällt einem nicht einfach in den Schoß. Manchmal muss man dafür sogar etwas wagen und sich trauen – so wie ich mit dem Modeln.

Wo und wie möchtest du in zehn Jahren leben?

Am liebsten möchte ich einfach weiter hier in meiner Wohnung leben. Oder vielleicht bei meiner Tochter. Dort wäre dann auch Platz, denn dann sind die Enkelkinder wohl schon aus dem Haus. Bis vor ein paar Jahren konnte ich mir auch eine Seniorinnen-WG vorstellen. Aber mittlerweile denke ich: Den ganzen Tag unter alten Menschen sein, die womöglich ständig über Krankheiten oder Wehwehchen sprechen? Nein, das ist nichts für mich. Ich brauche den Mix aus Jung und Alt, von daher denke ich momentan eher über ein Mehrgenerationenhaus nach. Wir werden sehen.

Was möchtest du anderen, auch jüngeren Frauen mitgeben?

Ich würde ihnen sagen: Habt keine Angst. Angst zu haben, ist wirklich das Allerschlimmste. Ein echter Bremser. Geht euren Weg und versucht, dem Leben zu vertrauen.

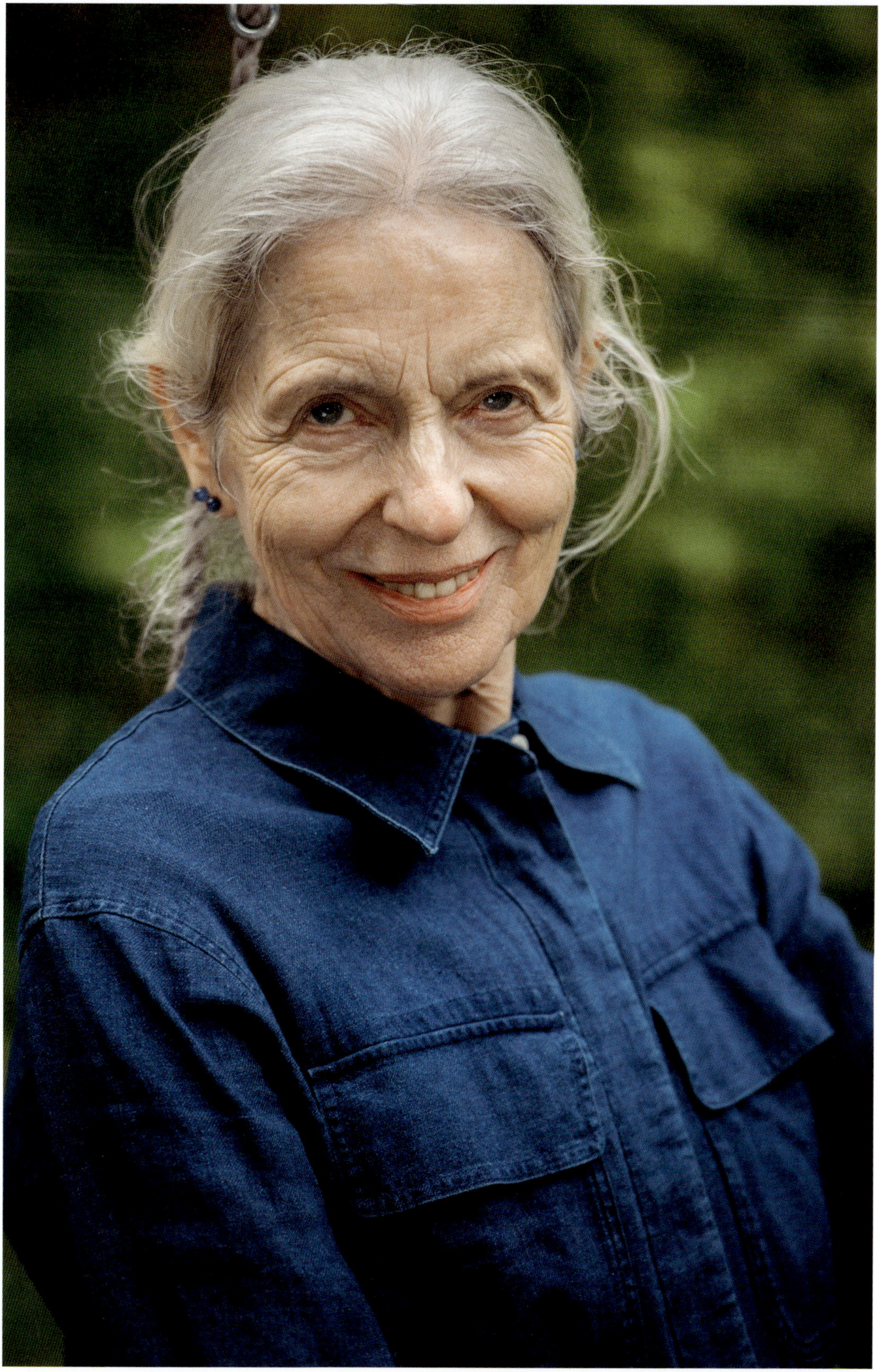

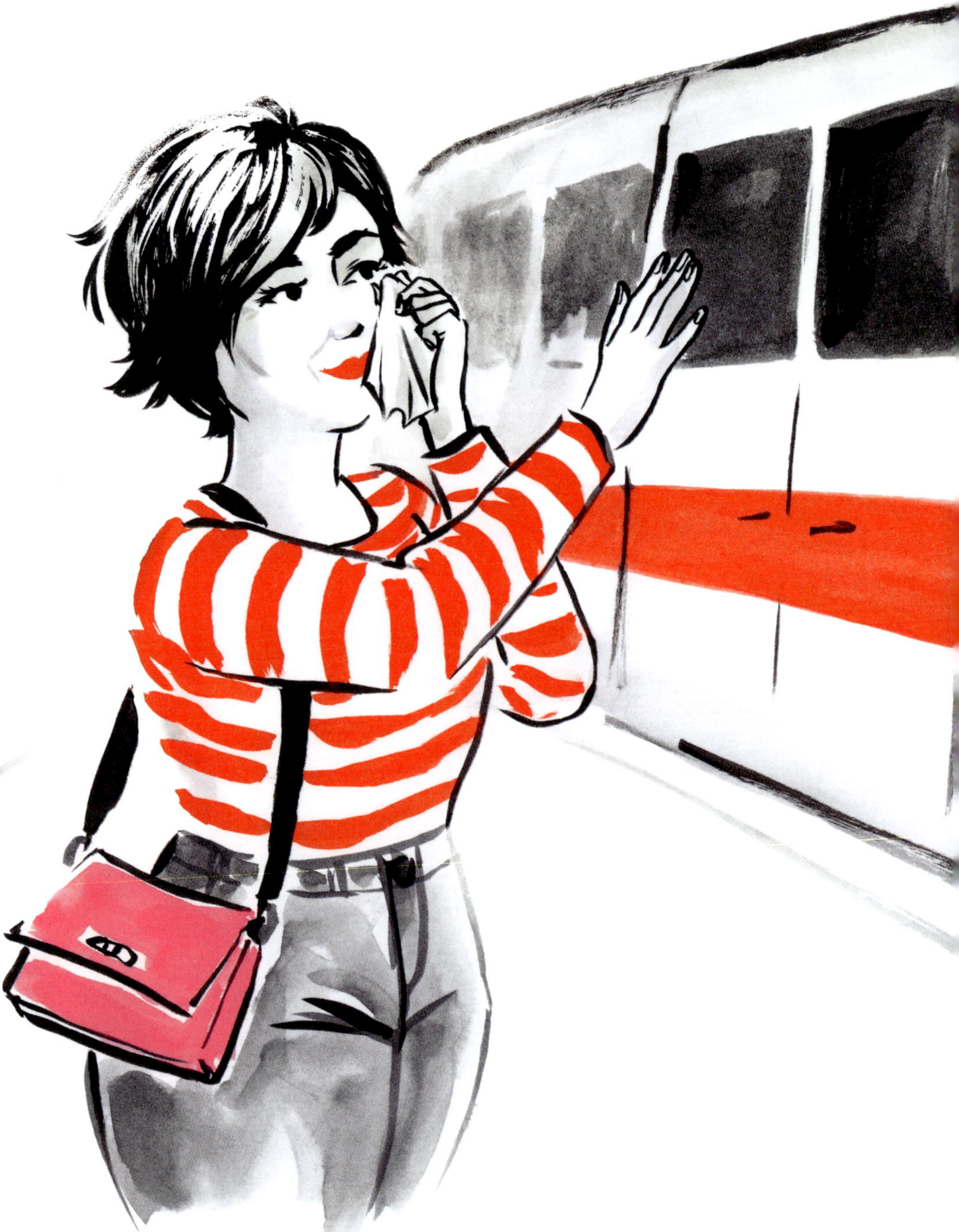

EMPTY NEST

Die Freiheit hat mich wieder!

Tschüss, Mama! Bis übernächstes Wochenende!« Spricht's, drückt mir einen Kuss auf die Wange und springt aus dem Auto, um zum Zug zu eilen. Noch ein schneller Blick zurück, ein kurzes Winken, und schon ist mein jüngster Sohn im Bahnhof verschwunden, auf dem Weg in sein Studentenleben.

Als ich daheim die Tür öffne, ist es im Haus ungewohnt leise. Und leer. Nur die zwei Katzen sind da. Sie sitzen oben an der Treppe, blicken mich irritiert an und maunzen. Ob sie die Ruhe wohl auch so seltsam finden? In der Küche steht die Müslischüssel des Juniors noch auf dem großen Küchentisch. Natürlich hatte er sie nicht in die Spülmaschine gestellt, auch im Bad herrscht das übliche Chaos. Auf den ersten Blick ist alles wie immer. Und doch ist alles anders.

Ich bin allein. Mit dem Jüngsten haben jetzt alle drei Kinder das Nest verlassen. Sie sind ausgeflogen. Sie sind auf dem Weg in ihr eigenes Leben und bereit, eigene Nester zu bauen. Wie schnell die Jahre im Rückblick doch vergangen sind. Gerade waren sie noch Babys, die uns um den Schlaf brachten. Kindergartenkinder, die uns mit Selbstgebasteltem überraschten. Grundschulkinder, die sich bei doofen Träumen zu uns ins Bett kuschelten. Und schließlich Gymnasiasten, die wir Biologie und Latein abfragten und bei einer Vier in Mathe trösteten (»Dabei hatte ich wirklich gelernt, Mama!«). Und nun sind sie flügge. Sie brauchen uns nicht mehr. Jedenfalls nicht jeden Tag. Sie wollen ihre eigenen Erfahrungen machen.

Natürlich ist es schön, wenn die Kinder unabhängig werden. Man will sie ja nicht ewig am Rockzipfel hängen oder – Hilfe! – dauerhaft im »Hotel Mama« wohnen haben! Und ich freue mich durchaus auf mehr Freiheit nach all den Jahren mit kleinen und größeren Kindern. Ja, ich bin erleichtert. Aber auch wehmütig. Und das nicht zu knapp.

Mir kommen die Tränen, als ich so allein in unserem leeren Familienhaus stehe und auf den Küchentisch blicke, an dem die Kinder mittags ihre Schulerlebnisse herausgesprudelt und nachmittags ihre Hausaufgaben gemacht hatten (nicht, dass sie keinen eigenen Schreibtisch im Kinderzimmer gehabt hätten!). Ich bin traurig, als ich in die verlassenen Kinderzimmer blicke. Vermutlich werde ich sogar noch das Chaos im Bad samt der Pfützen nach dem Duschen vermissen.

Aber neben dem Schmerz des Loslassens, neben der Trauer um einen Lebensabschnitt, der nun vorbei ist, ist da auch eine große Vorfreude. Darauf, dass mein Leben nun wieder mir gehört und dass ich es in meinem eigenen Rhythmus leben kann. Auf einen Tagesablauf, den ich frei planen kann und bei dem ich keine Rücksicht auf die Kinder und ihre diversen Bedürfnisse nehmen muss. Kein Stundenplan wird mehr meine Zeit bestimmen (und ausgetüftelte Pläne mit ausgefallenem Unterricht durcheinanderbringen). Endlich kein Mama-Taxi mehr (das Los aller Eltern, wenn man auf dem Land lebt ...) und – halleluja! – auch keine Elternabende. Da draußen wartet eine ganze Welt, die ich (wieder) entdecken will. Dieses Gefühl der Freiheit hatte mich zuletzt nach meinem Abitur durch den Sommer begleitet. Und jetzt, mehr als 35 Jahre später, ist es wieder da. Ich bin immer noch jung genug, um mich auf den Weg zu machen – wohin auch immer. Zumal ich mir ein finanzielles Polster erarbeitet habe, das diese Freiheiten möglich macht.

Das Abschiednehmen gehört zum Leben, und Eltern haben viele Gelegenheiten, es zu üben: der erste Kindergartentag, die erste Klassenfahrt, ein mehr oder weniger langer Auslandsaufenthalt. All das sind kleine und größere Schritte auf dem Weg unserer Kinder zur Unabhängigkeit. Wenn sie dann ganz ausziehen und in ein selbstständiges, eigenverantwortliches Leben starten, hat das durchaus eine gewisse Endgültigkeit. Aber das Schöne ist: Es ist ein Abschied auf Zeit – sie kommen ja wieder, zumindest auf Besuch. Ich bin gespannt, was meine Kinder von ihren Erlebnissen, von ihrem Glück (und Kummer), von ihren Abenteuern auf ihrer Lebensreise zu erzählen haben!

LESETIPPS

Lucinde Hutzenlaub und Heike Abidi: Ich dachte, sie ziehen nie aus. Ein Überlebenstraining für alle Eltern, deren Kinder flügge werden. Penguin 2019.

Ein humorvolles Buch über Kinder, die sich in die Unabhängigkeit verabschieden – und ihre Mütter, die sich wieder neu erfinden müssen.

Felicitas Römer: Ausgeflogen. Wie Sie es sich im »leeren Nest« wieder gemütlich machen. Patmos 2012.

Ein lebensnaher Ratgeber für alle Empty Nester und solche, die es werden wollen: von den ersten Schritten in die wiederentdeckte Freiheit über Kinder, die das »Hotel Mama« einfach nicht verlassen wollen, bis hin zur neuen Zweisamkeit.

Adelheid Müller-Lissner: Empty nest. Wenn die Kinder ausziehen. Ch. Links 2020.

Die Autorin hat Mütter und Väter, Paare oder Alleinerziehende dazu befragt, wie es ist, wenn die Kinder das Elternhaus verlassen. Ebenfalls zur Sprache kommen Expertinnen aus den unterschiedlichsten Disziplinen: Psychologie, Soziologie, Philosophie und sogar Vogelkunde.

Was Ihnen über die erste Zeit hinweghilft, nachdem der Nachwuchs flügge geworden ist

1

Lassen Sie sich Zeit. Weinen Sie, wenn Ihnen danach ist, aber bitte nicht vor Ihren Kindern! Aus dem Elternhaus auszuziehen ist das Normalste der Welt – es sollte nicht mit einem schlechten Gewissen verbunden sein. Umbruchzeiten sind immer auch mit Schmerzen verbunden. Die Sprösslinge nicht zu vermissen wäre ja auch ein bisschen seltsam, oder?

2

Nutzen Sie leer gewordene Räume. Mehrmals täglich an einem verwaisten Zimmer vorbeikommen – das kann schon depressiv machen. Machen Sie was draus: Nutzen Sie die Räume für sich. Richten Sie sich ein eigenes Zimmer ein: Es kann ja auch gelegentlich als Gästezimmer dienen, als Anzuchtzimmer für Pflanzen oder als Raum zum Nähen, Lesen und Entspannen. Oder wonach Ihnen sonst der Sinn steht. Oder Sie lassen alles so, wie es ist. Ich fand es immer schön, mein Mädchenzimmer im Haus meiner Eltern auch nach vielen Jahren noch mehr oder weniger unverändert vorzufinden. Es fühlte sich nach Kindheit an und nach Heimat.

3

Besuchen Sie Ihre Kinder. Söhne und Töchter, die in der Ferne leben – sei es in Deutschland oder im Ausland –, sind ein wunderbarer Grund, neue Städte und Länder kennenzulernen.

4

Kochen Sie Ihre Lieblingsgerichte. Sie wollten sich immer schon vegetarisch oder vegan ernähren, aber die Kinder lieben Schnitzel und Hähnchenbrust? Dann können Sie jetzt endlich genau das essen, wonach Ihnen der Appetit steht – ohne doppelt kochen zu müssen. Und wenn der Nachwuchs nach Hause kommt, kann ja auch mal wieder ein duftender Braten auf dem Tisch stehen.

5

Legen Sie sich nicht unbedingt ein Haustier zu. Ich bin selbst Dosenöffnerin für zwei süße Katzen und liebe sie von Herzen. Doch die Suche nach einer Catsitterin ist bereits bei einem Kurztrip eine Herausforderung, von längeren Reisen gar nicht zu reden. Wer seine frisch gewonnene Freiheit nutzen und unabhängig sein möchte, dem kann ich von der Anschaffung eines Haustieres nur abraten. Vielleicht reicht es ja, Teilzeit-Haustierbesitzerin zu sein und sich im Freundeskreis als Katzen- oder Hundesitterin anzubieten?

6

Leben Sie Ihre Träume.
Wenn nicht jetzt, wann dann?

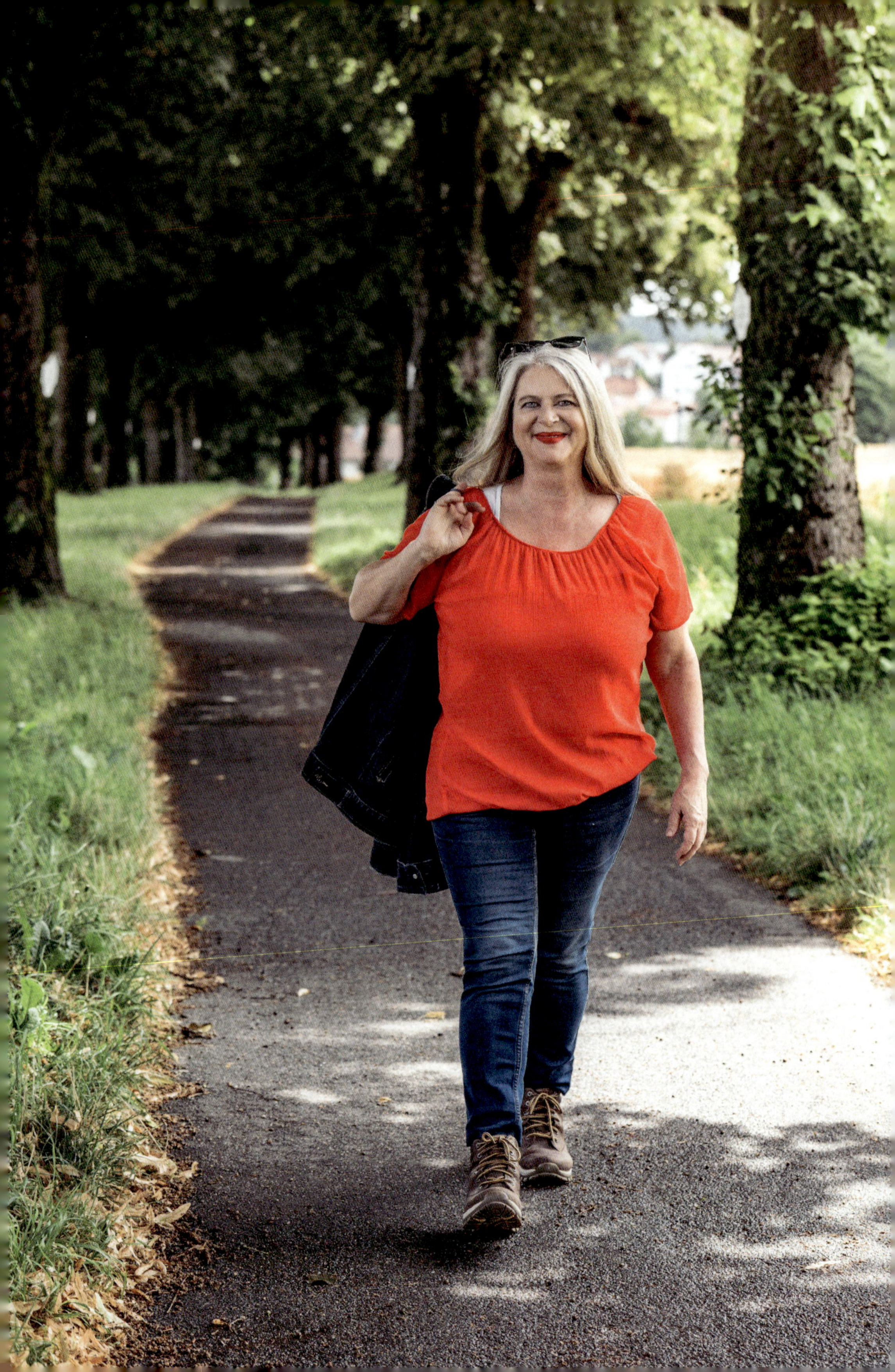

Michaela Pelz liebt Menschen. Im Job und im Ehrenamt.

Michaela Pelz hat nicht nur einen Job, sie hat viele:
Sie ist Lokaljournalistin, Moderatorin, Hospizbegleiterin,
engagierte Netzwerkerin und noch einiges mehr.
Zur Ruhe kommt sie in der Natur, das Rauschen des
Meeres macht sie glücklich. An eines glaubt sie fest: dass sich
Gutes, das man tut, fortsetzt oder dass es sogar mehr wird.

»Am liebsten irgendwo draußen«, schlägt Michaela Pelz vor, als wir uns darüber unterhalten, wo wir sie fotografieren könnten. Die Natur ist ihr Glücks- und Wohlfühlort, der Ausgleich zu ihrem sonst so umtriebigen und turbulenten Leben mit Tagen, die für sie gerne länger sein dürften als 24 Stunden. »In der Natur komme ich zur Ruhe und finde Abstand zum Alltag. Bei einem Waldspaziergang vergesse ich, auf die Uhr zu schauen.«

Ob sie immer schon eine »Busy Bee« war, frage ich. Michaela überlegt. Ja und nein. »Meine Eltern, beide selbstständig, haben viel gearbeitet, auch am Wochenende. Das hat mich sicherlich geprägt, auch in meiner Berufstätigkeit.« Schon als Schülerin ist ihr Terminkalender gut gefüllt: Sie singt im Chor, engagiert sich in der Kirchengemeinde, ist Mitglied im Sportverein, lernt Klavierspielen, jobbt in den Ferien. »Gleichzeitig konnte ich aber auch Stunden zurückgezogen nur mit Büchern verbringen. Die Stadtbibliothek habe ich als Mädchen geradezu leer gelesen und wenn ich etwas Neues zum Anziehen brauchte, musste meine Mutter mich mit einem Buch als Belohnung ködern.«

Etwas mit Büchern oder im Verlagswesen zu machen, scheint nach dem Abitur naheliegend. »Tatsächlich kannte ich Berufe wie Lektorin oder Verlagsfrau aber gar nicht. Ohnehin wollte ich lieber ins Ausland.« Nach einer Ausbildung zur Italienisch-Übersetzerin und -Dolmetscherin und einigen Jahren im mittelitalienischen Perugia entscheidet sich Michaela dann doch für ein Studium. Allerdings wieder nichts mit Büchern – sondern für Betriebswirtschaftslehre mit Schwerpunkt »Werbewirtschaft«. »Natürlich wollte ich (wollten wir alle!) nach dem Abschluss in einer Werbeagentur arbeiten«, lacht sie. Das klappt allerdings nicht, stattdessen landet sie im damals noch recht unbekannten Fernsehsender RTL in der Presseabteilung.

Was als Übergangslösung gedacht war, wurde zu einer festen Stelle, aus der Presseassistenz eine Redakteurinnentätigkeit bei einem der ersten deutschen Late-Night-Formate. »Der Job war mir wie auf den Leib geschneidert, denn ich liebe den Kontakt zu Menschen – und davon hatte ich hier mehr als genug. Auch Prominente

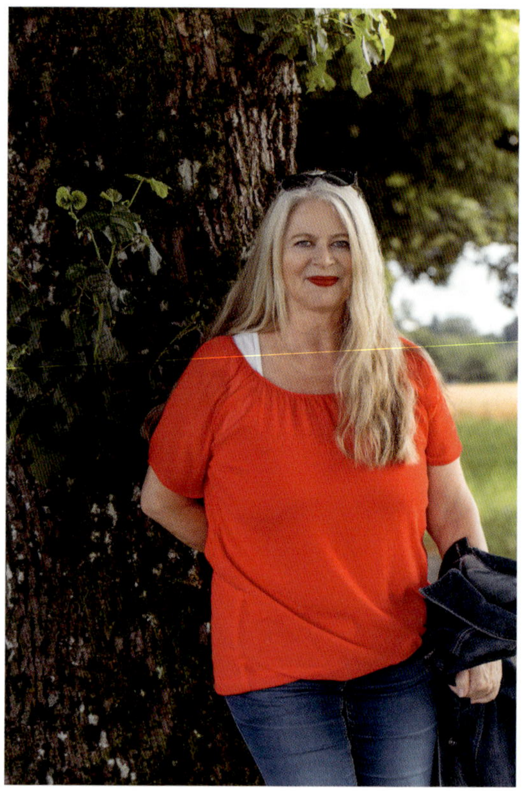

»Auch Kleinigkeiten können viel Gutes in unserer Welt bewirken.«

wie Ornella Muti oder Gina Lollobrigida waren darunter. Sogar Roger Moore habe ich getroffen, ein wahrhaft unvergessliches Erlebnis!«

Über diverse berufliche Stationen landet Michaela, inzwischen verheiratet und Mutter von zwei Kindern, als freie Autorin im Printbereich. Sie schreibt für die Wirtschaftswoche, für eine Technikzeitung, für die Lokalpresse, viele Jahre später dann auch für die Süddeutsche Zeitung. Und gründet nebenbei ein Internetforum. Diesmal geht es tatsächlich um Bücher – um Krimis, Thriller und alles, was dazugehört. Das »Krimi-Forum«, das Michaela als Chefredakteurin leitet, wird zum Ausgangspunkt für ihre berufliche Weiterentwicklung. »Vieles von dem, was ich heute neben dem Journalismus mache, hat hier seinen Ursprung: Moderationen auf Buchmessen oder bei Lesungen, meine Jurytätigkeiten bei diversen Krimi-Preisen, Ehrenämter beim Kriminalliteraturverein Syndikat und vieles mehr. Auch in Sachen Selbstbewusstsein und Sichtbarkeit habe ich davon profitiert.« 2023 ist übrigens Michaelas erster Kurzkrimi in *Jugendstil und Heinerblut* erschienen.

Liebe Michaela, wenn man deinen Lebenslauf liest, wird einem fast ein bisschen schwindelig. Eines möchte ich aber wissen: Wie bist du vor ein paar Jahren bei der Süddeutschen Zeitung gelandet?

Das war reiner Zufall. Bei einer Vernissage machte mich eine gemeinsame Bekannte mit der örtlichen Kulturredakteurin bekannt, die mich am selben Abend noch fragte, ob ich nicht Lust hätte, gelegentlich für die SZ zu schreiben. Hatte ich! Und so startete ich 2019 als freie Autorin. In den vergangenen Jahren sind die Aufträge, Texte und Termine stetig mehr geworden, mittlerweile arbeite ich regelmäßig für die hiesige Lokalredaktion. Angesichts der Tatsache, dass ich jetzt sechzig bin, ist das wirklich keine Selbstverständlichkeit – andere treten in dem Alter kürzer, ich mache mehr! Aber der Job ist auch ein wirklicher Glückstreffer: Das Team ist großartig, die Themenvielfalt unglaublich bereichernd, ich lerne immer wieder Neues, treffe die unterschiedlichsten Menschen. Und Menschen haben mich ja schon immer interessiert.

Auch ehrenamtlich bist du in vielfältiger Weise engagiert – als hättest du nicht schon genug zu tun. Warum eigentlich?

Ich gestalte Dinge gerne mit, und das geht eben nur, wenn man sich engagiert, sei es als Mitarbeiterin im Kindergartenbasarteam, Schulweghelferin, Elternsprecherin oder Dozentin im Ferienprogramm. Was für mich aber viel schwerer wiegt: Ich war und bin der festen Überzeugung, dass man der Gesellschaft, von der man so viel bekommt, etwas zurückgeben sollte. Das wollte ich auch meinen eigenen Kindern vorleben und ihnen mit auf ihren Lebensweg geben: dass es gut ist, wenn man sich einbringt – freiwillig und ohne Bezahlung. Ich glaube aus vollstem Herzen an die Idee des *pay it forward*.

Was muss ich mir darunter vorstellen?

Ganz einfach: Dinge tun, ohne dafür unmittelbar eine Gegenleistung zu erhalten – in der Hoffnung, dass derjenige, dem geholfen wurde, einem anderen Menschen etwas Gutes angedeihen lässt, der wiederum ebenfalls jemandem hilft oder eine Freundlichkeit erweist. Gutes setzt sich also fort und wird vielleicht sogar mehr. Und kommt in einer langen Kette am Ende womöglich wieder bei mir oder meinen Lieben an.

»Ich empfinde meine Arbeit im Hospitz als sehr erfüllend – weil sie mich erdet und vieles relativiert.«

nem Alltag relativiert. Sie gibt mir das kostbare Gefühl, zur richtigen Zeit am richtigen Ort zu sein – wovon ich in meinem restlichen Leben und an anderer Stelle nicht immer überzeugt bin. Das macht mich glücklich.

Was ist Glück für dich überhaupt?

Vor allen Dingen, wenn es meiner Familie gut geht. Wenn die Kinder selbst glücklich und zufrieden sind mit dem, was sie tun. Wenn ihre Freundinnen und Freunde gern in unser Haus kommen, wir zusammen essen, trinken und stundenlang reden. Überhaupt Menschen zu begegnen, die eine Bedeutung in meinem Leben

Schöne Idee!

Ja, finde ich auch. Dafür muss man sich übrigens nicht mal ein Ehrenamt ans Bein binden. Man kann bei ganz einfachen Dingen anfangen: einem Anderen, vielleicht sogar Unbekannten, etwas Nettes, Positives sagen. Sich beim Busfahrer bedanken. Die gestresste Kassiererin anlächeln. Ungefragt jemandem den eigenen Platz anbieten, eine schwere Tasche tragen, einen Kinderwagen tragen helfen. All solche Sachen. Ich glaube fest daran, dass diese Kleinigkeiten etwas bewirken in unserer Welt, dass sie etwas verändern, dass sie sich fortsetzen.

Ist das auch der Grund für deine Arbeit als Hospizbegleiterin?

Nein, das ist etwas anders. Wir Hospizbegleiterinnen können an der Situation des Sterbens ja nichts ändern. Aber wir können dieses Unvermeidliche gemeinsam mit den Schwerstkranken, Sterbenden und ihren Angehörigen mittragen, uns eben nicht wegducken, sondern den Tod zusammen mit diesen Menschen aushalten. Ich habe festgestellt, dass ich das kann – und gerne tue. Auch nach fünfzehn Jahren bin ich immer noch mit Herzblut dabei.

Wie geht es dir, wenn du die Palliativstation verlässt?

Ich empfinde meine Arbeit dort als sehr erfüllend – weil sie mich erdet und vieles in mei-

LESETIPPS

Randy Pausch: Last Lecture. Die Lehren meines Lebens. C. Bertelsmann 2008.

In seiner klugen, zu Herzen gehenden und oft auch witzigen »Abschiedsvorlesung« spricht der damals 37-jährige, todkranke Professor über alles, was im Leben wirklich wichtig ist.

Curt Goetz: Die Memoiren des Peterhans von Binningen. Ullstein 1960.

Die Autobiografie des deutsch-schweizerischen Schriftstellers und Schauspielers legt mit köstlicher Leichtigkeit und Ironie den Finger in viele Wunden jener Zeit und sorgt dafür, dass man sofort alles von ihm lesen will. So schreiben zu können, wäre ein Traum.

Dorothy Sayers: Der Tote in der Badewanne. Fischer 2006.

Der erste Band der Krimireihe um den Detektiv Lord Peter Wimsey. Fast mehr noch als die andere große britische »Lady of Crime«, Agatha Christie, hat diese Autorin Michaelas bis heute andauernde Krimileidenschaft entfacht.

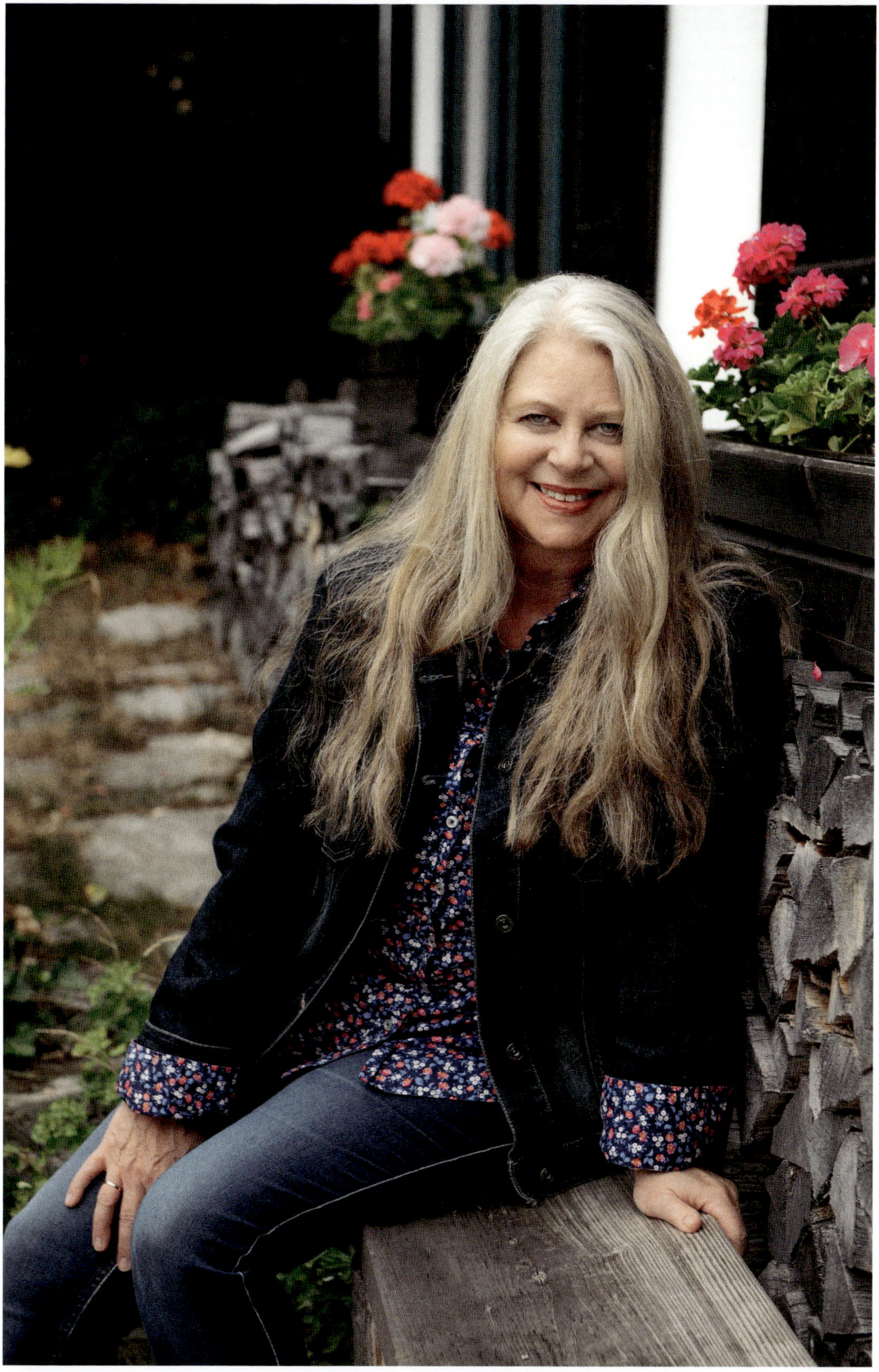

»Glückliche Menschen zetteln keine Kriege an, sie hassen nicht, sie behandeln andere nicht verächtlich.«

bekommen. Mit denen ich mich mal mehr, mal weniger intensiv austausche über ganz unterschiedliche Bereiche meines Lebens.

Und dann sind es auch die ganz einfachen Dinge, die mich glücklich machen: einfach loszuziehen in den Wald, zum See, durch die Felder. Oder dem Rauschen des Meeres zu lauschen. In einer Umgebung zu sein, die mir guttut – wie das alte Bauernhaus meiner Freundin Annette, in dem auch einige der Fotos entstanden sind. Die niedrigen Decken erinnern mich an die vielen Sommerferien bei der Verwandtschaft auf dem Land: an das morgendliche Stallausmisten, Kühe-auf-die-Weide-Treiben, Heumachen ... Auch das sind Glücksmomente.

Meinst du, man kann Glücklichsein lernen?

Ganz sicher! Das weiß ich sogar aus eigener Erfahrung. In meinem Leben gab es Phasen, in denen ich dachte, Glück gar nicht verdient zu haben. Ich musste lernen, es mir zu gestatten, den Augenblick ausgelassen und unbeschwert zu genießen. Und ich glaube, so geht es vielen anderen auch. Diese Menschen möchte ich gerne ermuntern, sich von der Vorstellung zu lösen, nicht gut genug zu sein fürs Glück. Jeder hat ein Recht darauf.

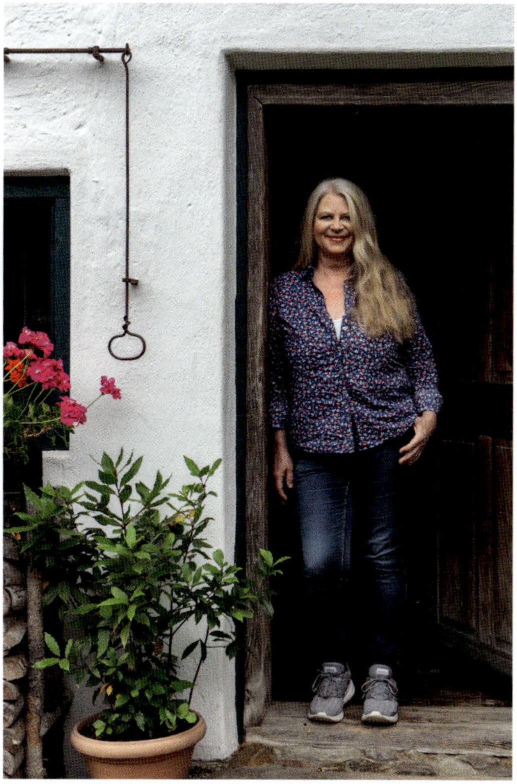

Trotz deines umtriebigen Lebens wirkst du auf mich sehr gelassen. Stimmt der Eindruck?

Ja, das stimmt. Ich habe im Laufe meines Lebens die Erfahrung gemacht, dass sich die meisten Dinge doch wieder gefügt haben, auch wenn es zwischendrin ganz anders aussah. Das, was die Kölner nennen »Et kütt wie et kütt« und »Et hätt noch immer jot jejange«. Mein bisheriges Leben hat mich gelehrt, ein Schicksal anzunehmen, im Vertrauen darauf, dass sich eine Lösung für die Probleme schon finden wird. Auch, dass ich mich dabei verlassen kann auf meinen Erfindungsreichtum, meine Kreativität oder auf die Unterstützung meines Netzwerkes. Dieses Wissen macht mich durchaus gelassen und auch glücklich.

Welche wichtige Frage habe ich vergessen?

Vielleicht die, ob man überhaupt glücklich sein darf in einer Welt, die in vielerlei Hinsicht so deprimierend ist – aufgrund von Klimakrise, Umweltkatastrophen, Krieg, vor allem aber dem zunehmenden Hass unter den Menschen, der sich im Großen wie im Kleinen in Unterdrückung, Mobbing, Diskriminierung zeigt.

Und – darf man?

Man darf nicht nur, man muss es! Um selbst gefestigt und stabil zu bleiben, sodass man durch das eigene Tun die Welt besser machen und langfristig verändern kann. Ich bin davon überzeugt: Glückliche Menschen zetteln keine Kriege an, sie hassen nicht, und sie behandeln andere nicht verächtlich.

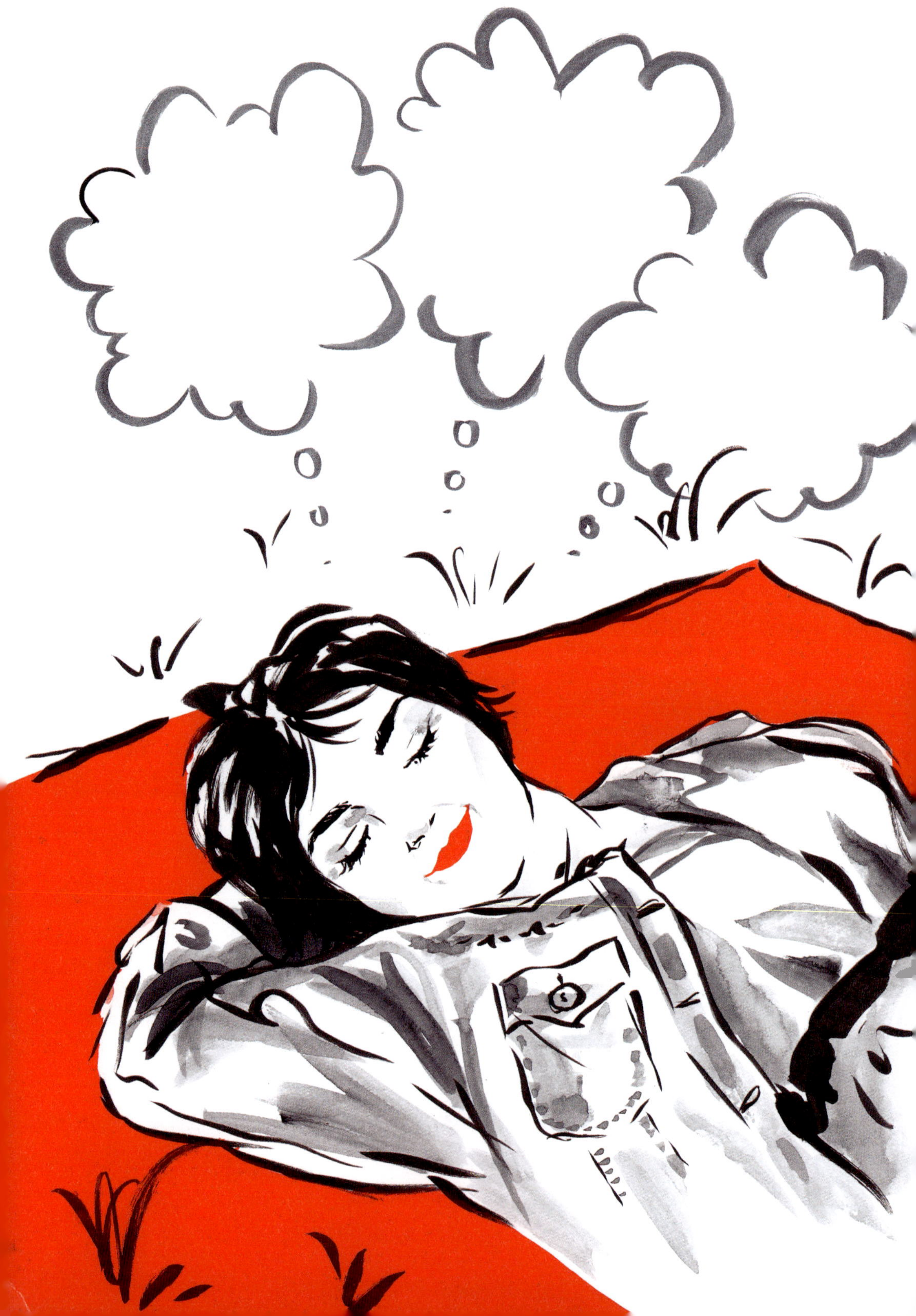

TRÄUME

Zu alt zum Träumen?

Als meine Mutter Mitte fünfzig war, wollte sie Klavierspielen lernen. Zweifellos ein ambitioniertes Vorhaben, war sie doch als Nachkriegskind nicht einmal in den Genuss von Blockflötenunterricht gekommen, der später, in meiner Generation, geradezu obligatorisch war. Auch sonst war sie kein sonderlich musikalischer Mensch, wenn man von dem regelmäßigen Besuch von Sinfoniekonzerten in der Mehrzweckhalle meiner Heimatstadt absah. Und doch träumte sie davon, am Klavier zu sitzen, Melodien zu klimpern und irgendwann Lieder zu spielen ...

Die erste Hürde hatte sie bereits genommen: Sie rief bei einer Musikschule an und vereinbarte einen Kennenlerntermin. Dort traf sie, wie sie mir erst viele Jahre später erzählte, auf eine Musiklehrerin, die ihrem Vorhaben ein jähes Ende bereitete: Klavierspielen? Dafür sei sie nun wirklich zu alt. Mich packt bis heute die blanke Wut, wenn ich daran denke. Wie mag sich meine Mutter wohl gefühlt haben? Es ging ja nicht um Freeclimbing-Ambitionen oder eine Mount-Everest-Besteigung ohne Sauerstoffflaschen. Sondern um ein Musikinstrument und den Wunsch einer Mittfünfzigerin, es spielen zu lernen.

Nun ist diese Geschichte schon mehr als dreißig Jahre her, und mittlerweile hat sich in unserer Gesellschaft einiges verändert. Heute würde sich kaum jemand trauen, einer Frau diesen Traum so kaltschnäuzig auszureden. Die Fünfzig-, Sechzig-, Siebzigjährigen oder noch Ältere lassen sich nicht mehr so leicht davon abbringen, ihre Träume zu verwirklichen und glücklich zu werden. Davon zeugen nicht nur die Porträts in diesem Buch, sondern auch viele andere Bücher, in denen Frauen spät im Leben noch mal ganz neu durchgestartet sind. Heute hätte sich meine durchaus resolute Mutter vermutlich einfach eine andere Musikschule gesucht und mit dem Klavierspiel trotzdem begonnen.

Und doch gibt es Frauen, die sich zu alt für ihre Träume fühlen oder sie vor sich selbst als Spinnereien abtun: »Das ist doch nur etwas für Jüngere!«, »Das klappt doch sowieso nicht!« oder »Das traue ich mich nicht!« sind häufig angeführte Gründe, sich selbst auszubremsen und nicht mal den bloßen Gedanken an neue Lebensabenteuer zuzulassen. Während die Jugend von der groß(artig)en weiten Welt träumen darf, von ihren wunderbaren Möglichkeiten und Chancen, engt sich der Radius im Laufe des Lebens immer stärker ein. Muss das so sein? Ich finde nicht. Natürlich ist ab einem gewissen Alter nicht mehr alles möglich: Aus meiner Mutter wäre keine Konzertpianistin geworden. Aus einer Frau, die mit Anfang sechzig für einen Marathon trainiert, wird keine Olympiasiegerin.

»Alles Träumen nützt nichts, wenn wir den Hintern nicht hochkriegen.«

Anne Webert

Und aus mir, die ich mit 56 Jahren meinen langgehegten Traum, Stepptanz zu lernen, verwirklicht habe, wird bestimmt keine Ginger Rogers mehr. Dennoch: Die Welt ist in jedem Alter groß und weit und wundervoll, auch mit über fünfzig, sechzig oder siebzig und noch älter. Da geht noch eine Menge: neues Hobby, neue Sportart, neuer Wohnort, neue Sprache, neue Freunde. Sogar ein neuer Beruf ist möglich. Oder eine neue Aufgabe, die das Leben mit ganz neuem Sinn füllt. Die glücklich macht.

Eines ist allerdings klar: Alles Träumen nützt nichts, wenn wir nicht aktiv werden und den Hintern hochkriegen. Wenn wir nichts dafür tun, werden Träume tatsächlich für immer Luftschlösser bleiben.

LESETIPPS

Claudia Lanfranconi (Hg.): Fliegst du schon oder überlegst du noch? Elisabeth Sandmann 2014.
Ein Buch über fünfzig Frauen, die ihre Träume und Visionen oft gegen Widerstände wahr machten, darunter bekannte Namen wie Estée Lauder, Margarete Steiff, Marion Gräfin Dönhoff, Coco Chanel, Marie Curie, Rosa Luxemburg, Frida Kahlo und viele andere mehr. Sehr inspirierend.

Stefanie Lorenz: »Hätte ich mal …« Wie du ab sofort deine Träume lebst, bevor es zu spät ist. Suhland 2019.
Ein Ratgeber und Wegbegleiter für alle, die ihre Träume finden und verwirklichen wollen und jedem Tag mehr Leben geben wollen.

Was Sie tun können, um Ihren Traum endlich zu verwirklichen

1

Glauben Sie an Ihren Traum. Lassen Sie sich nicht entmutigen! Es gibt immer und überall Menschen, die alles mit einem »Aber!« kommentieren. Hören Sie nicht hin! Es ist Ihr Leben, Ihr Traum und Sie haben jedes Recht, sich ihn zu erfüllen.

2

Glauben Sie an sich. Selbstzweifel sind normal, zumal bei Unternehmungen, die nicht zu unserer Alltagsroutine gehören und uns fordern. Das Gefühl von »Ich schaffe das nicht!« bis »Das ist doch sowieso alles Quatsch!« wird Sie immer wieder überfallen. Machen Sie trotzdem weiter. Fragen Sie sich, was Ihr achtzigjähriges Ich dazu sagen würde, bestimmte Dinge nicht getan zu haben, obwohl Sie davon träumten. Dieser Perspektivenwechsel nimmt das mögliche Bedauern über verpasste Gelegenheiten vorweg.

3

Warten Sie nicht auf »irgendwann«. Packen Sie Ihre Lebensträume an. Nicht morgen, nicht nächste Woche. Nicht irgendwann. Sondern jetzt. Fangen Sie an. Denn obwohl wir es immer wieder vergessen: Unsere Lebenszeit ist endlich.

4

Nehmen Sie die Herausforderung an. Bleiben Sie nicht auf Ihrer Couch sitzen. Stehen Sie auf, packen Sie's an. Wünsche gehen nur in Erfüllung, wenn Sie etwas dafür tun. Wenn Sie sich nie trauen, wenn Sie nie die Tür zu Neuem öffnen und die eigenen Grenzen überwinden, werden Sie nicht erfahren, was Sie alles können, was in Ihnen steckt.

5

Nehmen Sie sich wichtig. Erst die anderen, dann wir – vor allem Frauen unserer Generation wurden so sozialisiert. So liebenswert und so praktisch (für die Umwelt!) dieser typisch weibliche Altruismus ist: Wir müssen uns auch um uns selbst kümmern, nicht nur um Kinder, alte Eltern, den Partner/die Partnerin oder um Ehrenämter.

6

Was andere denken? Egal! Was auch immer wir tun, irgendjemandem wird es sicher missfallen, irgendwer wird mit den Augen rollen und sich abfällig äußern. Geben Sie nichts drauf. Folgen Sie Ihrem eigenen Kompass und halten Sie es mit den »Ärzten«: »Lass sie reden!« Ich finde, damit kommt man ziemlich gut durchs Leben.

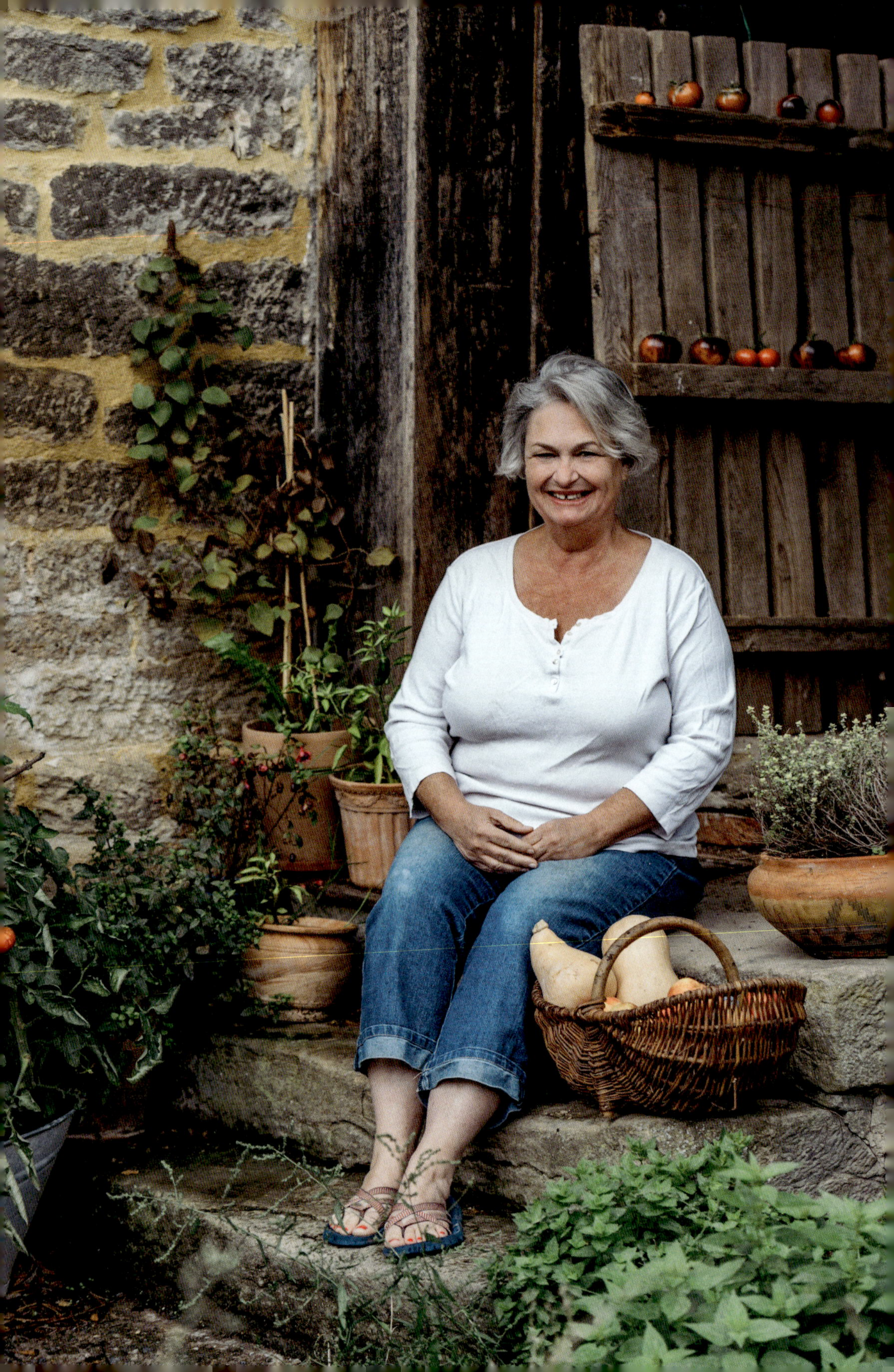

Anne Webert lebt mit Mann und Schwedischen Blumenhühnern auf einem alten Hof im Thüringer Wald.

Als »Aussteigerin« sieht sich Anne Webert nicht, auch wenn sie mit Ende fünfzig auf einen alten Bauernhof im Thüringer Wald gezogen ist. Um dort das Leben zu führen, von dem sie schon lange träumt: als Selbstversorgerin mit eigenen Tieren, Obstbäumen und einem großen Nutzgarten. Sogar ein Backhaus ist in Planung.

Auf dem Weg in das kleine Dorf am südlichen Rand des Thüringer Walds fahren wir über hohe Autobahnbrücken und blicken in tiefe, dunkle Täler mit pittoresken Dörfern, die von oben wie Spielzeug wirken. Als wir am Ziel ankommen, fühlen wir uns wie in einer anderen Welt. Als wäre die Zeit stehengeblieben. Die wenigen Häuser sind im typischen Fachwerkstil gebaut, ganz oben im Dorf steht eine Wallfahrtskirche aus dem 15. Jahrhundert, der Berg dahinter birgt die Itzquelle, nach der hier vieles benannt ist. Es könnte sein, dass sich Fuchs und Hase hier tatsächlich gute Nacht sagen. Bunte Hühner sieht man auf jeden Fall hinter jeder Hecke, und man hört sie auch.

»Es gibt hier alles, was man zum Leben braucht!«, erzählt Anne Webert, die wir in dem Siebzigseelendorf besuchen. »Einen Metzger, einen Schreiner, eine Autowerkstatt, ein Café. Und natürlich eine Wirtschaft.« Alles Weitere wird in der nahen Kleinstadt besorgt oder im bayrischen Coburg, das man mit dem Auto in dreißig Minuten erreicht.

Anne lebt erst seit wenigen Monaten hier. Haus und Grundstück haben ihr Mann und sie nach monatelanger, deutschlandweiter Suche gekauft und sind dann vom oberbayrischen Ammersee hierhergezogen. Mitten in den Thüringer Wald. Ein Kulturschock? Anne schüttelt den Kopf. Gar nicht. Na ja, ein bisschen vielleicht. Und doch fühlt sie sich hier wohl, ist angekommen – auch wenn an dem Bauernhaus aus dem Jahr 1862, das gerade in Eigenregie komplett saniert wird, noch viel zu tun ist. »Als wir vor einem Jahr die kurvige Straße hochgefahren sind und den Hof gesehen haben, war es sofort um mich geschehen – und das hat sich bis heute nicht geändert.« Als im verwilderten Garten dann noch ein hundert Jahre alter Walnussbaum stand, hätten sie das Haus samt 3500 Quadratmeter Grund kurz entschlossen gekauft. Mit dem großen Grundstück, freilaufenden Hühnern (und Hahn Jack!), der Streuobstwiese und Gemüsebeeten haben sich Anne und ihr Mann einen langgehegten Traum erfüllt: ein selbstbestimmtes Selbstversorgerleben auf dem Land.

In der Küche riecht es nach frisch gebackenem Brot und Apfelkuchen. Auf den Schränken und Kommoden, die noch von der Vorbesitzerin stammen, stehen große Gläser mit eingewecktem Obst und fermentiertem Gemüse, auf einem alten Herd köchelt das Mittagessen. »Bei mir brutzelt immer irgendwas«, erzählt Anne. Die Begeisterung fürs Kochen und Backen hat sie von den Eltern. »Gutes Essen hatte bei uns einen sehr hohen Stellenwert. Bei uns wurde immer frisch gekocht.« Ein Studium der Ernährungswissenschaften scheint nach dem Abitur die genau richtige Entscheidung – und erweist sich nach einigen Semestern doch als die falsche Wahl. Schließlich landet Anne als Volontärin beim noch jungen Privatfernsehen und wird Journalistin. Ein Beruf, den sie bis heute mit viel Herzblut ausübt. Auch da schreibt sie – nicht nur, aber auch – über ihre Lieblingsthemen: Slow Food und Slow Living, alte Nutztierrassen, Obst- und Gemüsesorten.

Liebe Anne, wie kam es dazu, dass du mit deinem Mann hierhergezogen bist?

Wir haben fast 25 Jahre sehr gerne am Ammersee gelebt. Es ist eine wunderschöne Gegend. Über den See habe ich sogar ein Buch geschrie-

»Wer seinen Traum leben will, muss damit anfangen – sonst wird es immer ein Traum bleiben.«

ben. Und wir wären dort auch geblieben. Der Haken war nur: Ein Haus mit großem Grundstück, mit Obstbäumen, der Möglichkeit, einen Nutzgarten anzulegen und auch eigene Tiere zu halten, so wie mein Mann und ich uns das vorgestellt hatten, das ist dort einfach unbezahlbar. Deshalb haben wir uns deutschlandweit auf die Suche gemacht. Im Thüringer Wald sind wir fündig geworden: Hof und Grundstück sind perfekt für das, was wir hier vorhaben. Natürlich liegt noch sehr viel Renovierungsarbeit vor uns, zumal wir möglichst viel selbst machen wollen, und das nicht nur am Haus. Auch die Möbel wollen wir selbst aufarbeiten, das machen mein Mann und ich schon immer leidenschaftlich gern.

Einen solchen Schritt muss man sich natürlich erst mal trauen. Hattest du keine Angst?

Angst? Nein. Ich lasse mich gerne auf Neues ein und ergreife Chancen, die sich mir bieten, auch wenn ein Unterfangen nicht ohne Risiko und der Ausgang ungewiss ist … Das war schon in meiner Karriere als Journalistin so: Da habe ich mich neuen Herausforderungen gestellt, ohne doppelten Boden und mit der Gefahr zu scheitern.

Letztlich ist es doch so: Wer seinen Traum leben will, muss irgendwann damit anfangen – sonst wird es immer ein Traum bleiben. Und mit Ende fünfzig wird es langsam Zeit. Ich habe mir das immer gewünscht: einen großen Garten und natürlich auch wieder eine gemütliche Wohnküche, in der das Leben um den Herd stattfindet. Plus die Möglichkeit zur Selbstversorgung. Und genau so leben wir jetzt.

Wie sehr hat sich dein Leben durch den Umzug verändert?

Ziemlich! Ich starte schon ganz anders in den Tag. Früher habe ich noch im Bett erst mal Twitter und die aktuellen Nachrichten gecheckt, habe dann im Schlafanzug den Rechner hochgefahren und war oft schon vor dem Frühstück zum ersten Mal auf 180 … Mit dem Umzug habe ich ganz bewusst den Reset-Button in meinem Leben gedrückt. Statt mich auf nüchternen Magen mit Politik zu beschäftigen, lasse ich heute erst mal die Hühner aus dem Stall, gehe durch den Garten, schaue mir an, welche Blümchen ihr Köpfchen aus dem Boden strecken

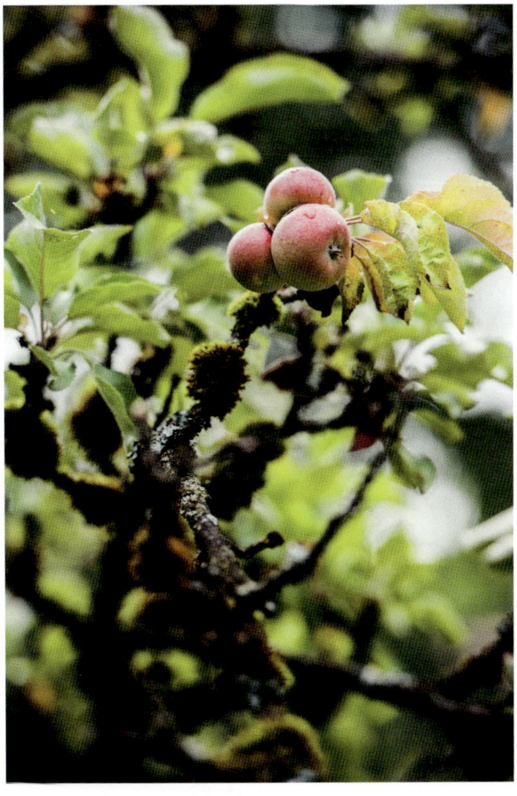

»Seitdem ich
hier wohne,
lebe ich viel mehr
im Moment
und verweile im
Augenblick.«

und wie reif die Kirschen sind. Ich starte mit etwas Schönem, Positivem in den Tag – das macht einen großen Unterschied und tut mir wirklich gut. Die Katastrophenmeldungen kommen noch früh genug.

Klingt sehr idyllisch ...

Ist es auch. Allerdings hat es auch seine Nachteile, in einem alten, sehr renovierungsbedürftigen Haus zu leben, in dem die Heizung gelegentlich ausfällt und Duschen damit verbunden ist, dass ich erst mal die Holzheizung anwerfen muss, damit das Wasser heiß wird. In den vergangenen Monaten habe ich nicht nur einmal ein Zoom-Meeting mit den Worten unterbrochen: »Sorry, ich muss kurz Holz nachlegen ...« (lacht) Irgendwann werden wir ja eine moderne Heizung haben.

Dafür aber kann ich das Leben, über das ich vorher nur geschrieben habe, hier tatsächlich leben. Mit meinen Schwedischen Blumenhühnern, den alten Apfel- und Kirschbäumen, fast vergessenen Obst- und Gemüsesorten, vielleicht irgendwann sogar mit Kühen. Das fühlt sich sehr gut und sehr richtig an.

Du schreibst als Journalistin auch über »Slow Food« und »Slow Living«. Woher kommt dieses Interesse?

Ich bin so aufgewachsen. In meinem Elternhaus wurde gerne und viel gekocht, meine Mutter war die beste Köchin, die ich kenne. Essen sollte nicht nur satt machen, es bedeutete auch Lebensfreude. Als Flugkapitän war mein Vater viel in der Welt unterwegs und kam oft mit exotischen Rezepten, Zutaten und Gewürzen nach Hause. Dann wurde aufgekocht und gegessen, und mein Vater hat dazu noch die passende Musik aufgelegt. Das war für damals – wir sprechen von den siebziger Jahren – schon ziemlich cool. Diese Leidenschaft meiner Eltern für gute Küche hat mich für mein Leben geprägt.

Neben dem privaten Interesse ist da aber auch das berufliche: Als Journalistin und Autorin will ich das Wissen unserer Großeltern und Urgroßeltern über Lebensmittel und ihre Zube-

ANNES LESETIPPS RUND UM »SLOW LIVING«:

Michael Ende: Momo. Thienemann 2021.
Die wichtigsten Erkenntnisse sind, dass man Zeit nicht sparen kann, sondern sie genussvoll (er-)leben sollte. Und dass nichts im Leben wichtiger ist als Freunde und Familie. Doch vor allem ist dieses Buch eine inspirierende, fantasievolle Geschichte zum Immer-mal-wieder-Lesen.

Markus Bogner: Selbst denken, selbst machen, selbst versorgen. Oekom 2016.
Familie Bogner zeigt auf ihrem kleinen gepachteten Hof, warum der Ursprung und das Ziel der Landwirtschaft in kleinbäuerlichen Betrieben liegen sollten. Diese produzieren rund siebzig Prozent der Nahrungsmittel und schützen dabei Boden und Umwelt.

Slow Food Magazin
Sechsmal im Jahr bietet das Heft der internationalen Slow-Food-Bewegung einen inspirierenden Mix rund um Geschmack, Kulinarik und Ernährung. Es geht um Trends und Hintergründe rund ums Essen, um regionales Reisen und die besten Tipps und Rezepte der Saison, immer unter dem Motto »gut, sauber, fair«.

> »Mir ist bewusst geworden, welches Potenzial Langsamkeit hat: für Kreativität und auch fürs Lebensglück.«

reitung bewahren und weitergeben. Sonst dürfte es bald verschwunden sein. Meine Oma etwa wusste genau, welcher Apfel sich für welches Gericht am besten eignet ... Wer hat heute davon noch eine Ahnung?

Apropos »Slow Living«: Ist dein Leben mit dem Umzug langsamer geworden?

Auf jeden Fall. Und dafür bin ich sehr dankbar. Gerade wir »Babyboomerinnen« sind ja oft Getriebene – »immer höher, schneller, weiter«. Smartphones und Co. tun da noch ihr Übriges. Seitdem ich hierhergezogen bin, lebe ich viel mehr im Moment und verweile im Augenblick. Dadurch ist mir bewusst geworden, welches Potenzial Langsamkeit hat: für Kreativität, für Genuss und auch fürs Lebensglück.

Was bedeutet Glück überhaupt für dich?

Wenn meine Familie und mein Freundeskreis um mich herum sind. Wenn die Bude voll ist, alle in der Küche um den Herd stehen, schnippeln, rühren und brutzeln, neue Rezepte ausprobieren und dabei miteinander reden, zusammen lachen, essen, trinken. Da bin ich absolut in meinem Element. Da geht mir das Herz auf.

Aber auch mein Beruf macht mich glücklich. Ich bin sehr dankbar, dass ich keinen Job machen muss, der mich anödet und an einen bestimmten Ort, womöglich ein klassisches Büro, fesselt. Sondern dass ich als freie Journalistin meine Arbeit selbst organisieren und Themen eine Stimme geben kann, die mir persönlich am Herzen liegen. Das ist ein großes Privileg.

Und dein »neues« Leben?

Ist ein Teil dieses Glücks. Naturnah leben und sich selbst versorgen. Genau wissen, wo mein Essen herkommt. Mein eigenes Brot backen. Nicht mehr nur mit dem Kopf arbeiten, sondern auch mit den Händen. Alte Traditionen fortführen und für nachfolgende Generationen bewahren. Oder einfach nur draußen sein, in die Gegend gucken, Kräuter und Pilze sammeln – all das erfüllt mich sehr und macht mich froh.

Wo möchtest du in zehn oder fünfzehn Jahren leben?

Hier natürlich. In dem bis dahin fertig renovierten Bauernhaus – vielleicht sogar mit einer Badewanne. Denn auch das ist Glück für mich: ein heißes Bad. Und mit einem eigenen Backhaus! Bis dahin dürfte auch das alte Waschhaus umgebaut sein: als eine Art Gästehaus, für Besuch von nah und fern. Darauf freue ich mich jetzt schon.

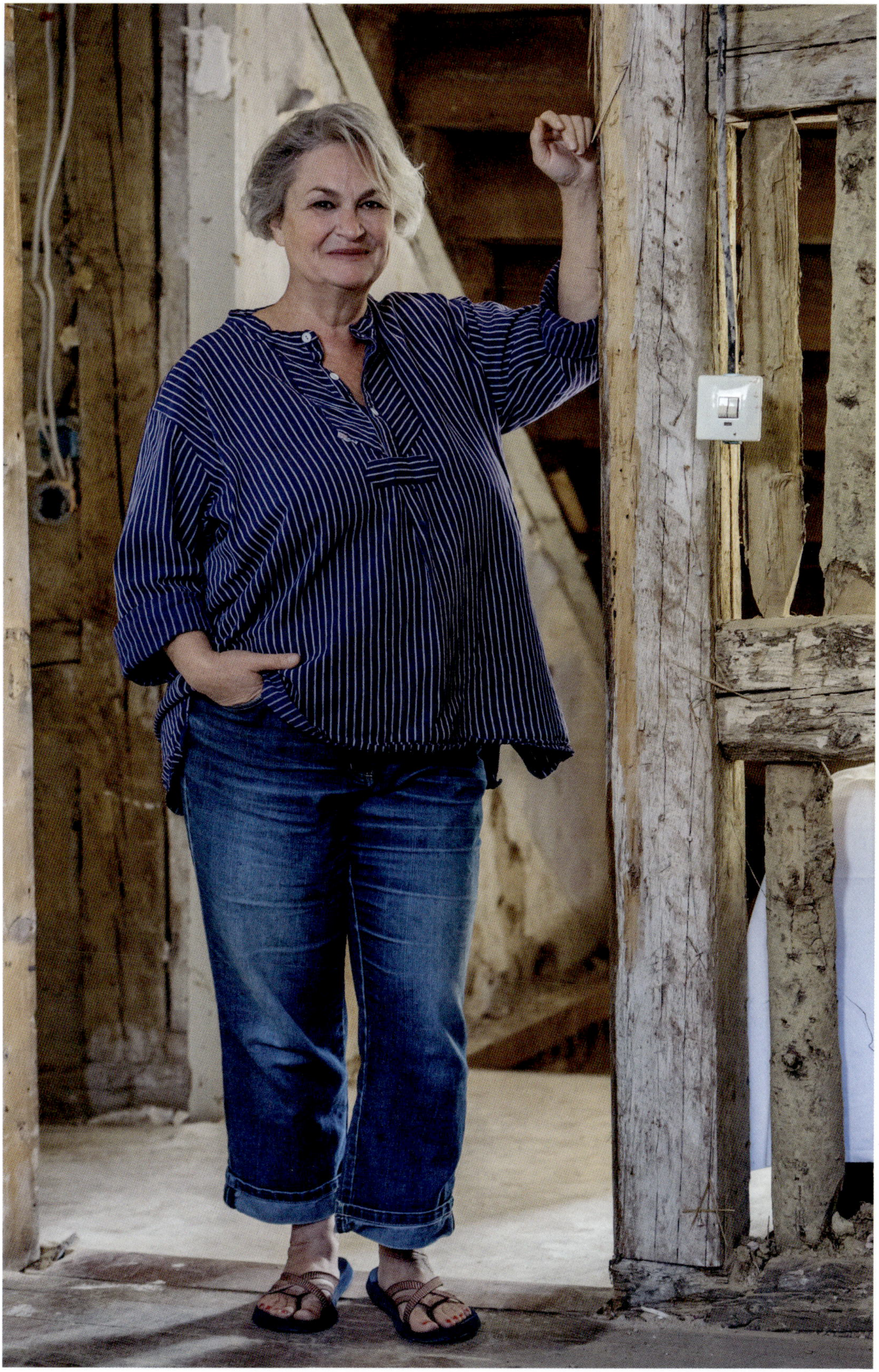

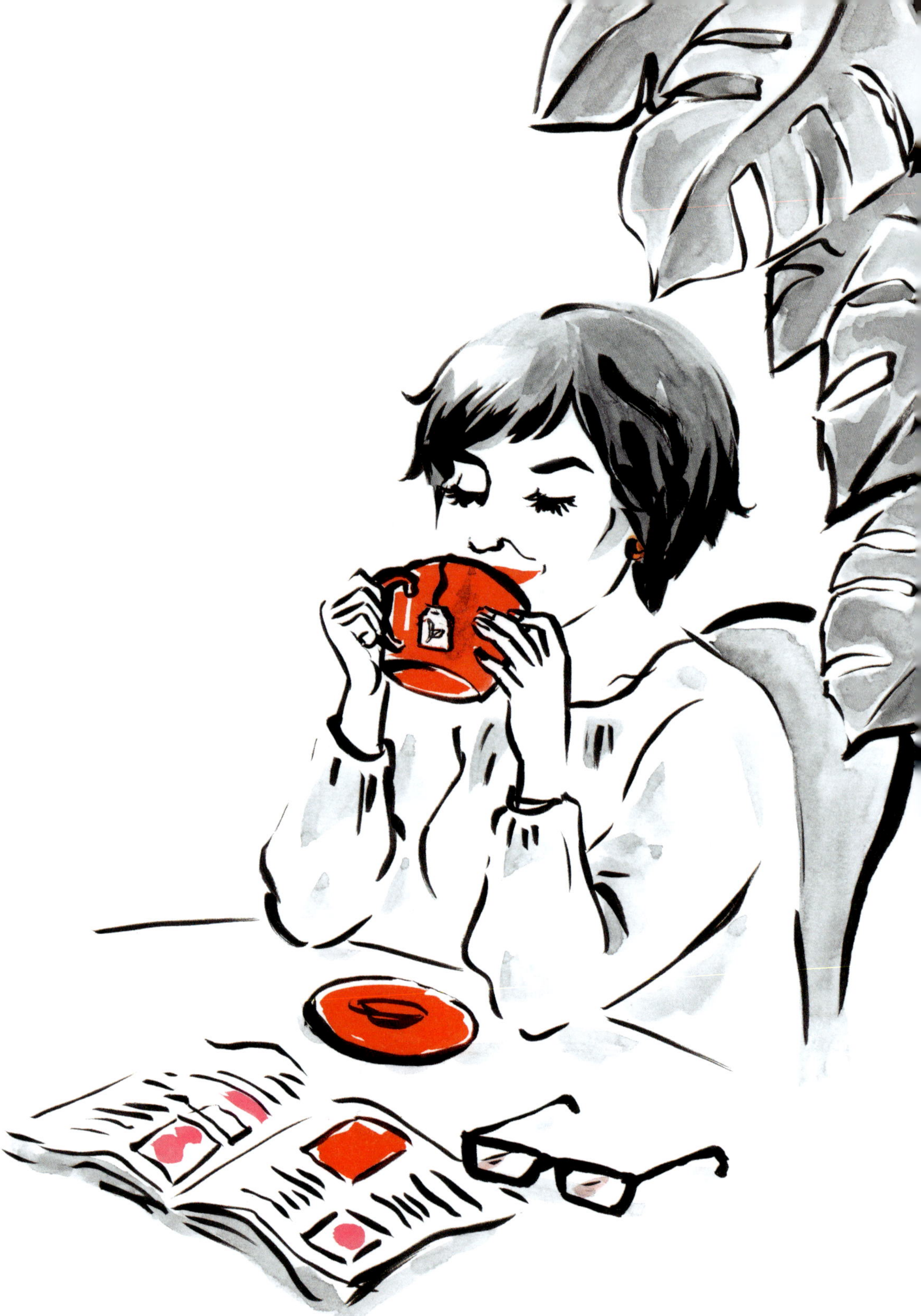

GESUNDHEIT

Rücken und andere Malaisen

Ein einziger Satz reichte, um mich von gefühlter Jugendlichkeit ins Seniorenalter zu katapultieren: »Ich würde Ihnen Gleitsichtgläser empfehlen.« Gleitsichtgläser? Die braucht man doch erst, wenn man zum alten Eisen gehört! Was hatte das bitte schön mit mir zu tun und mit der schicken Sonnenbrille, die ich gerade kaufen wollte? Das konnte der Optiker doch nicht ernst meinen!

Und doch war es so. Er erklärte mir (ungefragt), dass es ab Mitte bis Ende vierzig langsam losgehe mit der Alterssichtigkeit. Alterssichtigkeit! Noch so ein Wort mit der Ausstrahlung einer verblichenen Prilblume! Natürlich war auch mir bereits aufgefallen, dass sich zu der Kurzsichtigkeit, die mich bereits seit dem 13. Lebensjahr begleitet, nun auch eine Sehschwäche auf kurze Distanz gesellt hatte. Wenn ich etwas lesen wollte, musste ich die Brille absetzen oder den Arm lang machen. Aber Entschuldigung, deshalb musste der Optiker doch nicht gleich von Alterssichtigkeit sprechen und mir eine Gleitsichtbrille ans Herz legen!

Mae West, Hollywoodstar und Femme fatale, wusste es schon in den 1930er Jahren: »Älterwerden ist nichts für Feiglinge.« (Dieses Zitat wird übrigens gerne Bette Davis zugeschrieben – aber es stammt von Mae West.) Ich ergänze: Und es ist nichts für Wehleidige. Kaum hatte ich die fünfzig überschritten, musste ich morgens, anstatt wie gewohnt aus dem Bett zu springen, erst mal meine Knochen sortieren und mich gaaaanz laaaangsam aufrichten. Von den Rückenschmerzen, die mich gelegentlich heimsuchten, ganz zu schweigen. »Wir brauchen eine neue Matratze«, meinte mein Mann tröstend, als ich ihm mein Leid klagte. Ich nickte und wusste doch: Es lag nicht an der Matratze, es lag am Älterwerden. Dabei war ich gefühlt doch erst 35, manchmal sogar noch jünger. Und nun schlug das Alter mit allerhand Zipperlein und Wehwehchen zu? Ich war empört. Und haderte. Mit meinem Körper, meiner Gesundheit, und wie das überhaupt noch alles werden sollte mit dem verflixten Älterwerden.

Natürlich ist es ein Schock, wenn der eigene Körper, der so viele Jahre klaglos und selbstverständlich zu Diensten war, wie aus dem Nichts aufmuckt. Das, was über viele Jahre für die meisten Menschen ganz normal ist – die eigene Gesundheit ist es plötzlich nicht mehr, und an ihre Stelle tritt ein ganz neuer Aspekt: unsere Endlichkeit. Aber nur weil wir nun gelegentlich »Rücken« haben, der Blutdruck plötzlich zum Thema wird und wir beim Treppensteigen schneller außer Atem geraten, müssen wir uns nicht die nächsten zwanzig bis dreißig oder sogar noch mehr Jahre bemitleiden und unsere Krankenakte zum Dauerthema beim Mädelsabend machen.

Die Generation der über Fünfzigjährigen ist heute jung wie nie – im Kopf ebenso wie im Körper. Uns stehen ganz andere medizinische Möglichkeiten zur Verfügung als noch zu Zeiten unserer Großeltern. Mit guter Ernährung, ausreichend Bewegung, geistiger Fitness und den empfohlenen Vorsorgeuntersuchungen haben wir es (zumindest bis zu einem gewissen Grad) selbst in der Hand, mit Freude, Genuss und in guter Gesundheit zu altern. Was ist dagegen schon eine Gleitsichtbrille ...

Was Sie tun können, wenn die Zipperlein des Älterwerdens Sie nerven

1

Hören Sie auf zu hadern. Niemand freut sich über Rückenbeschwerden, Bluthochdruck und sonstige Malaisen, die das Älterwerden mit sich bringt. Aber sich darüber zu ärgern oder zu jammern, macht nichts besser. Im Gegenteil. Ändern Sie lieber Ihre Einstellung zum Altern. Denn wie sagte Maurice Chevalier so richtig: »Bedenken Sie die Alternative!«

2

Achten Sie auf sich. Ab einem gewissen Alter ist Achtsamkeit mehr als ein Hashtag. Wir dürfen uns nicht nur Zeit für uns nehmen, wir müssen es sogar. Und warum nicht aus der Not eine Tugend machen und diese Selbstfürsorge genießen? Es muss ja nicht unbedingt Yoga oder Meditation sein, wenn Ihnen das nicht behagt. Ein sonniger Nachmittag auf einer Parkbank oder im Straßencafé und ein langer Waldspaziergang tun ebenso gut. Ein Glas Rotwein auch.

3

Haben Sie Spaß. Lebensfreude ist pure Krankheitsprophylaxe, denn glückliche und zufriedene Menschen leben gesünder und länger. Freundinnen treffen, in einem schönen Beruf aufgehen, sich für andere engagieren, Hobbys pflegen – alles Dinge, die Freude machen und uns gleichzeitig gesund erhalten.

4

Suchen Sie sich eine gute Hausärztin oder einen guten Hausarzt. Eine/n, die/der sich Zeit nimmt, zuhört und fachlich kompetent ist, Sie ernst nimmt und der/dem Sie wirklich vertrauen können.

5

Leben Sie gesund. Zugegeben, das klingt erst mal spaßbefreit und anstrengend. Gesund essen, Sport treiben … das ganze Programm, Sie kennen das. Doch es gibt auch Nahrungsmittel, die nicht nur gesund sind, sondern auch glücklich machen. Und schmecken! Dass Bewegung die Laune hebt, ist mittlerweile ja hinlänglich bekannt. Es muss ja nicht gleich ein Marathon sein, ein täglicher Spaziergang reicht auch.

6

Gehen Sie regelmäßig zu den Früherkennungsuntersuchungen. Natürlich gibt es Angenehmeres als Mammografien und Darmspiegelungen – aber durch regelmäßige Tests und Untersuchungen können schwere Krankheiten frühzeitiger erkannt und dann auch besser und erfolgversprechender behandelt werden. Meistens ist ohnehin alles in Ordnung. Welch Erleichterung!

LESETIPPS

Francesc Miralles und Héctor García (Kirai): Ikigai. Gesund und glücklich hundert werden. Allegria 2018.

Am weltweiten Durchschnitt gemessen gibt es in Japan (speziell auf der Insel Okinawa) besonders viele Hundertjährige. Aber wie machen die das? Mit genau der Frage beschäftigt sich das Buch und es verrät, wie die Lebensweise *ikigai* dazu beiträgt.

Dr. Sabina Brennan: In 100 Tagen zu einem jüngeren Gehirn. Goldmann 2022.

An Demenz zu erkranken, gehört für viele Menschen zu den schlimmsten Aspekten des Alterns. Der Ratgeber verrät uns sehr umfassend, was wir tun und wie wir unser Gehirn trainieren können, um fit und jung im Kopf zu bleiben.

Dr. Matthias Riedl, Dr. Anne Fleck, Dr. Jörn Klasen: Die Ernährungs-Docs. Wie Sie mit der richtigen Ernährung Krankheiten vorbeugen und heilen können. ZS 2018.

Die richtige Ernährung macht es sehr viel einfacher, gesund zu altern. Ein Rezeptteil gibt Anregungen für ebenso gesunde wie gut schmeckende Mahlzeiten.

Andreas Jopp: Happy Food statt Burnout. Wie wir uns glücklich, stressresistent und geistig fit essen. Consult Media 2022.

Ein hochinteressantes Buch darüber, wie wir mit Ernährung die Psyche beeinflussen, welche Nahrungsmittel die Stimmung heben und sogar bei Depressionen helfen können.

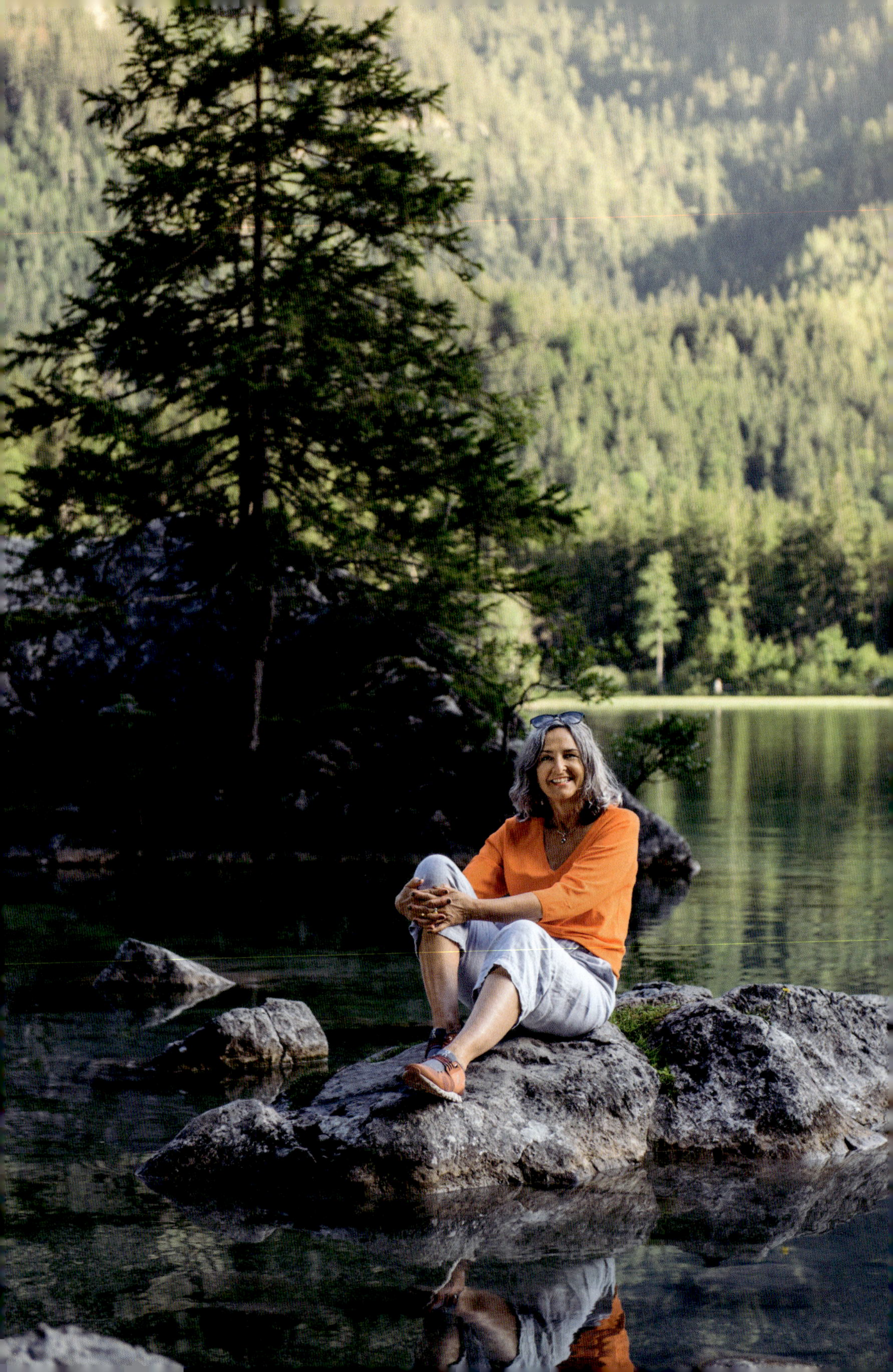

Lisa Graf schafft mit sechzig ihren Durchbruch als Schriftstellerin.

Mit Ende vierzig gerät Lisas Leben aus den Fugen. Die Ehe geht auseinander, die Familie zerbricht. Sie zieht vom gemeinsamen Haus in eine kleine Wohnung und beginnt zu schreiben – erst Kurzgeschichten, dann Kriminalromane und Reisebücher. Mit sechzig heiratet sie nicht nur zum zweiten Mal, sie landet mit einem Historienroman auch einen Bestseller.

Wie kommt eine gebürtige Passauerin mitten ins Gebirge, frage ich Lisa, als wir uns an ihrem Wohnort Berchtesgaden treffen. »Über einige Umwege«, antwortet Lisa ein wenig verschmitzt, was sie eher wie Mitte dreißig denn wie Anfang sechzig aussehen lässt.

»Als ich in den 1980er Jahren dort aufwuchs, war Passau nicht die lebendige, hippe Universitätsstadt von heute, sondern tiefste Provinz«, erzählt Lisa. Nach dem Abitur sei sie deshalb gleich nach München geflüchtet, raus aus dem katholischen Mief und mitten hinein ins quirlige Schwabing. Sie studiert portugiesische und spanische Sprache und Literatur (»Ich liebe diese Sprachen, und die südamerikanischen Befreiungsbewegungen sowie die Nelkenrevolution in Portugal haben mich als junge Frau sehr bewegt«). In jeder freien Minute erkundet sie die Landeshauptstadt. »Mit einem klapprigen hellblauen Fahrrad ohne Gangschaltung bin ich durch München gekurvt, an den Sommerwochenenden hinaus zum Waldschwaigsee oder an die Isar.«

Während dieser Zeit begegnet Lisa ihrem ersten Mann. Nach dem Magister-Abschluss heiraten die beiden, bekommen zwei Kinder, ziehen aufs Land, renovieren dort eigenhändig einen 250 Jahre alten Pfarrhof (und später noch ein kleines Steinhäuschen in Südfrankreich), legen einen Biogarten an. Lisa arbeitet außerdem als Übersetzerin, freie Redakteurin und Autorin für diverse Verlage und leitet später eine Volkshochschule. Klingt einerseits idyllisch ... andererseits auch nach ziemlich viel Arbeit. Lisa lacht. »Ja, wir waren eine sehr fleißige Familie.«

Lange fühlte sich dieses Leben gut an, aber dann verlieren sich Lisa und ihr Mann. Ehe und Familie zerbrechen. Lisa zieht in eine kleine Wohnung. »Ich war ein Jahr krank vor Kummer über den Verlust meiner Familie, überhaupt meiner heilen Welt, und voller Furcht um meine Zukunft.« In dieser Situation beginnt sie zu schreiben. »Das war immer mein Traum gewesen – schon als Schülerin wollte ich Romane schreiben. Aber ich hatte immer zu viel zu tun, wusste nicht recht, wie ich es anpacken sollte ... und hab's mir ehrlich gesagt auch nicht zugetraut. Würde mir überhaupt etwas einfallen?«

Erst entstehen kurze Geschichten, und – als sie merkt, dass ihr doch etwas einfällt – längere. Aus ihren Erlebnissen als nebenberufliche Dolmetscherin bei der Bundespolizei am Flughafen München wird ein erster Krimi, den sie an zwei Verlage schickt. Keine Reaktion. Als sie weiter-

LISAS TIPPS, UM GLÜCKLICH ÄLTER ZU WERDEN

1. Bleib neugierig.
2. Höre nie auf zu staunen.
3. Sei nachsichtig mit dir selbst.

»Zu scheitern war zugleich der Aufbruch zu mir selbst!«

schreibt und dort unverdrossen ihren zweiten Krimi vorlegt, kommt der Anruf. Man wolle die Bücher verlegen. Beide. »Ich konnte das erst gar nicht glauben. Aber ja, so hat das mit dem Romanschreiben bei mir angefangen.«

Nach acht Kriminalromanen und mehreren Reisebüchern gelingt Lisa der Durchbruch: Ihr historischer Roman *Dallmayr. Der Traum vom schönen Leben* über das Münchner Feinkost-Imperium wird ein großer Erfolg. Das Buch landet auf der begehrten Spiegel-Bestsellerliste und hält sich dort siebzehn Wochen lang, Band zwei der Dallmayr-Trilogie belegt bereits kurz nach seinem Erscheinen Platz eins.

Mit ihrem neuen Partner – der mittlerweile ihr Mann ist – lebt Lisa nun schon ein paar Jahre in Berchtesgaden. Die Berge sind für sie ein Kraftort. Und sie lebt ausschließlich vom Schreiben von Romanen.

Liebe Lisa, du scheinst in deinem Leben als Schriftstellerin angekommen zu sein. Stimmt dieser Eindruck?

Ja, ich bin gerade ziemlich glücklich und zufrieden und freue mich vor allem darüber, dass ich gut vom Schreiben leben kann, und noch mehr, dass ich Menschen mit meinen Büchern begeistere. Das hätte ich noch vor ein paar Jahren so nicht zu träumen gewagt. Natürlich habe ich auch vorher nicht als lichtscheue Küchenschabe nur im Dunkeln gelebt. Ich war bereits vor und noch während meiner Belletristik-Zeit als Lehrbuchautorin, Redakteurin und Projektmanagerin vielbeschäftigt und erfolgreich. Im Rückblick erscheint mir all die Zeit, die bis zu meinem literarischen Schreiben vergangen ist, als ein Weg, der wohl nötig war, um an mein Ziel zu kommen: interessante, originelle und viel gelesene Geschichten erzählen zu dürfen.

Wobei der Tiefpunkt in deinem Leben ja der Wendepunkt war …

Wie das Leben so spielt. Das, was ich zunächst nur als Scheitern gesehen habe, war zugleich ein Aufbruch: mich dem zuzuwenden, was ich immer schon tun wollte – Romane zu schreiben. In ganz kleinen Schritten habe ich mir das Handwerk und das Selbstvertrauen dafür erarbeitet. Und seitdem ich mich voll und ganz auf das Schreiben eingelassen und auch großen Erfolg damit habe, ist die latente Unzufriedenheit, diese innere Unruhe, die mich ein Leben lang begleitete – dass da doch noch irgendwas sein müsse, das auf mich wartet! –, verschwunden. Das ist ein sehr beglückendes Gefühl.
Ich bin bei meiner Bestimmung angekommen.

Das ist dir aber nicht in den Schoß gefallen, oder?

Nein, überhaupt nicht. Doch ich habe festgestellt, dass ich eine Macherin bin, diszipliniert und wenn nötig auch kämpferisch. Wenn man mich lässt und mich nicht behindert, dann erreiche ich meist auch, was ich mir vornehme.

Wie begegnest du den Chancen in deinem Leben?

Mit einer gewissen Unerschrockenheit, hinter der vor allem Neugier steht. Oft sage ich bei Projekten spontan zu, die Bedenken kommen erst hinterher, wenn ich schon mittendrin stecke. So auch bei *Dallmayr*. Da habe ich zugesagt, obwohl ich noch nie einen historischen Roman geschrieben hatte, schon gar keinen mit 600 Seiten … Ich würde sagen: Ich bin nicht übermütig, aber mutig bin ich schon. Und ich gehe da auch gern an meine Grenzen.

Dein historischer Roman *Dallmayr* war dein erster großer Erfolg. Wie hat sich das angefühlt?

Überraschend! So etwas kann man sich ja nicht einfach vornehmen. Wir – ich, der Verlag, mein Agent, mein Mann als erster Leser, überhaupt alle Beteiligten – waren natürlich sehr glücklich, dass sich das Buch so gut verkauft hat und es immer noch tut. Wobei das Hochgefühl schon beim Vertragsabschluss einsetzte: Das Exposé wurde von meinem Agenten in einer Auktion versteigert, bei der mehrere Verlage ihre Angebote abgaben. Da war schon klar, dass der Stoff offensichtlich sehr begehrt war. Dennoch: Ein Bestseller ist nicht planbar … Ich habe einfach mein Bestes gegeben und gehofft, dass das reicht. Und es hat gereicht. Der Erfolg und die vielen Zuschriften von begeisterten Leserinnen und Lesern haben mir auch Mut gemacht für die zwei Fortsetzungsbände der Dallmayr-Saga. Und Band zwei der Trilogie entwickelt sich ähnlich erfolgreich wie Band eins.

Was für ein Mammutprojekt! Woraus schöpfst du deine Energie und Kreativität?

Aus der Bewegung in der Natur. Ich treibe sehr gerne und viel Sport, winters wie sommers, in der Ebene ebenso wie am Berg. Ich schwimme, radle, fahre Ski, gehe Touren. Und ich laufe – das ist für meine Kreativität geradezu lebenswichtig. Wenn ich einen Vormittag intensiv an meinem Roman gearbeitet habe, dann muss ich raus und laufen. Damit bekomme ich den Kopf wieder frei und schaffe so den Raum für neue Einfälle. Ebenso wenn es irgendwo in der Geschichte hakt: Auch dann muss ich laufen und erfahre – von irgendwo her –, wie es weitergeht. Magisch … (lacht)

Und wo siehst du dich, sagen wir, in zehn Jahren?

Im Grunde möchte ich mein jetziges Leben einfach weiterleben. Ich habe noch so viele Romanideen … Einfach weiterschreiben, solange es mir Freude macht. Donna Leon ist achtzig und Nobelpreisträgerin Annie Ernaux auch …

Daneben und zwischendurch würde ich gern mit meinem Mann in die Berge gehen, auch wenn wir mit der Zeit und dem Alter wohl ein wenig langsamer werden dürften. Ich wünsche mir, dass ich gesund und fit genug bleibe – das ist ja keine Selbstverständlichkeit –, um mich noch viele Jahre auf die Skipiste zu wagen. Und dass wir reisen können, auf meine Schreibinsel Cres in Kroatien und wo es uns sonst noch hinzieht.

Was möchtest du anderen Frauen mit auf ihren Weg geben?

Traut euch und traut euch etwas zu, wagt etwas Neues, wenn es euch reizt. Es gibt für alles ein erstes Mal, warum sollte es schiefgehen? Und wenn doch, dann ist die Chance groß, dass ihr aus dem Scheitern etwas Wichtiges lernt. Lasst euch von niemandem einschüchtern und – jetzt klaue ich einen Buchtitel – glaubt nicht alles, was ihr denkt. Seid nicht zu kritisch mit euch selbst. Wer etwas anpackt, kann scheitern, wer nichts anpackt, kann gar nicht wissen, ob es nicht vielleicht doch gelungen wäre.

ZWEI AUS FÜNZIG: EINE AUSWAHL AUS LISA GRAFS BÜCHERN

Kurschatten-Affäre. Servus 2021.

Band eins der Krimireihe um den Laien-Ermittler und Hochstapler Sascha Maiensäss. Schauplatz ist die Kurstadt Bad Reichenhall.

Die zweite Geige. Servus 2022.

In Band zwei versucht Sascha Maiensäss, seriös zu werden. Als eine Freundin verschwindet und ein Mord passiert, ermittelt er weiter.

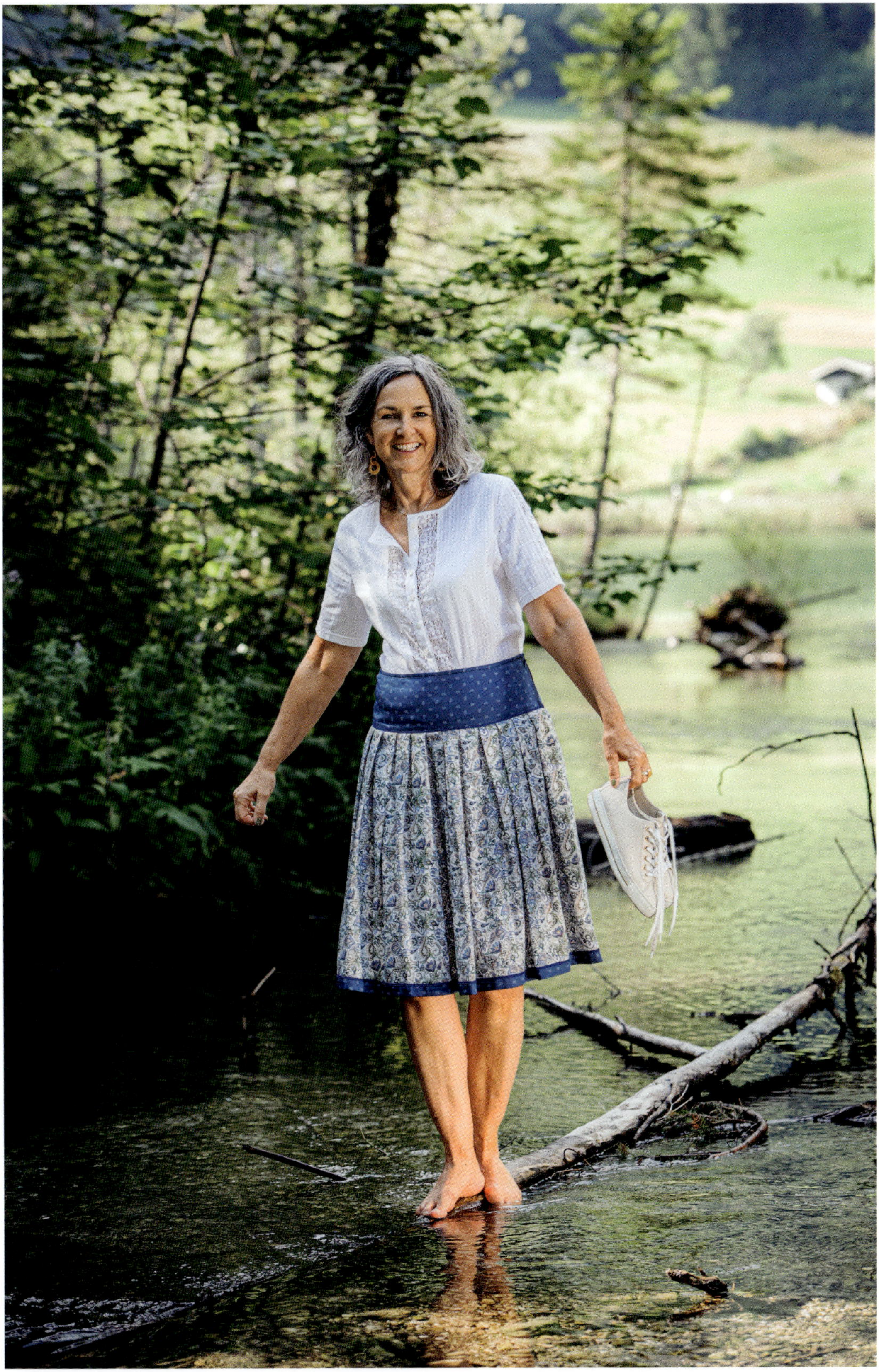

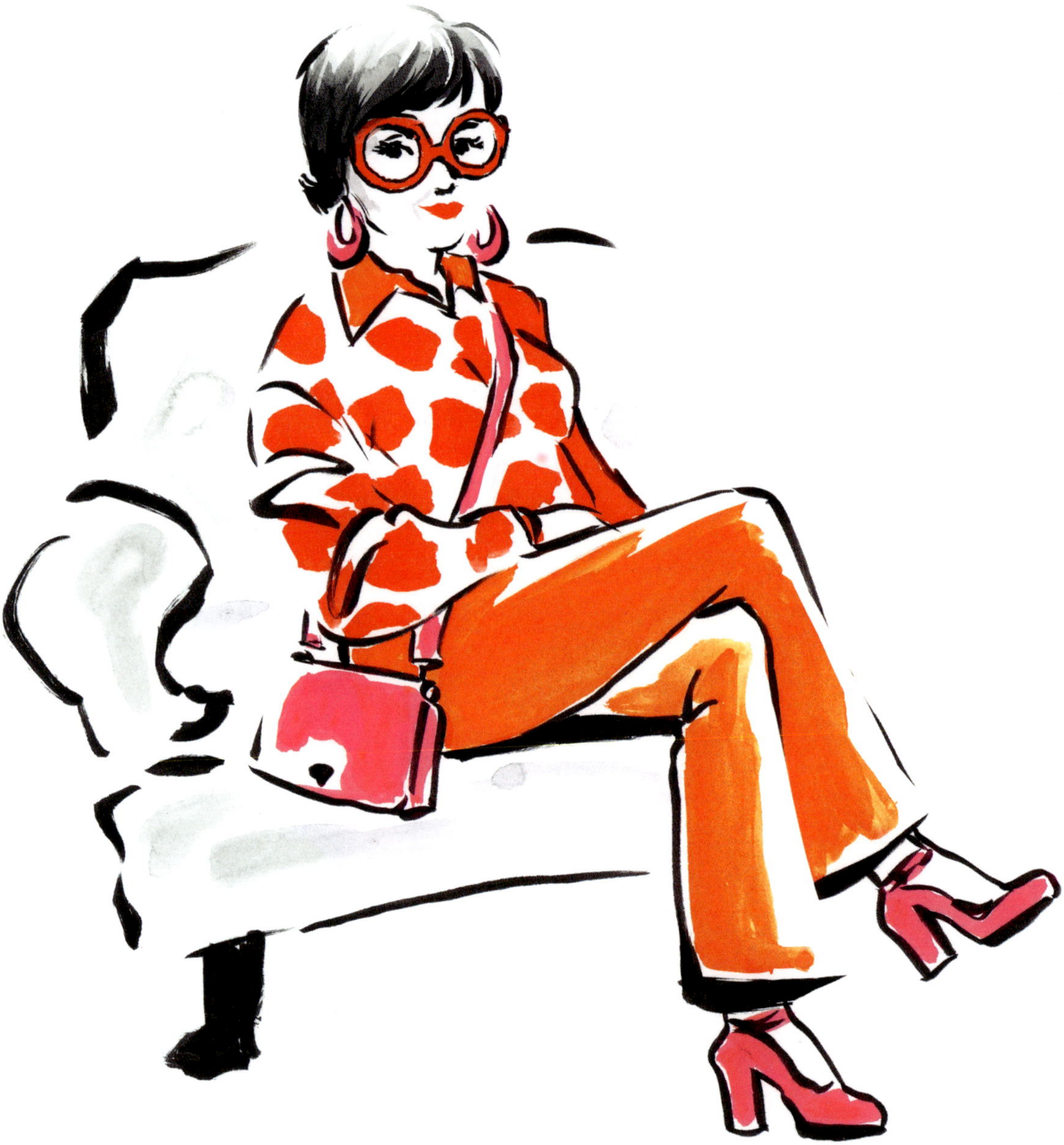

MODE

Lasst uns so bunt sein, wie wir wollen!

Denke ich an meine Oma, sehe ich eine Frau mit grau gesträhntem Dutt vor mir, gekleidet in eine kleingemusterte Kittelschürze. Die (beziehungsweise eines ihrer vielen »Geschwister«, die aufgereiht im Schrank hingen) trug sie eigentlich immer, außer zum sonntäglichen Kirchgang und zu besonderen Anlässen: Dann schlüpfte sie in ihr »gutes« Kleid aus feinem Gewebe in gedeckten Farben. Meine Oma war damals – Ende der 1960er und Anfang der 1970er Jahre – nur ein bisschen älter als ich heute. Und doch trennen uns optisch Welten! Hätte sie sich damals so farbenfroh und gelegentlich ausgefallen gekleidet wie ich heute, wäre sie wohl das Gesprächsthema der gesamten Nachbarschaft gewesen. Eine Art böhmische Iris Apfel.

Mittlerweile ist rund ein halbes Jahrhundert vergangen, und während Frauen damals mit Mitte sechzig zum alten Eisen zählten, sind wir heute in unseren besten Jahren. Und doch ist es immer noch ein Thema, wie wir uns in diesem Alter zu kleiden haben. Shorts gehen natürlich gar nicht, ärmellose Shirts ebenso wenig (schließlich könnten unsere Winkeärmchen stören) und im Sommer bitte lockere, die Figur umspielende Kleider. Selbst Radlerhosen und Jeans (!) halten manche Modeexpertinnen für unpassend. Aber auch Partnerinnen und Partner, Ehemänner beziehungsweise -frauen und Freundinnen oder die eigenen Kinder halten mit ihrer Meinung nicht hinterm Berg, oft sogar ungefragt: »Das kannst du doch nicht mehr anziehen!« – Unterton: »Dafür bist du schon zu alt.« Online-Foren und Stilberaterinnen beschäftigen sich mit der Frage, was mit fünfzig, sechzig oder darüber »noch geht« (oder eben nicht), und vor allem, was »vorteilhaft« ist. Als gäbe es auf dieser Welt nichts Wichtigeres, als sich über vermeintliche »Problemzonen« und Stilregeln Gedanken zu machen! Dabei sollte doch nur eines zählen: In welcher Kleidung gefallen wir Frauen uns, worin fühlen wir uns wohl, was macht uns gute Laune?

Im Kern dreht es sich aber gar nicht mal darum, was wir uns modisch erlauben und welchen Stil wir tragen. Es geht um etwas sehr viel Grundsätzlicheres: darum, selbstbestimmt älter zu werden, auch in der Mode. Und um die Frage, wie sehr wir uns unser Leben und Älterwerden von gesellschaftlichen Konventionen (und dem männlichen Blick auf uns) diktieren lassen wollen. Denn diese Frage darf man schon stellen: Wie kommen andere Menschen und Medien dazu, uns altersgerechte Stilregeln verordnen zu wollen und sich als Modepolizei aufzuspielen?

»Wir müssen niemandem mehr etwas beweisen und nur noch uns selbst gefallen.«

Ich wünsche mir eine Welt, in der jeder Mensch so sein kann, wie er oder sie sein möchte. Auch in Sachen Mode. Ich weiß aber auch: Da muss sich nicht nur die Gesellschaft verändern – wir Frauen müssen selbst daran arbeiten. Wir müssen lernen, mutiger zu sein und uns zu trauen – nicht nur in puncto Kleidung, da aber auch. Mode ist eine perfekte Spielwiese, um das Leben mutig anzupacken. Bei unserer Garderobe können wir peu à peu beherzter werden und uns ausprobieren. Und wenn man modisch wirklich mal danebenhaut? Na und? Was soll schon passieren? Lassen wir andere doch ihre Stirn runzeln, sollen sie doch einfach in eine andere Richtung schauen!

Einen Fortschritt in Sachen Modemut meine ich übrigens schon zu sehen: Das ominöse Rentnerbeige, das vor einigen Jahren das Erkennungszeichen für alle über sechzig war, treffe ich heute immer seltener. Stattdessen bleiben viele Frauen chic bis ins hohe Alter und haben auch mit achtzig oder noch mehr Jahren Freude daran, sich farbenfroh und durchaus auch modisch zu kleiden. Man denke nur an Iris Apfel (Jahrgang 1921!), Queen Elizabeth und natürlich auch Vivienne Westwood – so unterschiedlich der Stil der drei Damen ist, Beige trugen sie nie. In farbenfrohen und extravaganten Looks sehen auch ältere und alte Frauen einfach fabelhaft aus!

LESETIPPS

Susanne Ackstaller: Die beste Zeit für guten Stil. Knesebeck 2021.
Kein klassischer Stilguide, sondern ein Buch, das Mut macht – den Mut, sich modisch auch über fünfzig zu entfalten. Frei nach dem Motto: »Wir müssen niemandem mehr etwas beweisen, sondern nur uns selbst gefallen.«

Ari Seth Cohen: Advanced Style. Der Stil der reifen Jahre. Midas 2019.
Ein Streetstyle-Buch der besonderen Art – und eine fantastische Inspirationsquelle für alle Frauen, die auch mit über sechzig, siebzig, achtzig und noch älter »classy« bis extravagant unterwegs sein wollen.

Iris Apfel: Incidental Icon. Stil ist keine Frage des Alters. Midas 2019.
Auch wenn das Buch eher einen Blick auf Iris Apfels Leben wirft, so erfährt man doch auch viel über ihre Einstellung zu Mode. Und die ist – wie könnte es anders sein? – bunt und ausgefallen!

Wie Sie auch in späteren Jahren noch ihren eigenen Stil entwickeln können

1

Hören Sie nicht auf andere. Hören Sie nur auf sich selbst. Das ist meine wichtigste Empfehlung überhaupt. Nur Sie müssen sich in einem Kleidungsstück wohl fühlen und gefallen. Und wenn Freundinnen, Schwestern, Mütter oder sogar der eigene Partner oder die Partnerin ein Kleidungsstück nicht »vorteilhaft« finden – na und? Zucken Sie einfach mit den Schultern – und tragen das Teil trotzdem.

2

Seien Sie mutig. Auch in Modefragen. Natürlich ist es sehr viel einfacher und bequemer, im Strom mitzuschwimmen. Aber mal ehrlich, ist das nicht auch ein bisschen langweilig? Wieso nicht aus der Reihe tanzen? Schlagen Sie doch gerne mal über die Stränge. Sie müssen ja nicht gleich Ihre ganze Garderobe umkrempeln – vielleicht wagen Sie erst mal ein extravagantes Accessoire oder eine auffällige Farbe.

3

Brechen Sie mit Ihren Gewohnheiten. Routinen haben einen sich selbst verstärkenden Effekt: Irgendwann ist man fest davon überzeugt, dass es genauso sein muss und gar nicht anders sein kann. Irrtum! Warum nicht Figur zeigen, eine enge Jeans tragen oder eine ganz neue Frisur ausprobieren? Lassen Sie sich von Ihrem eigenen Spiegelbild überraschen!

4

Entwickeln Sie Ihren eigenen Stil. Dafür ist es nie zu spät. Im Gegenteil: Ein Stil, der wirklich zu Ihnen passt, hat ganz viel damit zu tun, sich selbst gut zu kennen (und das ist meistens erst später im Leben der Fall). Versuchen Sie doch diese einfache und sehr intuitive Methode: Nehmen Sie sich zwei Stunden Zeit und reißen oder schneiden Sie aus Mode- oder Frauenmagazinen alle Looks heraus, die Ihnen ohne nachzudenken (wichtig!) gefallen. Kleben Sie alles auf ein großes Blatt Papier (falls Sie möchten, bereits nach Anlässen – Freizeit, Büro, Ausgehen, etc. – sortiert). Das ist der Stil, der Ihnen wirklich gefällt – ganz ohne inneren Zensor. Anschließend können Sie entscheiden, was zu Ihrem Leben, Ihrer Figur und Ihrem Budget passt.

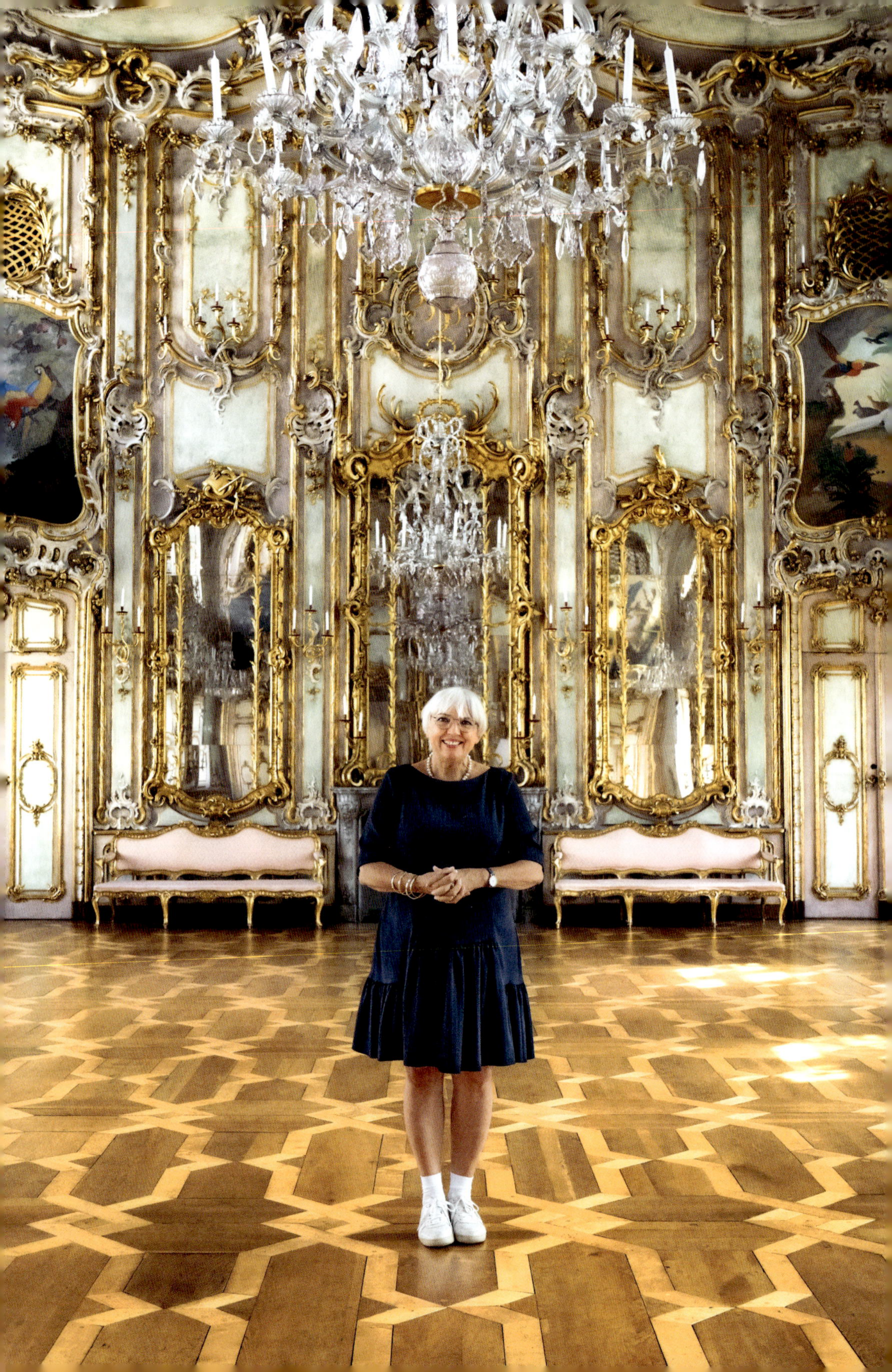

Claudia Roth, Staatsministerin für Kultur und Medien, setzt sich ein für eine gerechtere Gesellschaft.

Claudia Roth arbeitete am Theater, war Managerin der Rockband »Ton Steine Scherben« und prägt die grüne Partei und Politik seit fast vierzig Jahren. Als sie Staatsministerin für Kultur und Medien wird, schließt sich ein Kreis, denn Kunst und Demokratie gehören für sie zusammen. Bei ihrer Lebensmaxime hält sie es mit Rio Reiser: »Ich will ich sein, anders kann ich nicht sein.«

Wir hatten eine schwarze Limousine mit abgedunkelten Fenstern erwartet. Und Security, viel Security. Doch Claudia Roth, seit Dezember 2021 Staatsministerin für Kultur und Medien, kommt zu Fuß, begleitet von ihrem Wahlkreisreferenten. Ein kurzes Gespräch mit dem Museumsdirektor am Eingang des barocken Schaezlerpalais mitten in Augsburg, ein strahlendes Lächeln und ein gewinktes »Ich komm gleich zu Ihnen!«, als sie uns sieht. Und sie kommt auch tatsächlich gleich. Pünktlichkeit ist ihr wichtig, das hat sie von ihrem Vater, erzählt sie. Und schon sind wir mittendrin im Gespräch.

Augsburg ist ihr Wahlkreis, hier hat Claudia Roth eine kleine Wohnung, nicht weit von unserem Treffpunkt. »Seit ich Kulturstaatsministerin bin, komme ich nicht mehr ganz so oft hierher«, sagt sie. »Aber wenn, dann ist das wie Heimkommen. Augsburg ist eine unglaublich lebenswerte Stadt.« Aufgewachsen ist sie allerdings weiter östlich, im kleinen Ort Babenhausen in der Nähe von Ulm, im konservativen Schwaben. Die Eltern sind politisch linksliberal – damals, in den sechziger und siebziger Jahren, ein echtes Unikum im tiefschwarzen Bayern. Der Vater ist Zahnarzt, die Mutter Lehrerin. Beide wollten beruflich etwas Künstlerisches machen, erfahre ich. Doch dann kam der Krieg dazwischen.

»Ich bin privilegiert aufgewachsen. Geliebt, behütet und ohne finanzielle Not. Mir war aber immer bewusst, dass dies keine Selbstverständlichkeit ist.« Luxus habe es keinen gegeben, aber doch regelmäßige Theater- und Kinobesuche, Klavierstunden, überhaupt viel Musik. Beim gemeinsamen Mittagessen (»Das war obligatorisch, außer ich hatte nachmittags Schule«) wurde leidenschaftlich, manchmal auch laut, aber immer respektvoll diskutiert. »Beschwer dich nicht«, habe der Vater gesagt, »sondern ändere es! Setz dich für deine Überzeugungen ein.« Schon damals sei sie politisch aktiv gewesen, erst als Klassensprecherin und in der Oberstufe dann als Schulsprecherin.

Nach dem Abitur studiert Claudia Roth zunächst Theaterwissenschaften. Aber bald wechselt sie als Dramaturgieassistentin beziehungsweise Dramaturgin an Bühnen in Dortmund sowie in Unna und managt danach

CLAUDIA ROTHS TIPPS, UM GLÜCKLICH ÄLTER ZU WERDEN

1. Mit offenen Augen durch die Welt gehen und wahrnehmen, wie schön das Leben ist.

2. Jede Freude genießen, auch die kleinste.

3. Nicht zurückschauen, nicht hadern und die eigenen Lebensziele nicht aus den Augen verlieren.

> »Ich kann nicht glücklich sein, wenn es meinem Nächsten schlecht geht.«

die Rockband »Ton Steine Scherben«. Als diese sich auflöst, wird sie 1985 Pressesprecherin der ersten grünen Bundestagsfraktion (»Die Stellenanzeige in der TAZ stand neben einer Werbung für das letzte Album der Scherben«). Es folgen Stationen als Abgeordnete im Europaparlament, Parteivorsitzende der Grünen und Bundestagsvizepräsidentin. 2021 schließlich wird Claudia Roth zur Staatsministerin für Kultur und Medien ernannt und Mitglied im Kabinett der Bundesregierung. Was sie über diese fast vierzig Jahre motiviert hat, dem anstrengenden und zermürbenden Politikbetrieb nicht den Rücken zu kehren, frage ich sie. »Ein Satz meiner Großmutter Franziska: ›Ich kann nicht glücklich sein, wenn es meinem Nächsten schlecht geht.‹ Ich wollte diese Welt immer ein bisschen besser machen, und die Gesellschaft gerechter.«

Liebe Claudia Roth, wofür in Ihrem Leben sind Sie besonders dankbar?

Mein größtes Privileg war und ist es sicherlich, dass mein Beruf immer Berufung war! Nie musste ich meinen Lebensunterhalt mit etwas verdienen, das mich nicht erfüllte, um diese Erfüllung dann in der Freizeit, am Wochenende oder im Urlaub nachzuholen. Dafür bin ich sehr dankbar. Das war und ist wirklich ein großes Glück.

Kann man als Politikerin heute denn überhaupt glücklich sein?

Die Zeiten sind aktuell natürlich heftig. Wenn ich morgens aufwache und auf mein Handy schaue, bin ich immer froh, wenn es keine Eilmeldungen zu neuen Konflikten oder weiteren Naturkatastrophen gibt. Es sind einfach sehr viele Krisen, die sich zum Teil auch noch überlagern, das ist wirklich wenig beruhigend.

Aber dennoch muss auch ich glücklich sein und sein dürfen, keine Frage! Sonst könnte ich keine gute Politikerin sein. Ich will ja keine technokratische Politik machen, sondern eine menschliche, mit Empathie und Emotion. Ohne Lachen, ohne Fröhlichkeit und Lebensfreude würde das nicht funktionieren – würde *ich* nicht funktionieren.

Woraus schöpfen Sie Kraft?

Zum Ersten aus der Überzeugung oder zumindest der Hoffnung, etwas beitragen zu können. Mich selbst einzubringen in die Veränderung, die unsere Welt braucht, wie Bertolt Brecht ja schon gesagt hat. Genau deshalb bin ich Politikerin geworden – weil ich nicht nur meckern, sondern mich für meine Meinung und Überzeugung einsetzen will. Kraft schöpfe ich aber auch aus meinem demokratischen Grundverständnis, überhaupt aus unseren Grundwerten, unserer Verfassung, aus der vielfältigen Gesellschaft, in der wir leben. Ebenso aus dem politischen Diskurs, wenn es darum geht, diese Werte zu erhalten und um sie zu kämpfen. Und schließlich sind da die Menschen, die mir Freundinnen und Freunde geblieben sind, obwohl ich wenig Zeit für sie habe. Diese oft langjährige oder teilweise sogar jahrzehntelange Verbundenheit gibt mir Kraft.

Ich kann aber auch das kleine Glück genießen und dabei zumindest kurz aufatmen: ein Stück leckerer Kuchen (zeigt mit der Gabel schmunzelnd auf das Stück Johannisbeerkuchen, das sie bestellt hat), am Wasser zu sein – Bach oder Meer, das ist egal! – oder abends auf der kleinen

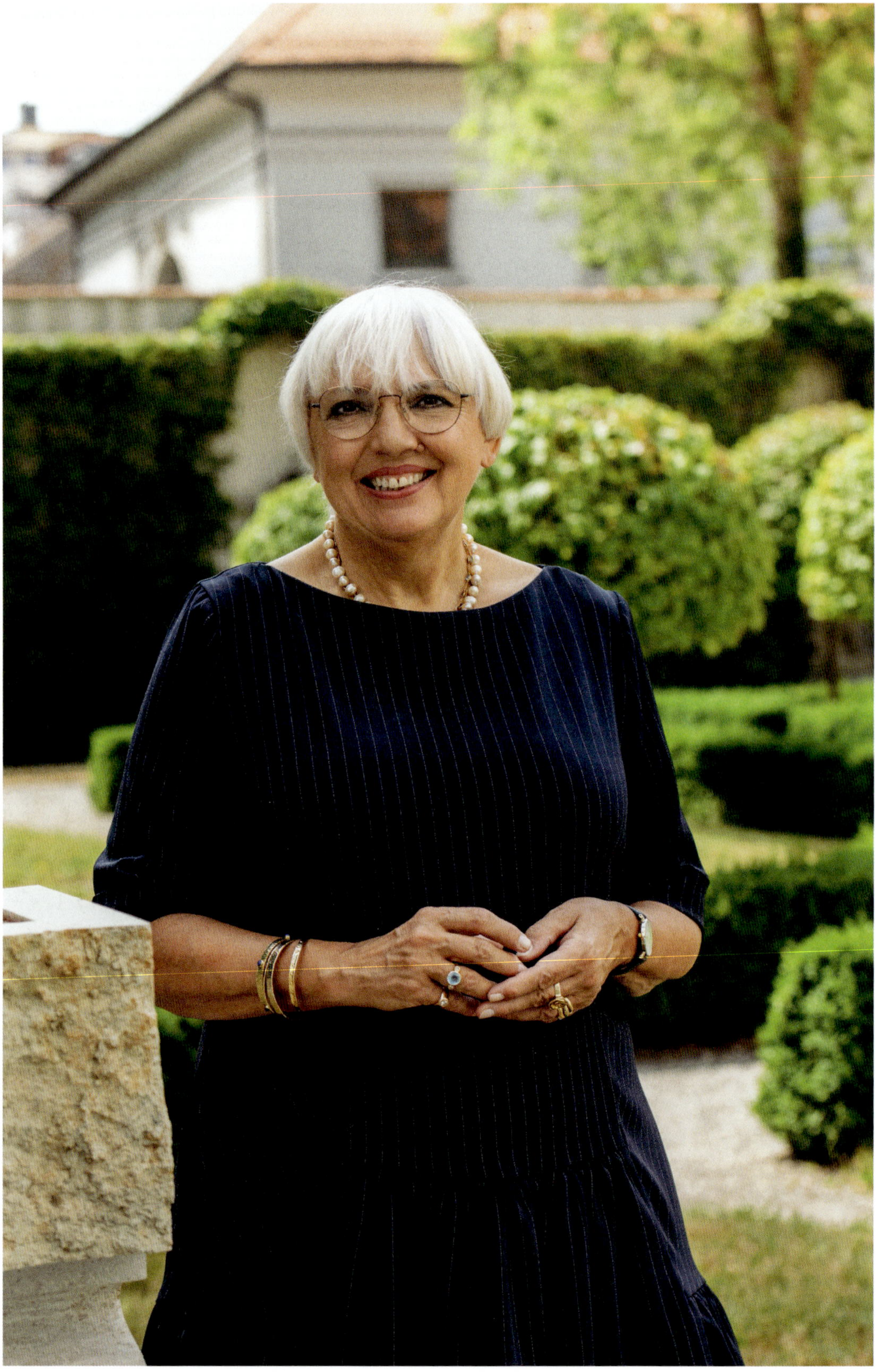

Loggia in meiner Augsburger Wohnung zu sitzen und ein Glas Wein zu trinken.

Und die Kunst?

Ja, natürlich. Kunst macht mich nicht nur glücklich, sie ist mein Lebenselixier. Ein gutes Buch, ein schönes Gedicht, das gibt mir so viel. Ebenso eine Ausstellung, eine spannende Theaterinszenierung oder Oper. Kunst und Kultur als Staatsministerin aktiv unterstützen zu können, das bedeutet großes Glück für mich – sei es ein kleines Kino auf dem Land oder als Schirmherrin einer Ausstellung mit Künstlerinnen oder ein Festival. Kunst ist für eine Gesellschaft ja nicht nur Dekoration oder gar Luxus, sie ist der Herzschlag jeder Demokratie. Und ihre Stimme. Unter Diktatoren oder Despoten wird immer auch die Freiheit der Kunst beschnitten.

Sind Sie als Staatsministerin für Kultur und Medien bei sich »angekommen«?

Ich würde eher sagen: Der Kreis hat sich geschlossen. Ich komme aus der Kunst und bin dann Politikerin geworden. Jetzt als Kulturstaatsministerin verbinden sich meine zwei großen Leidenschaften: für die Kunst und für die Demokratie. Beides passt nicht nur einfach gut zusammen – sie brauchen sich gegenseitig.

Aber angekommen? Nein, ich bin ja immer in Bewegung und möchte es auch bleiben. Ankommen, das klingt nach Stillstand. Nach hinsetzen, Hände in den Schoß, und das war es dann. Das möchte ich nicht, das passt nicht zu mir.

Was steht denn noch auf Ihrer Bucketlist?

Ich würde gerne einmal in einem anderen Land leben – aber eben nicht als Touristin, sondern wirklich dort leben. Keine Ahnung, ob ich das noch schaffe. Vielleicht möchte ich aber auch zur Ruhe kommen. Mich zurückziehen und morgens dann eben nicht mehr als Erstes Nachrichten schauen oder lesen, was in der Nacht in der Welt womöglich wieder Schlimmes passiert ist.

Ich kann mir aber auch vorstellen, mit einem Wohnwagen oder noch besser mit einem Hausboot unterwegs zu sein und auf Kulturreise zu gehen: An jedem Reiseziel die örtliche Kunst- und Kulturszene – von kleinen Buchläden über die lokale Musikszene bis zu Kinos mit Independent-Filmen im Originalton – zu entdecken, das würde mir sicherlich großen Spaß machen!

DIE WICHTIGSTEN STATIONEN IN CLAUDIA ROTHS LEBEN

Claudia Roth wurde 1955 in Ulm geboren und wuchs im schwäbischen Babenhausen auf. Nach dem Abitur 1974 studierte sie Theaterwissenschaft an der Ludwig-Maximilians-Universität in München und arbeitete ab 1975 als Dramaturgin an den Städtischen Bühnen Dortmund und beim »Hoffmanns Comic Theater«. 1982 bis 1985 war sie Managerin der Rockband »Ton Steine Scherben«.

Als Pressesprecherin der Grünen im Deutschen Bundestag wechselte sie 1985 in die Politik. 1989 bis 1998 war sie Mitglied des Europaparlaments, ab 1994 als Fraktionsvorsitzende der Grünen.

2001 bis 2002 und 2004 bis 2013 war sie Bundesvorsitzende von Bündnis 90/Die Grünen, 1998 bis März 2001 und seit Oktober 2002 Mitglied und 2013 bis 2021 Vizepräsidentin des Deutschen Bundestages.

Im Dezember 2021 wurde Claudia Roth zur Staatsministerin für Kultur und Medien ernannt.

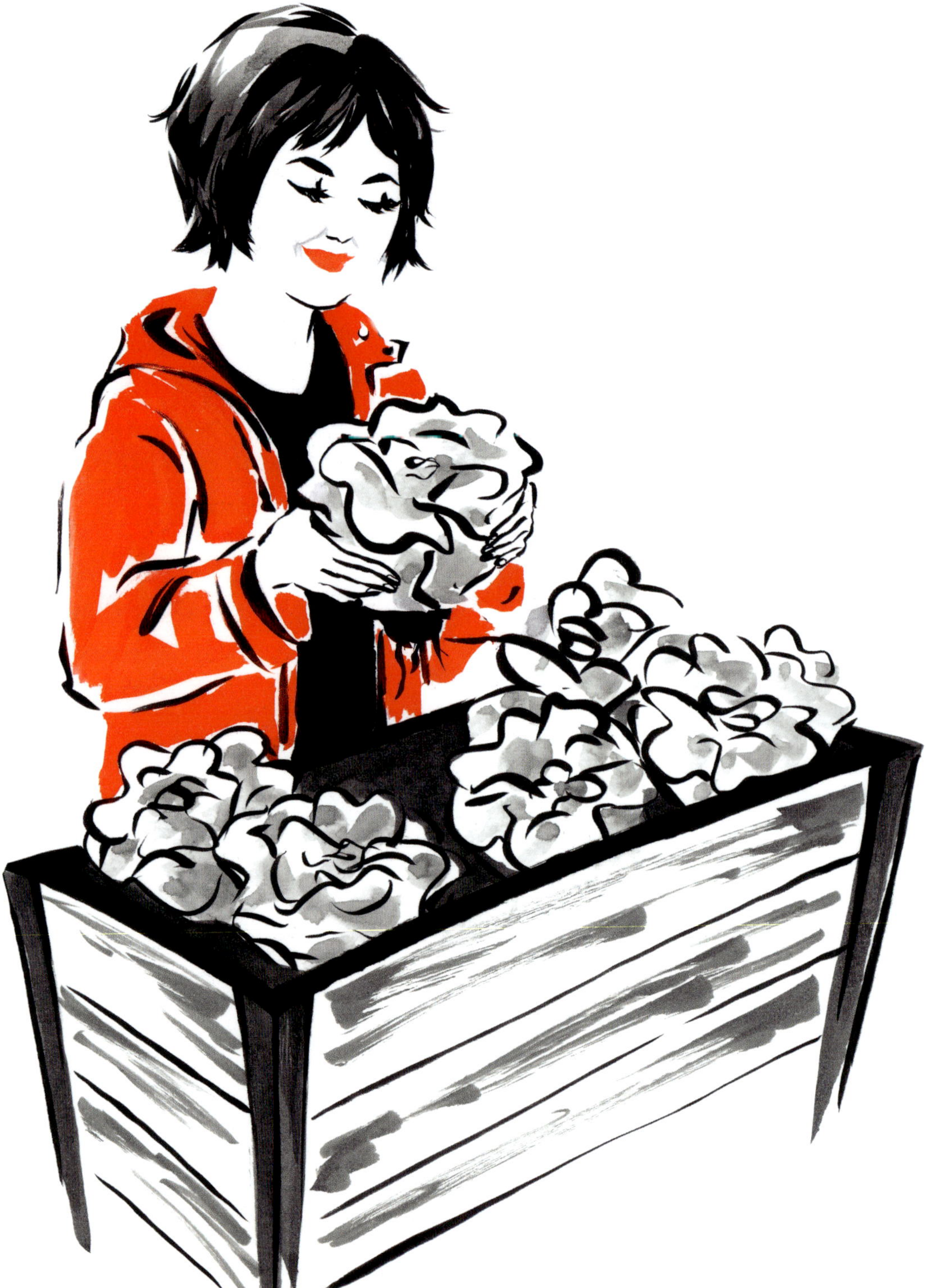

WORK-LIFE-BALANCE

Weniger ist mehr

Erinnern Sie sich? Mein Haus. Mein Auto. Mein Boot. In der legendären Sparkassen-Werbung aus den 1990er Jahren treffen sich zwei Mittvierziger und prahlen mit ihrem Status. So platt der Spot daherkam, so treffend war er auch: Die meisten Menschen wollen im Leben etwas erreichen. Karriere machen, erfolgreich sein. Etwas schaffen. Haus. Auto. Mann oder Frau. Kinder. Man will ja etwas vorzuzeigen haben.

Bei mir war es nicht anders – auch wenn kein roter Sportwagen vor der Haustür stand oder ein Segelboot auf einem der bayrischen Seen vor Anker lag. Viele Jahre lang drehte sich mein Leben in erster Linie um eines: um meine Arbeit und beruflichen Erfolg. Freizeit? Kam praktisch nicht vor. Ich war froh, wenn ich abends einfach nur ins Bett fallen und schlafen durfte – schließlich hatte ich zusätzlich zum Job noch einen großen Haushalt, drei Kinder, drei Katzen, einen (beruflich ebenso eingespannten) Ehemann und noch einiges an Ehrenämtern. Ein Beruf, der für mich auch Berufung ist, war erfüllend genug. Eine Freizeitbeschäftigung, ein Hobby gar, brauchte ich nicht. Auf das Wort »Work-Life-Balance« reagierte ich mit Augenrollen.

Dann schlitterte die erste Kollegin in einen Burnout, eine andere erlitt einen Herzinfarkt. Die dritte hatte einen Bandscheibenvorfall als Folge von Termindruck, Stress und zu wenig Bewegung. Und mir verkündete mein Hausarzt bei einem Routinecheck, mein Blutdruck sei erhöht, ich solle mal ein bisschen langsamer machen. Vielleicht ein bisschen Garten- statt Schreibtischarbeit? Das habe etwas Meditatives und helfe gegen Stress.

Gartenarbeit? Meinte er das ernst? So ein Unsinn! Wozu gibt es Blutdrucksenker aus der Apotheke? Ich machte weiter wie bisher. Erst mal. Bis ich eines Tages aus dem Fenster meines Arbeitszimmers blickte: Sollte das wirklich alles sein? Arbeit – und sonst nichts? Wollte ich mein restliches Leben um meinen Schreibtisch kreisen? Sollte mein Homeoffice meinen Lebensradius bestimmen?

Tatsächlich geraten viele Menschen in ihrer Lebensmitte an einen Punkt, an dem sie ihr Arbeitsleben in Frage stellen – oder es noch einmal richtig auf Touren bringen wollen. Die einen, die schon viele Jahre geschuftet haben, womöglich noch in einem ungeliebten Beruf, hinterfragen die Sinnhaftigkeit ihres Tuns. Andere – oft Frauen, die lange für Care-Arbeit zuständig waren und sich um Kinder oder auch alte Eltern gekümmert haben – wollen jetzt endlich richtig durchstarten. Die einen kündigen (manchmal auch nur innerlich) und versuchen, ihre Work-Life-Balance neu zu organisieren:

> **»Ich habe gelernt, mich nicht selbst auszubeuten.«**
>
> *Sophie von Lenthe*

weniger Arbeit, mehr Leben. Andere beginnen ein Studium, wagen einen neuen Job oder machen sich selbständig.

Und ich? Saß zwischen den Stühlen. Mein Beruf war – abgesehen von der Familie – mein Leben. Erst fühlte es sich für mich deshalb recht eigenartig an, über Freizeitaktivitäten nachzudenken. Zumal mir nichts so wirklich behagte: Ich wollte weder einem Golfclub beitreten noch mit Häkeln oder Stricken anfangen, und ich wollte auch keinen Lesekreis gründen. Es kam mir so vor, als würde das Suchen nach entspannender Abwechslung nur wieder neuen Stress bedeuten. Dann könnte ich ja gleich an meinem Schreibtisch sitzen bleiben!

Also fing ich an, die Arbeit ganz langsam aus meinem Leben etwas auszuschleichen. Ich beendete meine Arbeitstage zwischen achtzehn und neunzehn Uhr statt am späten Abend und hielt mir die Wochenenden frei. Morgens las ich beim Frühstück genussvoll Zeitung, statt gleich mit einer Tasse Kaffee in mein Homeoffice zu hetzen. Abends landete ich mit einem Buch auf der Couch oder bemühte tatsächlich die TV-Fernbedienung – wenn man jahrelang kaum ferngeschaut hat, hat das durchaus seinen Reiz. Sogar mein Strickzeug erlebte ein Revival. Gelegentlich nahm ich mir einen Vormittag frei, ging ins Museum oder frühstückte ganz entspannt in einem Straßencafé. Holla, wie gut sich diese »Me-Time« anfühlte, überhaupt dieses Leben!

Ich arbeite immer noch gerne, aber mittlerweile weiß ich, dass jede noch so geliebte Arbeit einen entspannenden Gegenpol braucht, um langfristig Freude zu bereiten. Und dass auch das Nichtstun im Leben nicht nur seine Berechtigung, sondern auch einen tatsächlichen Wert hat. Wie sagte Astrid Lindgren so schön: »… und dann muss man ja auch noch Zeit haben, einfach dazusitzen und vor sich hinzuschauen …«

Und was die Gartenarbeit betrifft, die mir mein Arzt empfohlen hatte: Ich habe tatsächlich vor, einen kleinen Nutzgarten anzulegen. Meditatives In-der-Erde-Buddeln ist zwar nicht so mein Ding – frischer Salat und knackiges Gemüse aber umso mehr.

LESETIPPS

Suzy Reading: Ab heute sorg ich gut für mich. Kleine Gewohnheiten verändern. Tag für Tag mehr aufblühen. ZS 2018.
Ein Rundumschlag in Sachen Selfcare – vom guten Schlaf über Bewegung und Ernährung bis hin zu Beziehungen und Gute-Laune-Yoga – und ein Plädoyer für gesunden Egoismus. Motto: Nur wem es selbst gut geht, kann auch für andere gut sein.

Susanne Pypke: Me Time. Alles rund um ein glückliches Selbst. frech 2019.
Kleine Fluchten machen uns stark, findet die Autorin und hat aus diesem Postulat ein schön gestaltetes Buch mit vielen hilfreichen Tipps und klugen Ideen gemacht: für mehr Gelassenheit, Achtsamkeit und Optimismus.

Was Sie tun können, um mehr Zeit für sich zu haben

1

Sie haben eine Sinnkrise? Wunderbar! Krisen eröffnen uns Möglichkeiten, die Weichen neu zu stellen, auch in unserem Arbeitsleben und ebenso, wenn der Ruhestand schon in Sichtweite ist. Hören Sie genau in sich hinein und lassen Sie Ihre Wünsche zu. Was wollen Sie wirklich? Welche Ziele setzen Sie sich selbst? Und was braucht es, um sie zu erreichen?

2

Lassen Sie sich nicht stressen. Halten Sie in Ihrem Alltag inne und fragen Sie sich: Wie möchte ich meine freie Zeit wirklich verbringen? Ehrenämter, Hobbys, Sport und sonstige Verpflichtungen – auch da dürfen Sie ruhig mal aussortieren, den Staffelstab weitergeben und sich Neuem zuwenden.

3

Drehen Sie Däumchen. Langweile hat in unserer Gesellschaft einen schlechten Ruf. Selbst kurze Pausen müssen gefüllt werden, und sei es durch Scrollen auf Instagram oder Facebook. Einfach mal wirklich gar nichts tun und in die Luft starren? Geht gar nicht. Dabei ist genau das wichtig für unsere Kreativität. Und neue Ideen können wir doch alle gut gebrauchen.

4

Verabschieden Sie Ihren Perfektionismus. Sie müssen Ihre Pflichten nicht übererfüllen und 110 Prozent Leistung bringen. Lassen Sie ruhig mal alle fünfe gerade sein. Wie heißt es so schön: »Better done than perfect.« Genießen Sie die neue Gelassenheit und freuen Sie sich über die Zeit, die Sie so gewonnen haben.

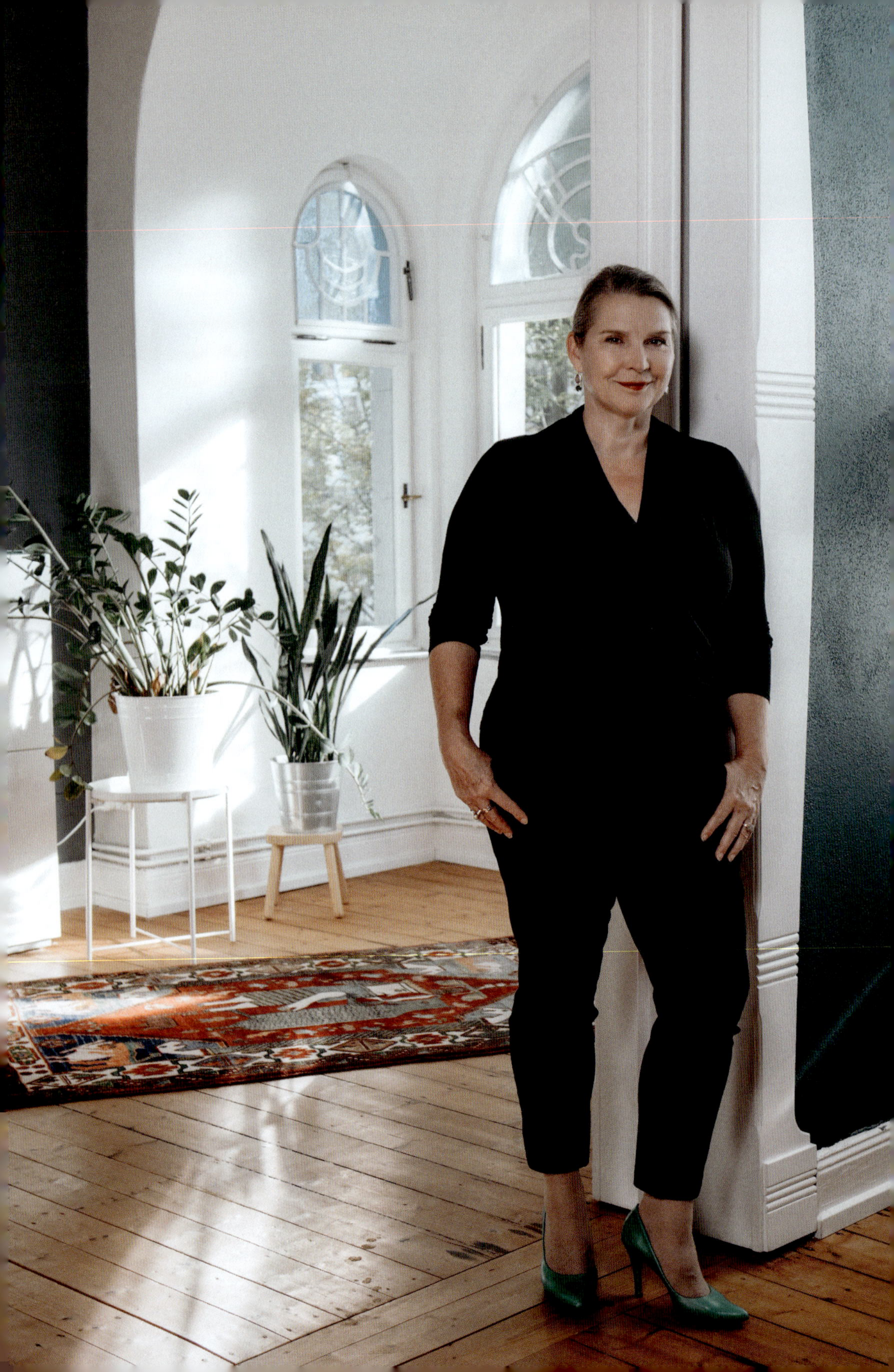

Irit Eser tauscht mit 56 Karriere gegen entspanntes Leben.

Irit Eser liebt ihre Arbeit in einem großen Energiekonzern. Über zwanzig Jahre lang steigt sie die Karriereleiter nach oben. Bis sie mit Ende vierzig feststellt: Karriere um jeden Preis? Will sie nicht – nicht mehr. Und sie beschließt: Mit Mitte fünfzig ist Schluss damit. Es gibt noch Wichtigeres im Leben als einen tollen Job.

Nein, Aufzug haben wir keinen!«, ruft Irit Eser durchs Treppenhaus ins Erdgeschoss hinunter. Dort stehen Martina und ich mit der schweren Fotoausrüstung und blicken leicht genervt nach oben: kein Lift? Ernsthaft? »Das ist der Nachteil, wenn man in einem Haus aus der Jahrhundertwende wohnt«, schmunzelt Irit, als wir nach sechzig Stufen oben ankommen und ziemlich außer Atem sind. »Dafür macht das regelmäßige Treppensteigen aber einen knackigen Hintern«, schiebt sie hinterher und lacht dieses kernige Irit-Lachen, das so typisch für sie ist.

Irit ist ein fröhlicher, humorvoller Mensch, sie lacht gerne und oft. Typisch Rheinländerin, möchte man sagen, denn dort, in Andernach, ist sie geboren und hat sie bis zum Abitur gelebt. »Ich hatte eine schöne Kindheit, trotz des sehr frühen Todes meines Vaters. Geld war bei uns immer knapp, aber meine Mutter und ich waren einfach ein tolles Team. Wir haben uns oft und lautstark gestritten – und waren uns gleichzeitig sehr eng verbunden.« Die Mutter ist es auch, die sie unterstützt, als sie aufs Gymnasium gehen will. »Ich war die Erste in unserer weit verzweigten Familie, die eine höhere Schule besuchte.«

Mathematik ist in der Schule ihre große Stärke. Und Musik, die zeitlebens ein Hobby bleibt. Nach dem Abitur studiert Irit in Dortmund Statistik, ein Spezialgebiet der Mathematik, und im Nebenfach Informatik. »Für Computer habe ich schon früh eine große Faszination entwickelt. Wie überhaupt für alles, was logisch ist ...« In Dortmund lernt sie auch ihren späteren Mann kennen.

Als Anfang der Jahrtausendwende die beiden Töchter geboren werden, treibt Irit ihre Karriere gerade erfolgreich voran. Sie ist Führungskraft in einem Energiekonzern, trägt Personalverantwortung, ist auf dem Sprung ins höhere Management. Die Arbeit macht ihr Spaß und eine Vierzig-plus-Stunden-Woche ist trotz der Kinder normal. »Die ersten zwanzig Jahre meines Berufslebens waren geprägt von den ganz klassischen Karrierevorstellungen der 1980er und 1990er Jahre: immer höher, immer weiter, immer mehr.« Bis ihr auf einem Seminar zum Thema Persönlichkeitsentwicklung klar wird: »Ich will das gar nicht mehr – ich will keine Karriere um jeden Preis. Keine Jobs oder Positionen übernehmen, die mich nicht wirklich erfüllen, nur um weiterzukommen, um noch mehr zu verdienen. Ich will eine Aufgabe, die mir Spaß macht.« Genau dieser Moment und diese Erkenntnis sind es, die ihr Leben ein paar Jahre später komplett verändern werden.

Liebe Irit, du bist mit 56 Jahren freiwillig in den Vorruhestand gegangen – ganz schön früh. Wie kam es dazu?

Den Plan hatte ich schon vor einigen Jahren gefasst. Mit Ende vierzig wurde mir klar, dass ich keine Lust darauf hatte, mein Leben dem beruflichen Erfolg zu opfern. Meine Arbeit erschien mir damals fast fremdgesteuert – war sie auch. Das wollte ich nicht mehr. Ich wollte mein Leben nach meinen eigenen Vorstellungen leben, nicht nach denen meiner Vorgesetzten. Damals wurde mir klar, dass ich bei der nächsten Einsparwelle – solche Wellen kamen alle zwei bis drei Jahre und waren immer mit Personalabbau verbunden – alt genug für den Vorruhestand sein könnte. Da begann ich zu planen

»Alt werden ist ein unglaubliches Geschenk.«

und vor allen Dingen: zu rechnen! Denn mit das Wichtigste, wenn man so früh mit der Erwerbsarbeit aufhört, ist: Die Rente plus das Gesparte muss einige Jahrzehnte reichen. Und auch wenn ich durchaus sparsam sein kann, so möchte ich mir doch ein schönes Leben machen.

Du hast dann also alles erst mal finanziell durchkalkuliert …

Genau, und bin zum Schluss gekommen, dass es funktionieren würde – zwar mit weniger Geld, aber doch genug.

Hattest du Angst? Es ist ja doch ein großer Schritt, von einem Tag auf den anderen nicht mehr zu arbeiten … zumal du über viele Jahrzehnte eine erfolgreiche Managerin warst.

Nein, ich hatte keine Angst. Ich kenne mich und ich wusste: Ich falle in kein Loch, weder finanziell noch emotional. Wobei – als Anfang 2020 der Aufhebungsvertrag kam, habe ich ihn doch noch ein paar Tage liegen gelassen. Eben weil es ein großer und vor allem endgültiger Schritt war. Aber an meinem letzten Arbeitstag habe ich das Büro mit leichtem Herzen verlassen … voller Vorfreude auf das, was da nun kommen würde: Lebenszeit, die ich genau so verbringen kann, wie ich möchte. Diese Zeit – wie kurz oder lang sie auch sein wird – ist ein unglaubliches Geschenk.

Wie muss ich mir deinen Tagesablauf vorstellen?

Entspannt! Ich wache meistens gegen sieben Uhr von selbst auf, mache mir einen Kaffee und lese im Bett erst mal meine digitalen Zeitungsabos, Blogs und was mir sonst so im Internet begegnet. Ich genieße es sehr, liegen bleiben zu können. Das ist für mich der absolute Luxus. Schließlich war ich viele Jahre lang bereits um fünf Uhr morgens zum Flughafen unterwegs, um nach München, Riga, Birmingham oder sonst wohin zu fliegen. So gegen zehn stehe ich dann auf, mache meistens Sport und übe noch eine Weile Stepptanz. Und dann starte ich in den Tag. Momentan bin ich in erster Linie damit beschäftigt, all das aufzuarbeiten, was über Jahre liegen geblieben ist – vom Aktenordner-Aussortieren bis zum Ausmisten des Kleiderschranks. Ich lese aber auch viel, bin Stammgast in unserer Stadtbücherei, treffe Freundinnen und alte Bekannte, die

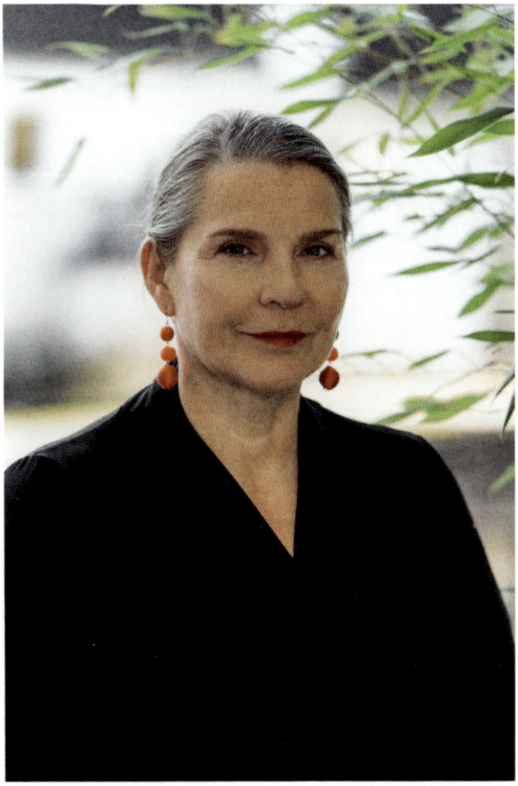

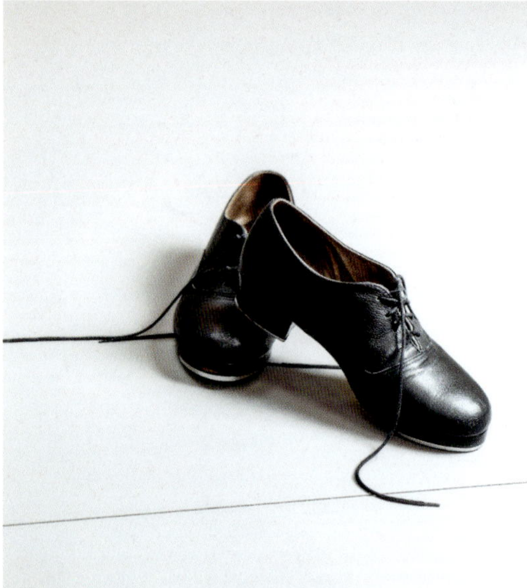

ich schon lange nicht mehr gesehen habe. Auch meine Querflöte habe ich wieder ausgepackt!

Welche Pläne hast du für die nächsten Jahre?

Noch keine konkreten. Außer, das Leben ganz bewusst zu genießen. Momentan heißt das eben: nichts tun zu müssen und auch mal einen Tag komplett zu vertrödeln. Ich hatte über dreißig Jahre einen sehr fordernden Job – der mir viel Spaß gemacht hat, aber dennoch war er anstrengend und alles andere als »nine to five«. Es ist einfach schön, dass es jetzt anders ist.

Aber natürlich gibt es ein paar Ideen: Ich will unbedingt mein Französisch aufbessern, und das natürlich dort, wo ich Frankreich am schönsten finde: in der Provence. Dann bin ich auch Bloggerin und schreibe auf www.iriteser.de für Frauen in meinem Alter über alle Themen, die mir begegnen und die auch für andere Frauen spannend sein können. Da habe ich einiges vor ... ist aber noch nicht spruchreif. Ich kann mir auch durchaus sehr gut vorstellen, wieder zu arbeiten – in einem spannenden Projekt bei einem neuen Unternehmen, nur eben keine sechzig Stunden mehr. Mal sehen, was daraus wird – ich lasse mich ein wenig selbst überraschen.

Im Grunde ist der Plan für den Rest meines Lebens aber ganz simpel: jeden Tag aus vollem Herzen und mit allen Sinnen genießen. Denn für dieses Leben bin ich sehr dankbar, und ich bin glücklich, dass ich es leben darf.

Apropos: Was ist Glück für dich überhaupt?

Glück definieren ... das kann ich nicht. Daran sind schon Philosophen gescheitert. Aber für mich bedeutet Glück: zufrieden zu sein mit meinem Leben und unabhängig, nicht nur, aber auch finanziell. Gesund zu sein, von den Zipperlein, die das Älterwerden so mit sich bringt, mal abgesehen. Jeden Tag wertzuschätzen, denn älter werden zu dürfen, ist alles andere als selbstverständlich.

Natürlich gehören zu meinem Glück meine zwei wunderbaren Töchter, meine beste Freundin, überhaupt Freundinnen, und natürlich der tolle Mann, den ich kurz nach der Trennung von meinem ersten Mann kennengelernt habe und der seit sieben Jahren an meiner Seite ist. Es ist ja schon ein Wagnis, sich nach einer Scheidung wieder neu auf einen Menschen einzulassen und sich für eine Beziehung mit allem Drum und Dran zu öffnen.

Dann hat Glück auch etwas mit Mut zu tun?

Ja, durchaus. Manchmal muss man sich trauen, Dinge nicht nur zu denken und zu planen, sondern sie auch zu machen. Natürlich wäre es sehr viel einfacher gewesen, meine Ehe irgendwie zu retten. Ich wollte aber nicht »irgendwie« leben ... und so war ich mit Ende vierzig wieder single und für mich allein verantwortlich. Das war übrigens eine sehr spannende Zeit, auch wenn das Alleinsein anfangs ein etwas beängstigender Zustand war. Aber ich wollte diese Chance zu einem Neustart in ein Leben, das ich

»Glücklich
zu sein, hat viel
mit dem Blick
aufs Leben
und auf sich
selbst zu tun.«

> »Wir sollten jeden einzelnen Tag wertschätzen! Jeder Tag ist ein Geschenk.«

ganz nach meinen Vorstellungen gestalten konnte. Was im Nachhinein eine sehr gute Entscheidung war.

Du sagst von dir selbst, dass du von Natur aus ein glücklicher Mensch bist. Kann man Glück denn aber auch lernen?

Da habe ich in der Tat Glück gehabt. Ja, ich bin ein glücklicher, optimistischer Mensch und finde das Leben ganz wunderbar. Natürlich nicht immer, aber die allermeiste Zeit schon. Ich verfüge außerdem über eine sehr hohe Resilienz und habe bisher alle schwierigen Lebenssituationen – selbst wenn es manchmal ein bisschen gedauert hat – gut überstanden. Und: Ich bin freundlich und nachsichtig mit mir selbst. Ich muss nicht perfekt sein – ich mag mich, wie ich bin. Was aber nicht bedeutet, dass ich nicht an dem einen oder anderen Punkt an mir arbeite ...

Es ist doch so: Glücklich zu sein, hat viel mit dem Blick aufs Leben und auf sich selbst zu tun. Deshalb ist es wichtig, sich selbst anzunehmen, so wie man ist, und die eigenen Bedürfnisse zu erkennen. Und die muss man dann in Beziehung setzen zu denen anderer Menschen, die einem wichtig sind. Hier ein Gleichgewicht zu finden, ist ein lebenslanger Prozess, der aber aus meiner Sicht sehr gute Chancen bietet, glücklich zu werden.

Und schließlich: Wir sollten jeden einzelnen Tag wertschätzen! Es ist nicht selbstverständlich, dass wir jeden Morgen aufwachen und weiterleben. Jeder Tag ist ein Geschenk.

IRITS TIPPS FÜR EINEN GELUNGENEN RUHESTAND

1. Bloß nicht auf der faulen Haut sitzen und nichts mehr tun. Sport ist essenziell!
2. Offen bleiben für Neues und nicht geistig erstarren.
3. Interessen beziehungsweise Hobbys pflegen und auch neue entdecken.
4. Menschen treffen, alte und neue Freundinnen und Bekannte!
5. Spaß haben und lachen.

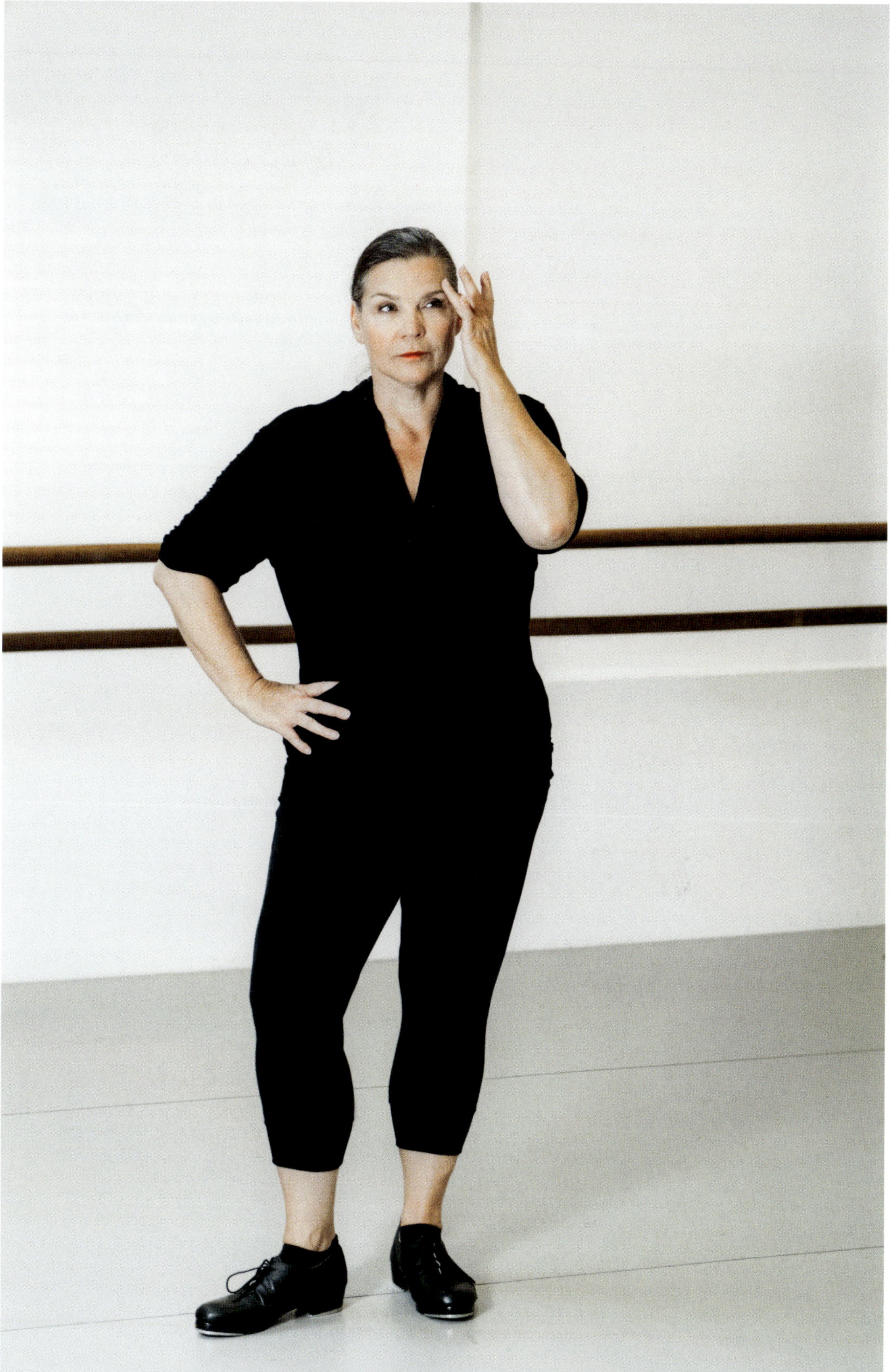

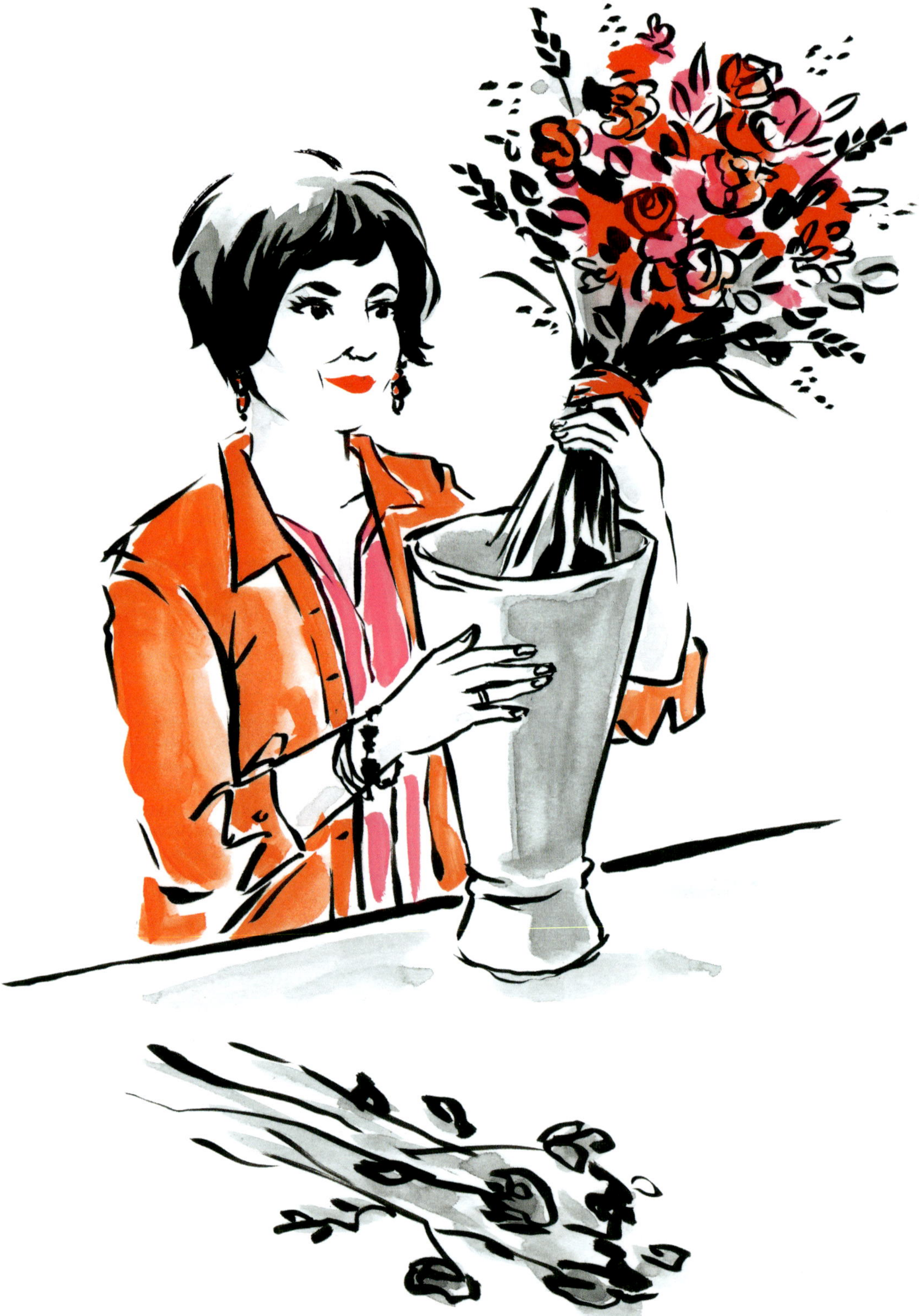

WECHSELJAHRE

Jahre des Aufbruchs

Ab vierzig begleitete mich das Thema wie eine böse Vorahnung: die Wechseljahre. Noch hatte ich Schonfrist ... aber bald würde auch ich schwitzen, depressiv werden und in die Breite gehen. Und als alte Frau enden. Ausgetrocknet, faltig und mit schütterem Haar. Und das alles nur, weil meine Hormonproduktion nicht mehr ganz auf der Höhe ist ...

Wir Frauen (zumindest wenn wir aus westlichen Kulturkreisen stammen) werden sozialisiert mit der Angst vor »dem Wechsel«. Vorher stehen wir in der Blüte unseres Lebens. Danach ist das Beste vorbei. Während Männern über fünfzig attraktive graue Schläfen zugeschrieben werden, mutieren wir Frauen zu heulenden alten Schachteln mit Damenbart. Und während die Herren der Schöpfung in der Andropause, den »männlichen Wechseljahren«, Fallschirmspringen lernen, einen Sportwagen kaufen oder sich eine junge Freundin zulegen und ihr Verhalten gern als Midlife-Crisis belächelt wird, ist das Klimakterium bei Frauen ein Fall für den Arzt und eine Hormonersatztherapie.

Altersdiskriminierung, das zeigt die Forschung, betrifft in erster Linie Frauen. Die Wechseljahre sind – siehe oben – dafür das beste Beispiel. Das ist die schlechte Nachricht. Die gute ist: Wir müssen dieses »Age-Shaming« nicht mitmachen. Die Wechseljahre sind keine Krankheit, die uns als älter werdende Frauen befällt und der wir nicht entgehen – wir können sie auch als Chance begreifen. Denn genau das sind sie doch: eine Zeit des Aufbruchs zu neuen Chancen und Möglichkeiten! Das wird nur häufig vergessen.

Wechseljahre. Bereits der Name verheißt Veränderung. Es tut sich etwas in unserem Körper, und wir werden gezwungen, den Status quo zu überdenken und uns neu auszurichten. Das Zusammenspiel unserer Hormone verändert sich, und das wirkt sich auf unser ganzes Leben aus. Das Progesteron, das für eine einigermaßen stabile Gemütslage gesorgt hat, nimmt ab – was Stimmungsschwankungen und Heulattacken nach sich ziehen kann. Später lässt die Östrogenproduktion in den Eierstöcken nach. Die Folge: Die monatliche Blutung wird unregelmäßig und setzt irgendwann ganz aus. Wie wunderbar – keine Regel mehr! Sex haben können ohne Angst, schwanger zu werden! Gleichzeitig steigt der Testosteronspiegel. Der beschert uns zwar unschöne Haare am Kinn und den leidigen Bauchspeck, aber das männliche Hormon schenkt uns auch Kraft, Entschlossenheit und Energie – diesen Schwung können wir nutzen, anstatt uns zurückzuziehen und über Hitzewallungen, Schlafprobleme und das Ende unserer Fruchtbarkeit zu lamentieren.

Übrigens: Das Wort Klimakterium kommt aus dem Griechischen und bedeutet »Stufenleiter« – eine Leiter, auf der Frauen in der Menopause selbstverständlich nach oben steigen. Und nicht nach unten. Sind das nicht fabelhafte Aussichten?

»Tun Sie gelegentlich etwas Verrücktes. Schließlich sind Sie in den Wechseljahren.«

Rundliche Frauen haben im Klimakterium übrigens einen strategischen Vorteil. In den Fettzellen wird nämlich nicht nur Östrogen gespeichert, sondern auch neues produziert – und das noch viele Jahre lang. Eine ganz natürliche Hormonersatztherapie also. Ohnehin ist nur ein Drittel aller Frauen von so massiven Beschwerden betroffen, dass sie tatsächlich behandelt werden müssen, während die allermeisten Frauen körperlich wenig bis gar nichts vom Wechsel mitkriegen.

Spannend: Es leiden vor allem Frauen aus westlichen Kulturkreisen wie Europa und Nordamerika unter dem Klimakterium, während in Afrika und in Asien weit weniger Frauen davon betroffen sind. Ist es die sojareiche Ernährung in Asien, wie manche Studien nahelegen? Oder liegt es daran, dass ältere und alte Frauen in anderen Kulturkreisen ein höheres Ansehen genießen als hierzulande? Während wir gegen Hüftgold anstrampeln und gegen Falten ancremen, werden Frauen dort für ihr Alter und die damit verbundene Lebenserfahrung und Weisheit respektiert und verehrt. Körperliche Begleiterscheinungen? Sind nachrangig oder spielen gar keine Rolle.

LESETIPPS

Annette Bopp: Wechseljahre. Den eigenen Weg finden. Stiftung Warentest 2016.

Ein kompakter und zugleich umfassender Ratgeber, der Frauen durch die Menopause begleitet und ihnen hilft, ihren eigenen Weg zu finden: von der Arztsuche bis zur richtigen Ernährung.

Dr. med. Jen Gunter: Das Menopause Manifest. Meine Zeit der Stärke. Südwest 2022.

Auf über 400 Seiten geht es – fakten- und studienbasiert – um hormonelle Veränderungen, Beschwerden und Therapiemöglichkeiten, aber auch um Women Empowerment und die Chancen, die diese Lebensphase bietet.

Nina Goldhammer: Cool bleiben. Das sind doch nur die Wechseljahre. Groh 2022.

Ein Buch, das uns mit Augenzwinkern in die Lebensphase der Hitzewallungen und emotionalen Berg- und Talfahrten entführt. Zum Mitfühlen, Nicken und Schmunzeln. Ja, so sind sie, die Wechseljahre!

Was Sie tun können, um entspannt durch die Wechseljahre zu kommen

1

Haben Sie keine Angst. Die Wechseljahre sind besser als ihr Ruf. Viele Frauen haben keine oder kaum Wechseljahresbeschwerden. Nur rund ein Drittel aller Frauen empfindet tatsächlich einen Leidensdruck. Sollten Sie also zu den jüngeren Leserinnen dieses Buches gehören: Bleiben Sie gelassen und warten Sie einfach ab.

2

Nehmen Sie Hilfe an. Schweißausbrüche (womöglich bei einer Präsentation), Schlafprobleme, depressive Verstimmungen etc. müssen Sie nicht ertragen. Es gibt diverse Therapiemöglichkeiten, darunter auch die Hormonersatztherapie. Die bioidentischen Hormone von heute, die fein auf die individuelle Situation und das Befinden der Frau abgestimmt werden können (und sollten), sind nicht mit den »Hormonbomben« der 1980er und 1990er Jahre zu vergleichen.

3

Seien Sie gut zu sich. Schenken Sie sich selbst einen Strauß Blumen. Fahren Sie für einen langen Spaziergang ans Meer oder zum Frühstücken nach Paris, Wien, Prag ... Buchen Sie ein entspanntes Wellnesswochenende nur für sich allein. Tun Sie gelegentlich etwas Verrücktes – niemand wird sich darüber wundern, schließlich sind Sie in den Wechseljahren.

4

Suchen Sie sich eine gute Gynäkologin. Nicht jede Frauenärztin ist Expertin in Sachen Wechseljahre und immer noch gelten sie in nicht wenigen Praxen als notwendiges Übel: »Da müssen Sie nun mal durch!« Wer auf der Suche nach einer guten Ärztin ist, dem kann die Plattform www.wexxeljahre.de helfen. Dort werden in einer Datenbank Medizinerinnen gesammelt, die auf das Klimakterium spezialisiert sind und/oder von anderen Frauen empfohlen wurden. Über die »Arztsuche« finden Sie Gynäkologinnen vor Ort.

5

Wagen Sie den Aufbruch. Wechseljahre sind Jahre des Umbruchs, der Veränderung und des Neubeginns. So unterschiedlich die Lebenssituationen von uns Frauen sind: Viele möchten genau jetzt etwas Neues ausprobieren, Belastendes hinter sich lassen und noch mal ganz neu anfangen. Trauen Sie sich!

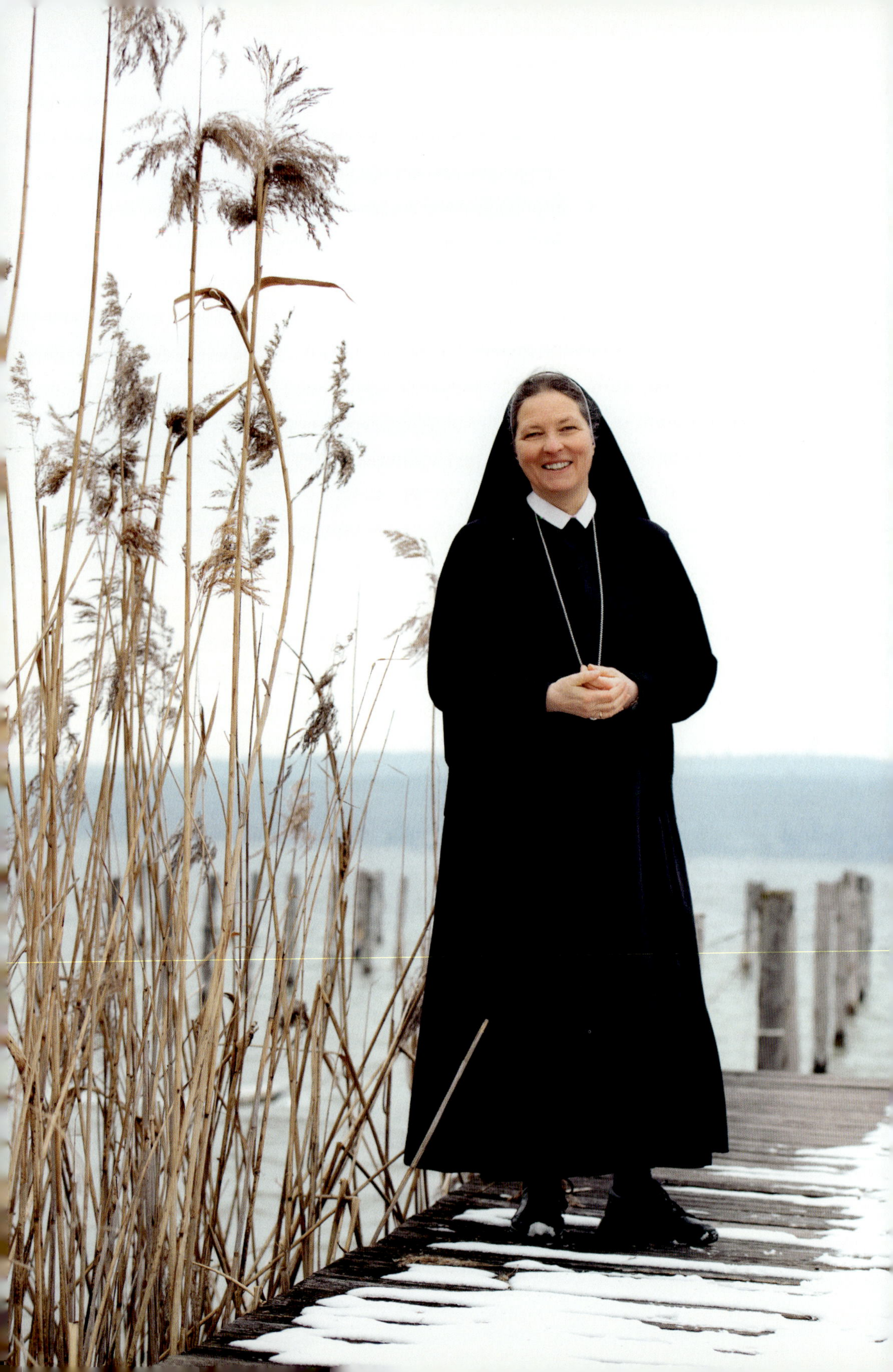

Schwester Karolina ist Sonderpädagogin und Ordens-schwester in St. Alban am Ammersee.

Sie hätte sich auch ein Leben auf dem Bauernhof vorstellen können, aber dann hat sie sich doch für ihre Liebe zu Gott entschieden: Mit Anfang dreißig tritt Schwester Karolina ins Kloster ein, seit 23 Jahren lebt und arbeitet sie als Benediktinerin in St. Alban. Dort geben die Ordensfrauen benachteiligten Kindern eine neue Heimat und ermöglichen ihnen eine gute Zukunft.

Es ist ein frostiger Tag im späten Februar, als wir in Dießen am Ammersee ankommen. Der See liegt bleigrau unter schweren Wolken, ein eisiger Wind pfeift uns um die Nase, als wir den kurzen Weg über den Hof zur Pforte des Klosters St. Alban gehen. Dort werden wir von Schwester Karolina bereits erwartet. Unter dem schwarzen Schleier lugen ein paar freche, grau melierte Haarsträhnen hervor, sie passen zu dem Schalk, den ich in ihren Augen entdecke und der sich später im Gespräch noch bestätigen wird. Am Finger steckt ein einfacher Goldring als Zeichen ihrer ewigen Gelübde. Wir betreten ein schlichtes, helles Gebäude, das auch eine Schule oder ein Amt sein könnte. Dicke Klostermauern, die das spirituelle Leben der Schwestern vom weltlichen Dasein trennen, gibt es hier nicht – dafür ein Kinderheim für rund sechzig Mädchen und Buben, die von Jugendämtern aus schwierigen Familienverhältnissen herausgenommen und in die Obhut der Benediktinerinnen gegeben werden.

Schwester Karolina, die aus einem alten westfälischen Adelsgeschlecht stammt, ist eine von achtzehn Ordensschwestern, die im Kloster leben und arbeiten. »Ich bin seit 23 Jahren hier in St. Alban«, erzählt sie. Ganz bewusst habe sie sich damals für genau dieses Kloster entschieden, eben weil es keine dicken Mauern gibt, die alles Weltliche komplett aussperren, und natürlich auch, weil sie als studierte Sonderpädagogin hier im Kinderheim gebraucht wurde.

Wenn Schwester Karolina spricht, hört man sofort, dass sie nicht aus Süddeutschland stammt. In Rheydt in Nordrhein-Westfalen, das heute zu Mönchengladbach gehört, erlebt sie gemeinsam mit zwei Schwestern eine unbeschwerte, geradezu idyllische Kindheit. »Wir tollten in unserem großen Garten herum und kletterten auf Bäume. Gelegentlich kam ein Schäfer mit seiner Herde auf unsere Wiese, und wir durften auf seinem Esel reiten. Es wurde gebastelt, gemalt, wir haben Eier gefärbt und Plätzchen gebacken, sonntags ging es gelegentlich in den Zoo und im Winter bauten wir Schneeburgen. Uns Kindern fehlte es an nichts.«

Als Karolina sieben ist, zieht die Familie um – nach Ennigerloh, eine kleine Stadt im Münsterland. Für Karolina ist das ein Schock: »Ich fühlte mich entwurzelt, vermisste unseren riesigen Garten, in der Schule kannte ich niemanden …« Erst nach einiger Zeit kommt sie in der neuen Heimat an, findet Freunde und engagiert sich in der Kirchengemeinde. Es ist eine Welt, in der sie sich zu Hause und geborgen fühlt.

Vielleicht ist es einerseits diese Freiheit und Liebe, die sie als Kind erfahren hat, und andererseits das Wissen um das Gefühl des Entwurzeltseins, das sie dazu befähigt, sich heute so einfühlsam um ihre Schützlinge zu kümmern.

Nach dem Abitur will Karolina zunächst Landwirtschaft studieren. »Ich habe immer gerne auf Höfen bei uns in der Nähe ausgeholfen, und vor allem liebte ich es, in der Erde zu buddeln und Traktor zu fahren.« Nach einem Praktikum in einer Schule für körperbehinderte Kinder jedoch erkennt sie ihre wahre Berufung: »Die Arbeit mit diesen Kindern hat mir unglaublich viel Freude gemacht, es war geradezu eine Offenbarung.« Statt Agrarwissenschaft studiert Karolina Sonderpädagogik an der Universität zu Köln. In dieser Zeit festigt sich auch ihr Wunsch, ins Kloster zu gehen und ihr Leben Gott zu widmen.

»Mein Glaube ist pure Lebensfreude.«

Liebe Schwester Karolina, wie sind Sie zum Glauben gekommen?

Ich kann mich an keine Zeit in meinem Leben erinnern, in der der Glaube keine wichtige Rolle gespielt hätte. Er war immer da, schon seit meiner Kindheit. Als wir – meine zwei Schwestern und ich – noch klein waren, nahmen meine Eltern uns sonntags bereits mit in die Kirche. Dort saßen wir oben auf der Empore neben der Orgel und konnten das Geschehen wunderbar beobachten. Auch daheim wurde der Glaube gelebt: Vor jedem Essen und vor dem Schlafengehen wurde gebetet, in unseren Kinderzimmern hatten wir Mai-Altäre mit Blumen und Kerzen aufgebaut, überhaupt war das ganze Kirchenjahr mit seinen Festen und Feiertagen in unseren familiären Alltag integriert. Später engagierte ich mich in der Pfarrei und wurde mit elf Jahren Messdienerin, was alles andere als üblich war. Unseren Pastor musste ich erst überzeugen, dass ich das kann! Ich war viel mit den Ministrantinnen-Gruppen unterwegs und habe mich in der Kirche – sei es in der heiligen Messe, in Andachten oder bei Gebetskreisen – immer geborgen gefühlt.

Nun geht nicht jede und jeder Gläubige gleich ins Kloster. Das ist ja doch ein ganz gewaltiger Schritt, zumal für eine junge Frau. Was hat Sie dazu bewogen?

Zum ersten Mal darüber nachgedacht habe ich, als ich Ministrantin wurde. Schon damals spürte ich diese starke Liebe zu Gott in mir und eine große Begeisterung für den Glauben. Beides ist über die Jahre noch gewachsen und stärker geworden. Natürlich hätte ich auch Religionslehrerin oder Pastoralreferentin werden oder mich ehrenamtlich in der Kirche engagieren können. Aber ich bin nun mal nicht der Typ für halbe Sachen, ich wollte Gott ganz und gar dienen. Nicht nur in meiner Freizeit oder ein paar Stunden am Tag. Den endgültigen Entschluss, Ordensschwester zu werden, fasste ich mit 24 Jahren und legte dann mit Mitte dreißig die ewige Profess, das ewige Gelübde, ab.

Hätten Sie sich auch ein anderes Leben vorstellen können?

Ja, klar. Als Mädchen hätte ich zum Beispiel gerne in einen Bauernhof eingeheiratet und eine Familie mit fünf Kindern gehabt. Das hätte mir auch gefallen. Landwirtschaftliche Arbeit hat mich sehr interessiert und fasziniert. Aber Gott war mir einfach wichtiger, und ich würde mich immer wieder ganz genauso entscheiden für mein Leben hier im Orden. Schließlich kann ich auch hier gelegentlich Trecker fahren …

Die Liebe zu Kindern haben Sie zu Ihrem Beruf gemacht.

Das stimmt! Ich arbeite mit Kindern, die aus den unterschiedlichsten Gründen nicht von ihren Eltern betreut werden können und deshalb bei uns im Kinderheim leben. Oftmals wurden diese Mädchen und Buben schwer vernachlässigt oder missbraucht, körperlich und seelisch. Viele sind traumatisiert. Diese Kinder sollen spüren: *Ich bin wertvoll und ich werde geliebt*. Das ist mir wichtig. Ich möchte ihnen ein gutes, schönes und würdevolles Leben ermöglichen.

Wie muss ich mir einen ganz normalen Tag im Kloster vorstellen?

Jeder Tag folgt einem rhythmischen Wechsel von Gebet und Arbeit – ganz nach dem benediktinischen Grundsatz »ora et labora«. Um 5.30 Uhr treffen wir Ordensschwestern uns zum ersten

Chorgebet – der »Vigil et Laudes« – und der anschließenden heiligen Messe. Auch mittags und am frühen Abend beten wir gemeinsam. Der Tag endet mit einem weiteren Chorgebet, der »Komplet«, um 20 Uhr, Nachtruhe und Schweigen. Dazwischen gehen wir Schwestern unserer Arbeit nach, die einen in der Klosterverwaltung, die anderen in der Küche, im Garten, im Nähzimmer oder auch in der Altenpflege – fast die Hälfte meiner Mitschwestern ist über achtzig, eine sogar über neunzig. Einige Schwestern arbeiten wie ich als Erzieherinnen und Pädagoginnen im Kinderheim. Ich betreue die Kinder mit speziellem sonderpädagogischen Förderbedarf ein- bis zweimal pro Woche, entweder allein oder in Kleingruppen. Mein Ziel ist es, sie ganzheitlich zu fördern sowie sozial und emotional zu stabilisieren.

Zusätzlich bin ich in der Schule im Ort als Religionslehrerin tätig, betreue die Ministrantinnen, die hier im Kinderheim leben, und leite Gruppenangebote, zum Beispiel Abenteuer-Exerzitien. Damit wollen wir den Jugendlichen zeigen: Glaube ist nicht nur Beten und Bibelgeschichten, sondern er ist auch spannend und macht richtig viel Spaß!

Das klingt nach einem erfüllten Leben.

Das ist es auch. Die Arbeit mit den Kindern, in der Schule und im Kinderheim gibt mir sehr viel. Wenn ich spüre, dass den Schulkindern der Religionsunterricht Spaß macht oder wenn meine Schützlinge gerne in ihre Förderstunden kommen, Fortschritte machen oder im Hof einfach auf mich zugelaufen kommen – das sind für mich Momente großer Freude, für die ich Gott nur danken kann.

Woraus schöpfen Sie Ihre Kraft für diese vielfältigen Aufgaben? Zumal die Arbeit im Kinderheim sicherlich alles andere als einfach ist.

In erster Linie aus der heiligen Eucharistiefeier und dem täglichen Gebet. Natürlich auch aus meiner Familie, meinem Freundeskreis, aus der Gemeinschaft hier im Kloster und der Arbeit mit den Kindern – vor allem aber ist es meine Beziehung zu Gott, die mich trägt und stützt, auch in schwierigen Zeiten. Im Leben einer Ordensschwester gibt es durchaus Enttäuschungen und Probleme. Dann gibt mir mein Glaube die Zuversicht, dass ich – wie wir alle! – trotz allem geliebt werde und dass Gott immer an meiner Seite ist. Dass ich in seiner Hand geborgen bin und auf ihn vertrauen kann. Daraus schöpfe ich Kraft und Mut, für meine Überzeugungen einzustehen und zu kämpfen.

»Ora et labora« (»bete und arbeite«) ist der Leitspruch der Benediktinerinnen. Bei Ihnen schwingt aber auch ganz viel Lebensfreude mit.

Absolut! Das Leben hier, an einem Ort, an den Gott mich geführt hat, die Aufgaben, die er mir anvertraut hat, das Wissen um seinen Beistand machen mich glücklich. Ebenso wenn ich anderen etwas geben kann, sei es meine Zeit, meine Anerkennung, meinen Glauben oder ein Gebet. Mein Glaube ist pure Lebensfreude.

KLOSTER AUF ZEIT

Viele Ordensgemeinschaften bieten heute »Kloster auf Zeit« an, auch St. Alban am Ammersee. Raus aus dem stressigen Alltag und zur Ruhe kommen, sich mit spirituellen Fragen beschäftigen und dem Sinn des Lebens nachspüren. Im Kloster mitbeten und mitarbeiten als »Schwester auf Zeit« und den Alltag einer Ordensfrau kennenlernen – all das ermöglichen die Benediktinerinnen am Ammersee. Nichts muss, alles kann.

Information und Kontakt auf www.kloster-st-alban.de

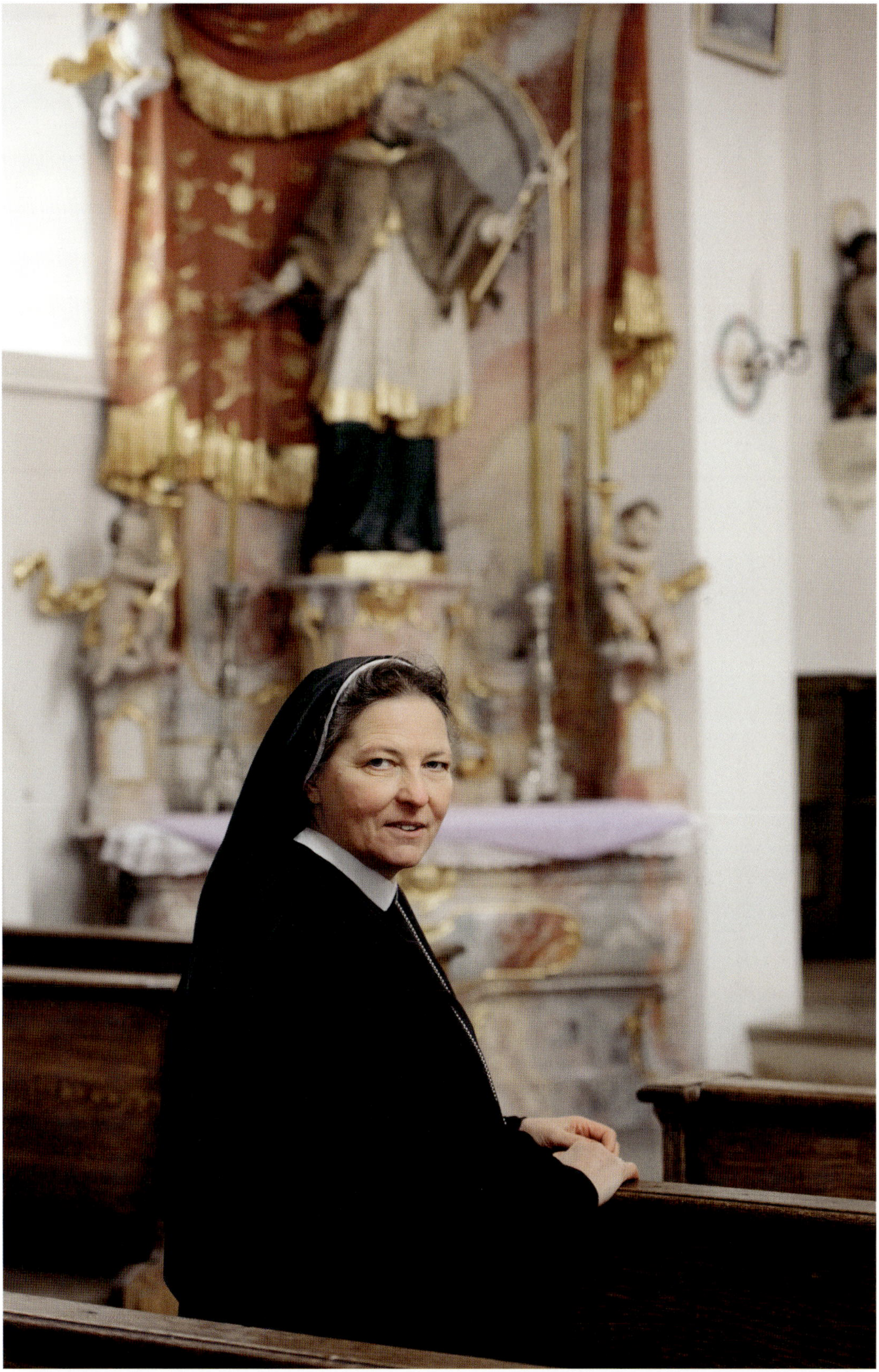

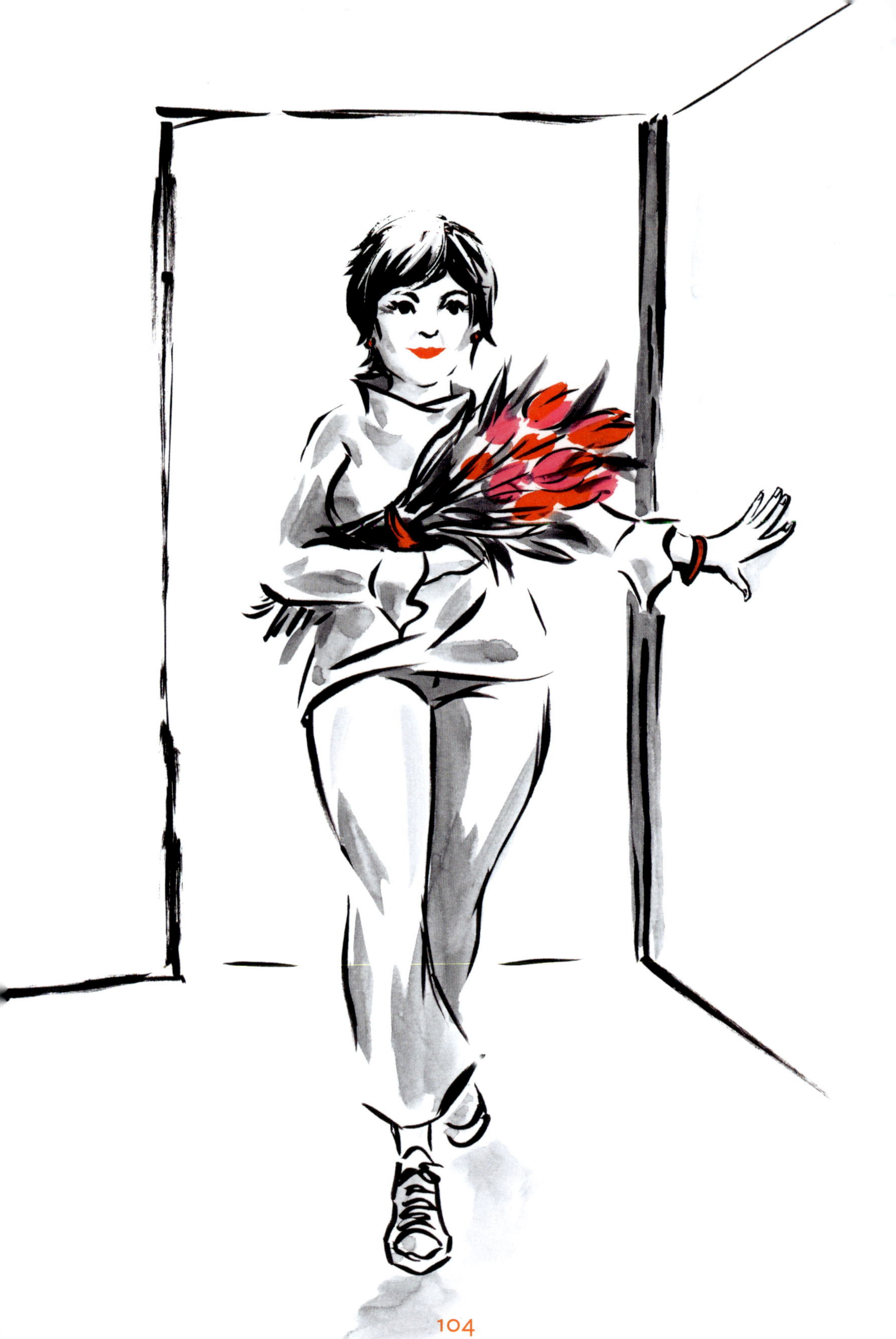

VERÄNDERUNGEN

Einmal umkrempeln bitte

Wir Menschen lieben Gewohnheiten. Routinen machen das Leben einfacher. Morgens immer das gleiche Frühstücksmüsli, am frühen Abend joggen, am Sonntag der Krimi und zum Urlaub an immer denselben Ort – das ist nicht spannend, aber risikoarm. Wir wissen, was uns erwartet. Das muss nicht unbedingt das Beste sein, aber zumindest ist es berechenbar. Und es spart Kraft. So weit, so gut. Und so eintönig.

Warum nicht mal etwas Neues wagen? Okay – Veränderungen sind anstrengend und manchmal machen sie sogar Angst. Vor allem die nicht alltäglichen. Diejenigen, die das ganze Leben betreffen und die Weichen neu stellen. Zum Beispiel, wenn es um den Job geht, der uns schon lange nicht mehr erfüllt. Oder um die Partnerschaft, wenn es mit der Liebe vorbei ist und man sich am liebsten davonstehlen möchte. Aber was, wenn uns auch der neue Arbeitsplatz nervt oder ein einsames Singledasein droht? Und – seien wir ehrlich: Das Älterwerden macht es nicht leichter, sich umzuorientieren und gewohnte Bahnen zu verlassen. Und doch lohnt es sich.

Das gilt auch für vergleichsweise sehr viel trivialere Situationen. Bei mir ging es vor einigen Jahren weder um meine Arbeit noch um meine Ehe – frustrierend war die Situation dennoch, denn ich war jeden Tag damit konfrontiert. Es ging um ausgesprochen hässliche Büromöbel, die als Interimslösung in meinem Homeoffice Einzug gehalten hatten. Die Übergangsphase währte ganze dreizehn Jahre. Dreizehn Jahre, die ich nur dadurch ertragen konnte, dass ich auf den Bildschirm schaute und tunlichst nie hinter mich, wo hinter Kartons, Bücherstapeln und einem (nie genutzten) Crosstrainer, der der ganzen Situation einen geradezu absurden Anstrich gab, Schränke mit grasgrünen Fronten standen. Es war zum Fürchten. Und doch saß ich ganze dreizehn Jahre in diesem Büro. Meinem Büro. Tag für Tag.

Natürlich war ich nicht glücklich mit dieser Situation. Und doch ertrug ich sie – weil die Veränderung so anstrengend erschien. Mein Büro neu einrichten ... wie sollte ich, eine berufstätige Mutter von drei Kindern, auch das noch schaffen? Plus die Kosten!

Es wäre vermutlich noch jahrelang so weitergegangen, wenn sich nicht ein Online-Magazin für eine Homestory angekündigt hätte. Im Vorgespräch hieß es: »Ja, natürlich wollen wir auch Ihr Arbeitszimmer fotografieren!« Oje ... Auf einmal ging alles sehr schnell. Gezwungenermaßen. Tagelang mistete ich fluchend mein Zimmer aus. Besorgte schlichte weiße Regale, die die grünen Scheußlichkeiten ersetzten. Hängte

»Das Älterwerden macht es nicht leichter, gewohnte Bahnen zu verlassen. Und doch lohnt es sich.«

Bilder auf und tauschte die grässlichen Neonlampen an der Decke aus. Plötzlich erstrahlte mein Arbeitszimmer in neuem Glanz. Was war ich glücklich! Warum nur hatte ich so lange gewartet? Dieses wunderschöne Homeoffice, verbunden mit einem ganz anderen, inspirierenden Lebens- und Arbeitsgefühl, hätte ich schon Jahre früher haben können. Wenn ich mich nur hätte aufschwingen können. Und mir selbst klargemacht hätte: Ich bin selbst dafür verantwortlich, meine Umgebung schön zu gestalten.

Tatsächlich ändern viele Menschen einen unguten Zustand erst, wenn sie mit dem Rücken zur Wand stehen, wenn etwas Unvorhergesehenes von außen sie zwingt oder wenn der Leidensdruck unerträglich wird. Jahrelang sind sie frustriert oder sogar unglücklich, ärgern sich, haben schlechte Laune, können sich selbst nicht mehr leiden. Und doch bleibt alles beim Alten. Denn selbst wenn die Situation belastend ist, so ist sie doch zumindest vertraut. Veränderungen scheitern oft an der eigenen Bequemlichkeit. Man bleibt im »Ich müsste wirklich endlich mal …« stecken, erfindet Ausreden und immer neue Gründe, warum die Veränderung im Moment gerade so gar nicht passt.

Und all das, obwohl Veränderungen glücklich machen! Nicht nur, wenn es um große Dinge gibt – auch im Kleinen! Eine Sache lässt sich allerdings nicht vermeiden: Sie müssen vom Sofa aufstehen und loslegen. Am besten fangen Sie gleich heute damit an.

LESETIPPS

Brianna Wiest: 101 Essays, die dein Leben verändern werden. Piper 2022.

Eines der inspirierendsten Bücher, die ich in letzter Zeit gelesen habe. Es ist keine Übertreibung, wenn ich sage: Jeder Satz ist eine Offenbarung. Sehr empfehlenswert!

Maria G. Baier-D'Orazio: Schneiden Sie die Tomaten doch mal anders als sonst. Silberschnur 2018.

Ein Plädoyer für Veränderung und eine Anleitung, wie man Gewohnheiten durchbricht und Neues ins Leben lässt. Denn: Routinen zu durchbrechen macht kreativer und hält jung.

Was Sie tun können, um den Hintern für Veränderungen hochzukriegen

1

Es ist nicht zu spät. Für Veränderungen sind wir nie zu alt.

2

Lassen Sie sich nicht von Ihrer Angst aufhalten. Leichter gesagt als getan? Stimmt. Oft ist es eine diffuse Angst, die lähmt. Was helfen kann: Konfrontieren Sie sich mit dem Worst-Case-Szenario. Was kann schon passieren? Oft werden Sie feststellen, dass auch das schlimmstmögliche Ergebnis gar nicht so schrecklich ist, wie es scheint. Und vor allem: Es ist lösbar.

3

Gehen Sie einen Schritt nach dem anderen. Es muss nicht der große Knall sein. Veränderungen können in kleinen Schritten nach und nach umgesetzt werden – dann sind die Ängste und inneren Widerstände meist geringer. Eines ist aber unerlässlich: anzufangen. Machen Sie den ersten kleinen Schritt: Lesen Sie Stellenanzeigen, wenn Sie mit dem Job nicht zufrieden sind, beobachten Sie den Wohnungsmarkt, wenn Ihnen die Wohnung auf die Nerven geht, und recherchieren nach einer guten Scheidungsanwältin, wenn Ihre Partnerschaft am Ende ist. Ohne Ihre Initiative wird sich nichts zum Guten wenden.

4

Seien Sie zuversichtlich. Negative Gefühle sind die schlimmsten Bremser. Da hilft nur eines: das pessimistische Gedankenkarussell sofort anhalten und stattdessen die Wunschsituation möglichst genau und detailliert visualisieren. Ja, stellen Sie sich genau vor, wie Ihre Zukunft aussehen soll. Spüren Sie, wie die Energie zurückkommt?

5

Kleine Veränderungen sind das beste Anti-Aging. Es geht nicht immer nur um große lebensverändernde Maßnahmen. Fakt ist: Kleine Änderungen im Ablauf und in der Routine halten uns jung. Machen Sie Dinge einfach mal anders! Kochen Sie neue Rezepte! Gehen Sie andere Wege! Verlegen Sie den Abendspaziergang auf den frühen Morgen. Solche kleinen Veränderungen sind wertvoller Input für unser Gehirn – und halten es jung.

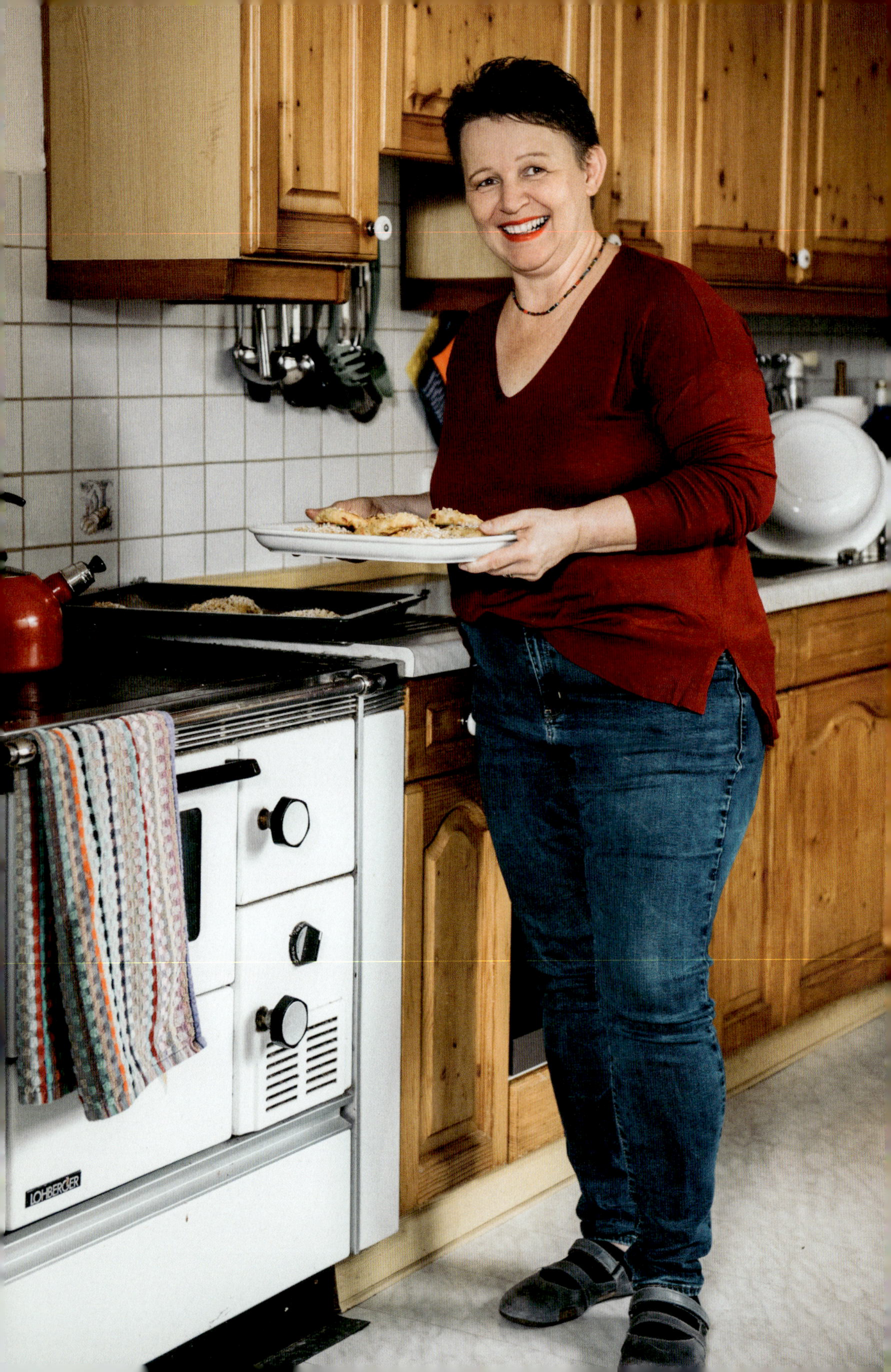
LOHBERGER

Lucia Heigl lebt mit Krebs ein aktives und politisch engagiertes Leben.

Als bei Lucia Heigl Brustkrebs entdeckt wird, hat der Tumor bereits gestreut. Die Ärzte diagnostizieren »Krebs im Endstadium« und geben ihr noch sechs Monate. Das ist mittlerweile mehr als fünf Jahre her – in denen Lucia ihr Leben neu ausgerichtet hat.

Es ist ein ungemütlicher Herbsttag – irgendwo hinter Cham im tiefsten Bayerischen Wald. Die Nebelschwaden hängen tief, bis zu den Wipfeln der dunklen Fichten. Sanfte Hügel schwingen sich bis zum Horizont, und selbst in diesem Nieselregen hat die Landschaft einen besonderen Charme. Die Region lebt vom Tourismus sowie von der Land- und Forstwirtschaft. Bauernhöfe gibt es hier in der nordöstlichen Oberpfalz noch viele, der Heiglbauer ist einer davon. Lucia Heigl und ihr Mann betreiben Milchwirtschaft. Der älteste Sohn, er ist 28 und Landwirtschaftsmeister, will den Hof bald übernehmen.

Wir klingeln an der Haustür, Lucia öffnet uns mit nassen Haaren. Sie habe noch schnell geduscht, denn sie sei kurz im Stall gewesen, ausnahmsweise. Aus der Küche duftet es köstlich nach frisch Gebackenem. Ob wir die Apfeltaler, ofenfrisch, probieren wollen? Natürlich wollen wir, wer könnte da widerstehen?

Lucia stammt aus der Region. Nur zwölf Kilometer weiter ist sie als drittes von insgesamt sieben Kindern aufgewachsen. Ihre Eltern bewirtschafteten einen Milchviehbetrieb: »Viel Geld hatten wir nicht, aber ich habe nichts vermisst.« Bereits mit fünf Jahren wird Lucia – schlau, wie sie ist – eingeschult, später wechselt sie als Einzige aus dem Kreis ihrer Geschwister aufs Gymnasium: »Sonderlich begeistert waren meine Eltern darüber nicht, aber ich ließ mich einfach nicht abhalten.«

Nach dem Abitur geht es Schlag auf Schlag: Ausbildung zur Notarfachangestellten (obwohl sie noch lieber Jura studiert hätte). Hochzeit mit 21. Vier Kinder in acht Jahren. Zwischen der Arbeit auf dem Hof, in der Familie, im Haus und als Notarfachgehilfin in Teilzeit absolviert Lucia eine Fortbildung zur ländlichen Hauswirtschafterin. Doch damit nicht genug: »Eigentlich wollte ich noch eine Ausbildung in Sachen Computer dranhängen, aber dann war ich zum vierten Mal schwanger«, lacht sie. Wie sie das alles geschafft habe, will ich wissen. Lucia zuckt mit den Schultern: »Morgens melken, dann ab ins Notariat, mittags heim zum Kochen, danach Haus- und Familienarbeit, dann wieder Stall.« Sobald die Kinder im Bett sind, setzt sie sich an

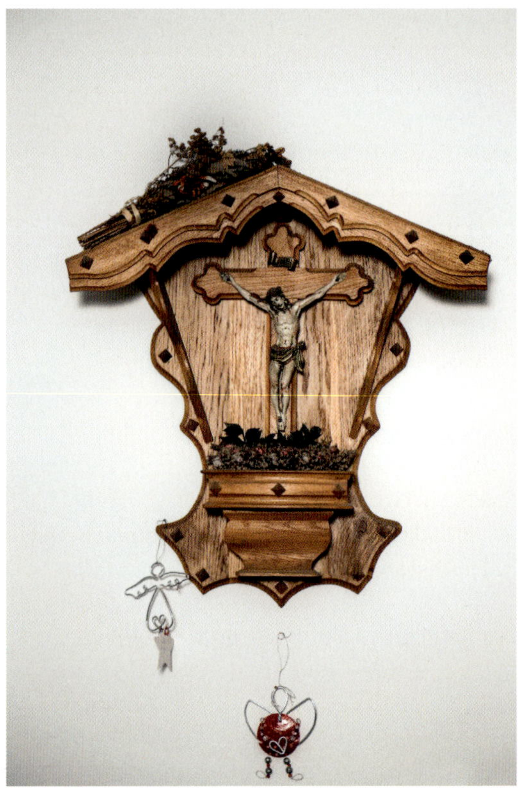

»Ich leide nicht an Krebs. Ich lebe mit Krebs.«

den Computer, gründet ein Netzwerk für Bäuerinnen, bildet sich weiter und lernt dort, in der virtuellen Welt, Menschen aus aller Herren Länder kennen: »Die drei K der Bäuerin – Küche, Kinder, Kühe –, das war mir einfach zu wenig. Ich wollte immer schon ein wenig über meinen landwirtschaftlichen Horizont hinausschauen.«

Lucia führt uns herum und zeigt uns das Anwesen. Das Wohnhaus liegt am Hang, dahinter befindet sich ein großer Stall mit achtzig Kühen. »Den haben wir im März 2018 in Betrieb genommen. Damit sollten mein Mann und mein Sohn die Stallarbeit alleine schaffen, weil ich mehr im Büro arbeiten wollte.« Das war der Plan. Einen Monat später wird bei Lucia metastasierter Brustkrebs im Endstadium diagnostiziert. Prognostizierte Lebenserwartung: ein halbes Jahr, maximal.

Liebe Lucia, vor rund fünf Jahren wurde bei dir Brustkrebs diagnostiziert. Du hattest bereits Metastasen in den Knochen …

Ja, das war im April 2018. Natürlich war es erst mal ein Schock, was sonst? Wobei: Wirklich überrascht war ich nicht, denn ich hatte eine Veränderung in meiner Brust gespürt. Im Ultraschall und in der Mammografie war ein paar Monate vorher nichts zu sehen gewesen. Tja, und beim nächsten Frauenarzttermin hatte ich dann bereits Metastasen. Vermutlich war der Krebs schon länger in meinem Körper, er hatte sich gut versteckt …

Wie bist du mit der Prognose umgegangen? Die war ja alles andere als positiv …

Es ist schon ein komisches Gefühl, wenn die Ärztin sagt: Da bleibt nur noch Palliativmedizin. Aber ich war trotzdem ziemlich gelassen. Als es hieß, ich hätte nur noch ein paar Monate, habe ich, ein wenig trotzig, bei mir gedacht: »Schaun mer mal.«

Was mir damals, gleich nach der Befundbesprechung, wirklich geholfen hat, war der Satz einer tollen Krankenschwester: »Vergessen Sie nie, das Leben nicht an Ihren Befunden auszurichten!« Diesen Rat befolge ich bis heute. Ich will mich nicht ständig mit meiner Krankheit befassen. Das würde mir meine Lebenszeit wirklich vermiesen. Natürlich weiß ich, wie es um mich steht. Aber mit neuen Befunden befasse ich mich dann, wenn ich sie mit meiner Ärztin bespreche. Und die ganze restliche Zeit kümmere ich mich möglichst wenig um meine Krankheit. Mein Motto ist: Ich leide nicht an Krebs. Ich lebe mit Krebs.

… und deshalb bist du trotz deiner Erkrankung in die Politik gegangen!

Richtig. Ich bin stellvertretende Bundesvorsitzende der AbL, der Arbeitsgemeinschaft bäuerliche Landwirtschaft. Wir sind die deutschlandweite Interessenvertretung kleinerer und mittlerer Betriebe mit rund 4000 Mitgliedern.

Erzähl uns doch mal: Wie kam das?

Nach meiner Diagnose wurde ich sofort krankgeschrieben und kam bald auch in Erwerbsunfähigkeitsrente, das bringen die richtig schlechten Prognosen so mit sich. Aufgrund der Keimbelastung durfte ich nicht mal mehr regelmäßig im Stall arbeiten! Plötzlich hatte ich sehr viel Zeit, viel mehr als jemals zuvor in meinem Leben – aber gleichzeitig keine Lust, nur Däumchen zu drehen, Apfelkuchen zu backen und über Krebszellen nachzudenken.

> »Mit seinem Schicksal zu hadern, kostet viel zu viel Kraft.«

Politik hat mich immer schon interessiert, vor allem die Agrarpolitik. Zumal wir kleinen und mittleren Bauern keine große Lobby haben – das wurmte mich schon lange. Und nun hatte ich die Zeit, mich zu engagieren! Ende 2018 wurde ich in den Bundesvorstand gewählt und seitdem bin ich für unsere Aktivitäten rund um die Themen Milch, Digitalisierung, Social Media und Gentechnik zuständig. Alle paar Wochen finden Vorstandstreffen statt, online, in Kassel oder an anderen Orten deutschlandweit. Häufig nehme ich an Arbeitsgruppengesprächen mit Politikerinnen und Politikern teil, zum Beispiel mit Landwirtschaftsminister Cem Özdemir. Ich bin also ziemlich oft unterwegs.

Und das, obwohl du doch eigentlich schwerkrank bist?

Ich mache es einfach. Ich lasse mir von meiner Krankheit nicht mein Leben diktieren! Sicher gibt es auch schlechte Tage – wenn ich Schmerzen habe, erschöpft bin oder Medikamente plötzlich Nebenwirkungen zeigen. Aber die guten Tage sind in der Überzahl, und die sind der Maßstab für mich.

Wenn irgendwann meine Zeit gekommen sein sollte ... okay, dann ist es so. Aber bis dahin will ich mein Leben leben, und ich lasse mich von ein paar entarteten Zellen nicht davon abhalten.

Wie hat der Krebs dein Leben verändert?

Vor der Diagnose war ich ständig auf der Überholspur. Und dann: Vollbremsung, quasi von 180 auf null. Plötzlich war die Geschwindigkeit raus, und ich hatte Zeit – für mich. So gesehen hatte die Krankheit durchaus auch ihr Gutes, so krass das jetzt klingen mag. Ich habe mit Yoga und Aquafitness angefangen, das hatte ich schon lange vor, aber leider fanden die Trainingsstunden immer zur »Stallzeit« statt. Dann durfte ich nicht mehr in den Stall, also konnte ich mich endlich anmelden. Überhaupt schaue ich heute viel mehr auf mich und tue mir Gutes. Ich nehme nicht mehr nur andere Menschen wichtig, sondern auch mich selbst.

Seit fünf Jahren lebst du mit dem Damoklesschwert »Krebs im Endstadium«. Woher nimmst du die Kraft?

Ich bin eine unerschütterliche Optimistin und zudem sehr pragmatisch. Ich sehe immer die Chancen und mache das Beste daraus, selbst bei dieser fortgeschrittenen Tumorerkrankung. Ich habe auch nie mit meiner Krankheit gehadert. Fragen wie »Warum?« und »Warum ich?« kosten entsetzlich viel Energie. Es ist nun mal, wie es ist, und ich muss es so annehmen. Ich konzentriere mich lieber auf das Positive und die Chancen, zum Beispiel darauf, dass die Forschung und der medizinische Fortschritt für mich arbeiten. Heute gibt es so viel mehr Therapiemöglichkeiten als noch vor zwanzig oder dreißig oder selbst vor fünf Jahren, als ich diagnostiziert wurde. Vor vierzig Jahren wäre ich höchstwahrscheinlich längst tot gewesen.

Es gibt ohnehin viel mehr Frauen, die mit metastasiertem Krebs leben, als man denkt. Die werden nur nicht gesehen! Unsere Lebenserwartung ist dramatisch gestiegen. Überhaupt ist eine Krebsdiagnose heute kein unabänderliches Todesurteil mehr, der Weg der Forschung führt eher dahin, dass Krebs zwar eine lebensbedrohliche chronische Krankheit ist, mit der man aber trotzdem lange leben kann. Tatsächlich habe ich es mir auch zur Aufgabe gemacht, das Bild der metastasiert krebskranken Frau

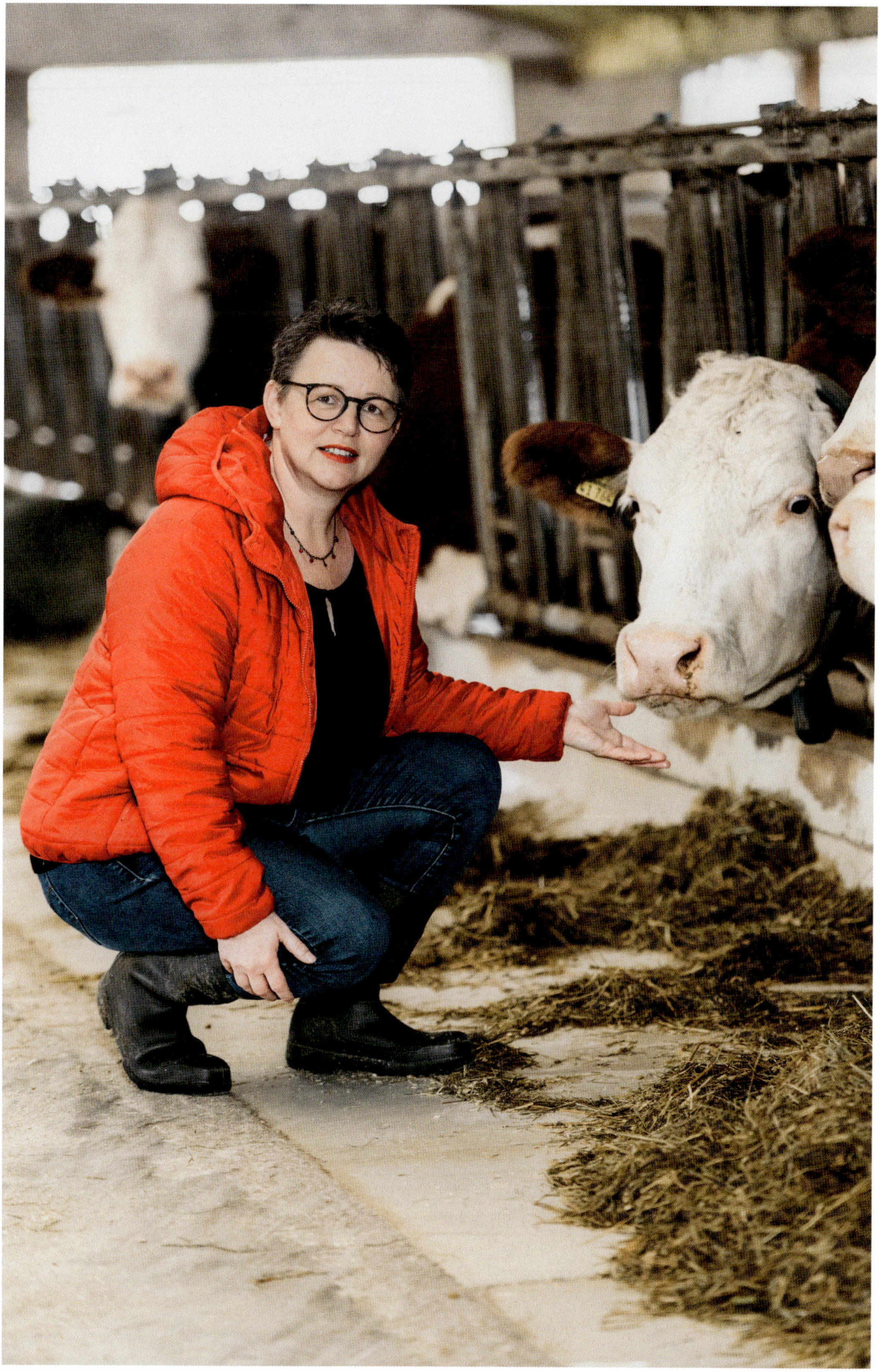

»Nicht leiden!
Nicht hadern!
Sondern:
leben! Einfach
leben.«

in der Gesellschaft zu verändern und uns sichtbarer zu machen.

Deshalb hast du auch eine Selbsthilfegruppe für krebskranke Frauen gegründet.

Das stimmt. Ich habe selbst erleben dürfen, welch große Hilfe solche Gruppen sein können: das Gefühl der Gemeinschaft, des Verstandenseins, der Austausch, die Hilfe zur Selbsthilfe ... all das war für mich gerade am Anfang meiner Krankheit unglaublich wertvoll und ist es noch. Gemeinsam mit zwei weiteren erkrankten Frauen und einer Psychologin der Bayerischen Krebsgesellschaft habe ich hier vor Ort, in Cham, eine Selbsthilfegruppe gegründet. Das Gefühl, nicht allein zu sein, tut einfach gut. Wir können über Befunde sprechen, ohne einen anderen Menschen, zum Beispiel aus der Familie, zu belasten. Wir treffen und unterhalten uns, wir gehen zusammen essen und lachen miteinander – Lebensfreude ist gerade für kranke Menschen essenziell.

Was möchtest du Frauen, die vielleicht gerade erst eine Krebsdiagnose erhalten haben oder auch schon länger damit leben, mit auf den Weg geben?

Nicht leiden! Nicht hadern! Nicht kämpfen müssen! Sondern: leben! Einfach leben.

LUCIAS EMPFEHLUNGEN, WAS KREBSKRANKEN FRAUEN HELFEN KANN

adventurecare

Der gemeinnützige Verein hat es sich zur Aufgabe gemacht, an Krebs Erkrankten und ihren Familien neue Kraft, Vertrauen und Lebensfreude zu schenken. Jedes Jahr werden mindestens zwei Camps veranstaltet – für unbeschwerte, inspirierende und glückliche Momente in der Natur, trotz Krebs. Mehr Information: *www.adventure.care*

Netzwerk FSH Onliner

Nicht alle an Krebs erkrankten Frauen können Selbsthilfegruppen in Präsenz besuchen. Der Bundesverband Frauenselbsthilfe Krebs bietet Selbsthilfegruppen deshalb auch als Online-Format an: von offenen Treffen über Bewegungs- und Entspannungsangebote bis hin zu Expertentalks. Mehr Information: *https://www.frauenselbsthilfe.de/angebote/netzwerk-fsh-onliner.html*

Yoga für Menschen mit Krebserfahrung

Das Studio Samana bietet spezielle Kurse (auch online) für Krebspatientinnen an. Dieses Yoga ist besonders sanft, auch mit Port möglich und richtet sich ganz nach den Bedürfnissen der Teilnehmerinnen. Yoga-Lehrerin und Krebs-Trainerin Stefanie Ebenfeld ist selbst Metastasierter-Brustkrebs-Patientin. Mehr Information: *www.samanayoga.de*

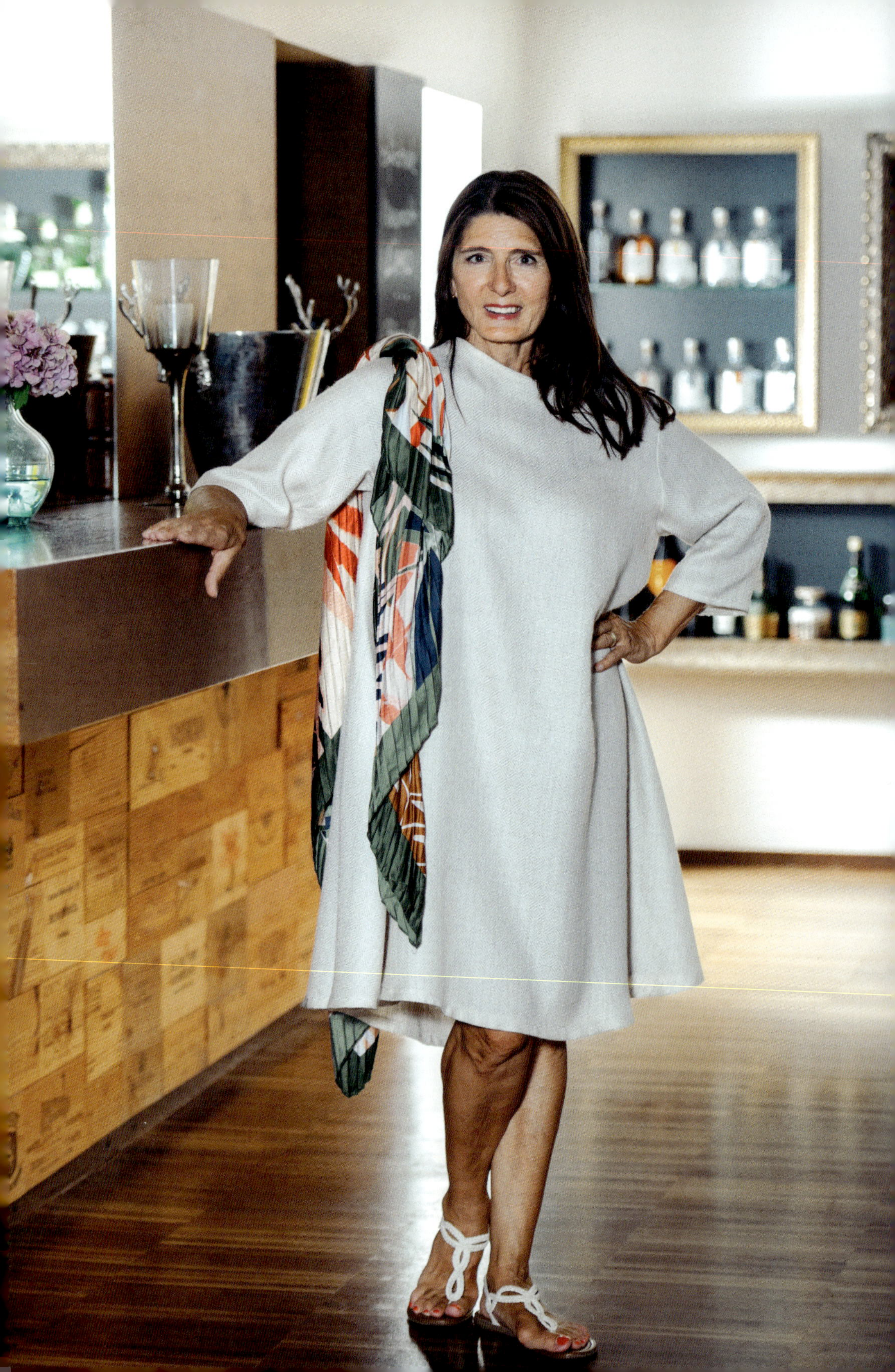

Claudia Braunstein lebt nach zwei Schicksals-schlägen ihr schönstes Leben.

Viele Menschen wären wohl an den Schicksalsschlägen, die Claudia Braunsteins Leben säumen, zerbrochen. Sie hingegen hat sich nicht nur wieder hochgerappelt, sondern sich sogar komplett neu erfunden. Heute ist ihr Leben glücklicher und erfüllter denn je.

Es ist gar nicht so einfach, einen Termin zu finden, an dem Claudia Zeit hat und man sie in Salzburg, ihrer Heimatstadt, antreffen kann. Als Reisebloggerin ist sie viel unterwegs, und genug Zeit für ihre große Familie und – vor allem – für die drei Enkelkinder will sie auch haben. Ihre Familie ist für Claudia Braunstein das Wichtigste überhaupt.

Aber dann, nach einigen Telefonaten und diversen Mails, gelingt es doch. Wir sitzen in der ruhigen Ecke eines der vielen Salzburger Kaffeehäuser, die Claudia wie ihre Westentasche kennt – wie überhaupt die ganze Stadt, die ihre große Liebe ist, das spürt man sofort. Geboren und aufgewachsen in Hallein, einem kleinen Ort ganz in der Nähe, hat sie den größten Teil ihres Lebens in der Mozartstadt verbracht. Hier hat sie ihren Mann kennengelernt, Romanistik und Sport studiert, geheiratet, vier Kinder zur Welt gebracht und über zwanzig Jahre ein erfolgreiches Modeunternehmen geführt. »In meinen Dreißigern und Vierzigern war mein Leben geprägt von Mode, Geld, Reisen und Partys. Zeitweise flog ich aus beruflichen Gründen einmal in der Woche nach Paris, und in unserem Haus ging Salzburgs High Society ein und aus.« Ob sie mit Wehmut an diese Zeit zurückdenkt, will ich wissen. Claudia überlegt einen Moment. »Das war sicher eine tolle, aufregende Zeit, aber mein Leben jetzt ist mindestens genauso glücklich und spannend.«

Denn das Dolce Vita endet sehr abrupt, als die Firma in eine Insolvenz crasht. Von einem Tag auf den anderen ist alles verloren: das große Haus, der gehobene Lebensstil, selbst die Altersvorsorge. Auch – vermeintlich – gute Freunde wenden sich ab. »Es war eine absolute Katastrophe, die meinen Mann und mich unsere ganze wirtschaftliche Existenz kostete – und viele Beziehungen obendrein. Unser Leben war danach ein komplett anderes.«

Mitten hinein in das Fiasko platzt eine weitere Hiobsbotschaft. Claudia ist an einer seltenen Form von Zungenkrebs erkrankt, der bei einem Zahnarztbesuch zufällig entdeckt wird. Ihre Überlebensprognose? Bestenfalls vierzig Prozent, vermutlich weniger, hieß es. »Natürlich habe ich mich gefragt: Was will ich noch vom Leben? Hat es einen Sinn, sich gegen diese Krankheit zu stemmen? Zu kämpfen?«

Aber da sei ihr großer Wunsch nach einem Enkelkind gewesen – und so habe sie sich das Ziel gesetzt, zumindest so lange zu überleben, bis eines geboren sein würde – mit fast erwachsenen

CLAUDIAS TIPPS, UM GLÜCKLICH ÄLTER ZU WERDEN

1. Sei dankbar.
2. Bleibe offen für Neues.
3. Übe Gelassenheit.

»Ich wollte noch etwas bewegen in dieser Welt!«

Töchtern und Söhnen standen die Chancen dafür gar nicht so schlecht. Und im Überleben war sie ja bereits durch die Firmeninsolvenz mit all ihren dramatischen Folgen geübt.

Die siebzehnstündige Operation, bei der die Geschwulst aus ihrem Körper geschnitten wird, ist nur der Anfang eines langen und harten Weges. Die ersten Wochen kann Claudia nur liegen, nicht sprechen und muss über eine Sonde ernährt werden. Es dauert anderthalb Jahre, zwölf Wochen davon allein in Rehabilitationskliniken, sowie unzählige Physiotherapiestunden, bis sich Claudia vom Pflegefall zurück in ein halbwegs normales Leben gekämpft hat. Die Folgen des schwierigen Eingriffs machen ihr bis heute zu schaffen: Narben am Hals und Schluckstörungen sind ebenso geblieben wie ein kleiner Sprachfehler, den auch viele Logopädiestunden und ausdauerndes Üben nicht ausgleichen konnten.

Liebe Claudia, wie hast du es in den ersten Monaten nach der Operation geschafft, nicht zu verzweifeln? Deine Chancen waren ja alles andere als gut ...

Tatsächlich habe ich keinen Moment daran gezweifelt, dass ich überleben würde. Ebenso wenig habe ich Energie darauf verschwendet, mit meinem Schicksal zu hadern und mich zu fragen: »Warum ich?« Und Gott sei Dank hat mich auch mein Humor nicht verlassen. Letztlich hat mich wohl das Gefühl, noch etwas bewegen zu wollen in dieser Welt, weitermachen lassen. Und: gebraucht zu werden, vor allem von meiner Familie, die mich in der besonders schweren Krankheitsphase so großartig unterstützt hat.

Und wie hat sich dein Leben weiterentwickelt, als du wieder halbwegs gesund warst?

Als mein Leben nicht mehr nur daraus bestand, jeden einzelnen Tag zu überleben, fragte ich mich: Wie soll es denn nun weitergehen mit mir? Aus einer Laune heraus habe ich mit dem Bloggen angefangen: ein Foodblog für Menschen mit einer Schluckstörung, wie auch ich sie aufgrund meiner Krebserkrankung davongetragen habe. Auf www.geschmeidigekoestlichkeiten.at habe ich gut schmeckende Rezepte veröffentlicht, die nicht nach Krankenkost aussahen, sondern eher nach Gourmetküche. Daraus sind dann schnell zwei Bücher entstanden, denn Kochbücher gab es für diese Zielgruppe bis dato nicht. Das Blog wuchs weiter, plötzlich wurde ich als Speakerin für Kongresse oder als Referentin für Workshops gebucht, hatte Presse- und sogar TV-Anfragen – und das war erst der Anfang.

Wie ging es dann weiter?

Weil ein Blog nicht reicht, habe ich ein zweites gestartet. Auf dem geht es um Lifestyle, Mode und ganz viel ums Reisen. Denn gereist bin ich immer gern. Bald wurde ich von Agenturen als Travelbloggerin auf Presse- oder auch Individualreisen geschickt, innerhalb Österreichs, aber auch ins europäische Ausland. So bin ich in den vergangenen Jahren ziemlich viel herumgekommen, habe tolle Orte entdeckt und durfte in den schönsten Hotels wohnen.

Das klingt nach einem ziemlich glücklichen Leben...

Das ist es auch. Ein wenig habe ich es mir nämlich zur Aufgabe gemacht, den Beweis dafür anzutreten, dass man auch nach schweren Schicksalsschlägen nicht nur irgendwie weiterexistiert, sondern ein erfülltes und glückliches

Leben führen kann. Der Krebs – so schlimm diese Krankheit natürlich war – hat mir ein ganz neues Leben beschert, das in vieler Hinsicht wirklich außergewöhnlich ist. Ich bin heute mindestens so glücklich wie früher, als ich noch durch die Welt jettete, Dinnerpartys gab und in einem großen Haus lebte.

Was hat dich deine Krankheit gelehrt?

Demut. Und natürlich Dankbarkeit – dafür, dass ich noch lebe, dass es mir gut geht und ich nicht nur ein Enkelkind, sondern drei kennenlernen durfte. Vieles nehme ich heute leichter als früher, ich versuche, mich auf Positives zu konzentrieren und Negativem möglichst wenig Raum zu geben. Ich bin davon überzeugt, dass es auch nach den traumatischsten Schicksalsschlägen eine Tür zu einem neuen Lebensweg gibt. Man muss die Tür allerdings öffnen, über die Schwelle treten und sich auf Neues einlassen.

Kann man so viel Resilienz, sprich »seelische Widerstandsfähigkeit«, lernen?

Ich glaube schon. Zwar war ich immer schon eine Optimistin, aber in den vergangenen Jahren habe ich gelernt, auch bewusst auf das kleine Glück zu achten, das Gänseblümchen am Straßenrand. Was für mich auch noch wichtig ist: mein ehrenamtliches Engagement. Nicht nur zu nehmen, sondern auch aktiv zu geben. Das ist ein echter Glücksspender.

Erzähl doch mal: Wo genau engagierst du dich?

Seit über zehn Jahren stecke ich viel Herzblut in die ehrenamtliche Begleitung von Patientinnen und Patienten mit Mundhöhlenkrebs und ihren Angehörigen. Dafür habe ich sogar ein einjähriges postgraduales Studium zur Psychoonkologin absolviert, was gar nicht so einfach war, weil ich aufgrund fehlender medizinischer Ausbildung eine Sondergenehmigung benötigte. Und dann habe ich mich 2015 und in der Zeit danach sehr intensiv in die Geflüchtetenhilfe eingebracht. Oft keine leichte Arbeit, aber doch eine sehr wichtige und auch erfüllende. Zwei meiner damaligen Schützlinge, aus Syrien und aus Afghanistan, sind heute voll integriert und österreichische Staatsbürger.

Wie möchtest du in zehn Jahren leben?

Mein Mann und ich sind erst kürzlich umgezogen – in einen kleinen, übersichtlichen und barrierefreien Alterssitz in Salzburg. Denn hier, in meiner Stadt, möchte ich schon wohnen bleiben, auch wenn ich die Winter gerne in südlicheren Gefilden verbringen würde, denn die Kälte tut meiner Gesundheit nicht gut. Aber sonst darf mein Leben gerne einfach so weitergehen. Auch mein Blog möchte ich weiterführen – nur die Themen werden dann vermutlich andere sein.

KLEINES RESILIENZTRAINING

Denke in Möglichkeiten und suche Lösungen.

▼

Sei weniger perfektionistisch.

▼

Verlasse deine Opferrolle und übernimm Verantwortung.

▼

Stärke dein persönliches Netzwerk und pflege deine Freundschaften.

▼

Plane eine positive Zukunft und formuliere Ziele.

▼

Übe Optimismus.

▼

Reflektiere dich: Wer bist du und wie möchtest du leben?

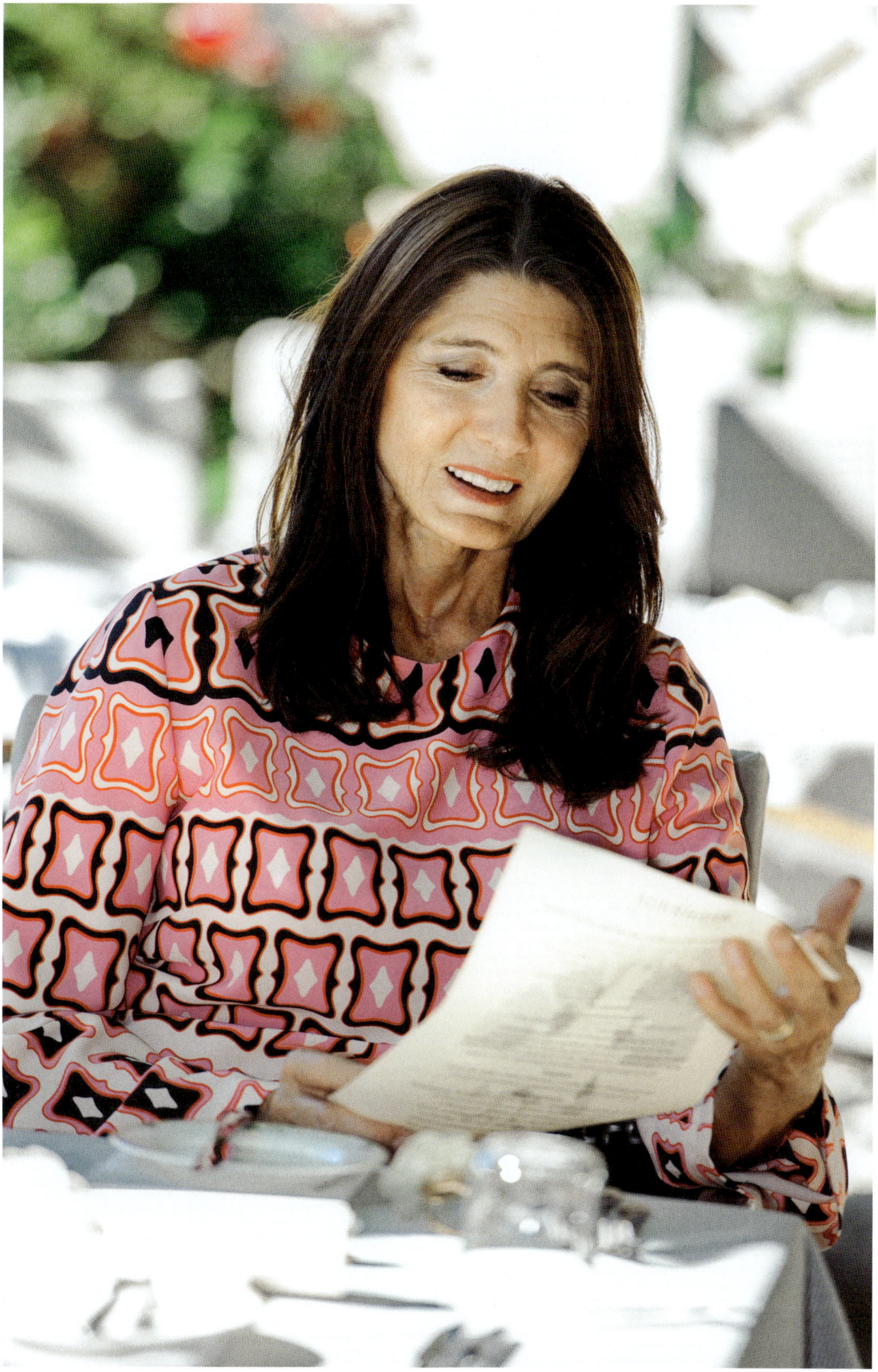

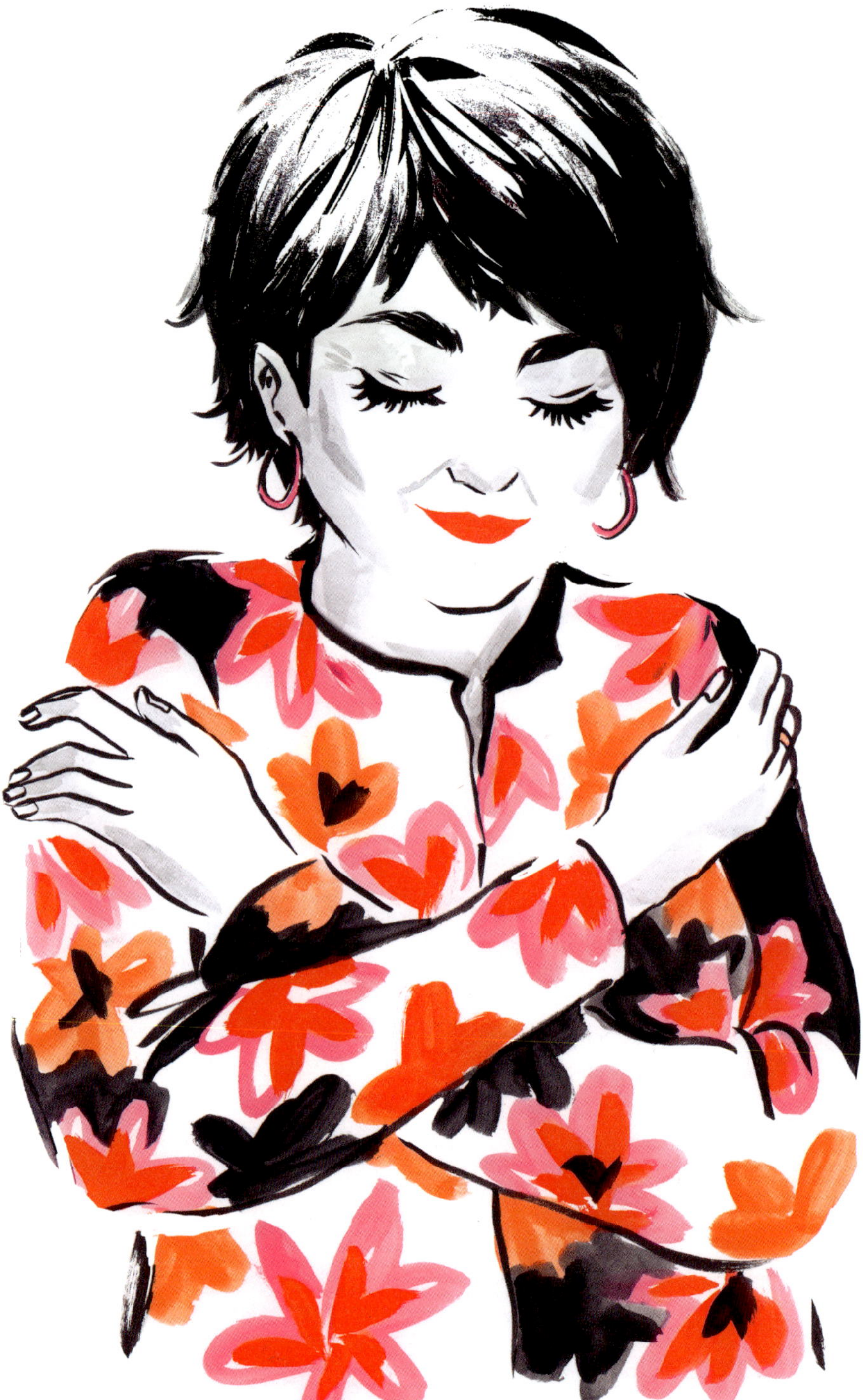

PARTNERSCHAFT

Von wichtigen Beziehungen – auch zu sich selbst

Den Tag unserer Hochzeit hatten wir uns anders vorgestellt. Statt unter blauem Oktoberhimmel standen wir im Nieselregen, die Gäste trugen Schals und warme Jacken. Mein langes weißes Brautkleid musste ich über nassen Boden ziehen, während meine Mutter einen Schirm über mich hielt. Fängt ja gut an, dachte ich und fröstelte.

Dieser regnerische, kalte Hochzeitstag ist mittlerweile dreißig Jahre her. Mehr als die Hälfte meines Lebens habe ich mit demselben Mann verbracht. Fast schon ein kleines Wunder in einer Gesellschaft, in der mehr als jede dritte Ehe geschieden wird, darunter auch immer mehr langjährige mit über 25 oder dreißig Jahren Dauer. Nicht dass es in meiner Ehe keine Krisen gegeben hätte. Nicht dass wir nie gestritten, uns angeschwiegen und aus dem Weg gegangen wären. Nicht nur einmal wollte ich am liebsten alles hinschmeißen und das Weite suchen, und ich schätze, meinem Mann ist es diverse Male ganz genauso gegangen.

Und dann sind wir doch zusammengeblieben. Tatsächlich finde ich meine Ehe heute besser als noch vor zehn, fünfzehn oder zwanzig Jahren. Die rosa Wolken ziehen zwar deutlich seltener über unseren Ehehimmel – bei welchem langjährigen Paar ist das anders? –, aber dafür sind wir noch stärker zusammengewachsen. Es tut gut zu wissen: Ich bin auch im größten Sturm nicht allein. Und es gibt jemanden, mit dem ich alt werden kann.

Ich habe mich oft gefragt, warum uns beiden gelungen ist, woran so viele scheitern: ein Paar zu bleiben, trotz Krisen und Kümmernissen. Ich glaube, es ist das: Wir haben uns nicht aufgegeben und die schweren Zeiten gemeinsam ausgehalten, auch wenn's schwerfiel, anstatt die Beziehung gleich für gescheitert zu erklären, die Koffer zu packen und sich eine eigene Wohnung zu suchen. Wir haben die Zähne zusammengebissen. Weil wir trotz allem immer noch Hoffnung hatten: wird schon wieder. Wir schaffen das. Und wir konnten, selbst wenn der Haussegen schief hing, immer noch gemeinsam lachen.

Das funktioniert natürlich nicht in jeder Beziehung. Manchmal ist es tatsächlich besser, getrennte Wege zu gehen – auch nach vielen gemeinsamen Jahren. Manche Paare wissen sich nichts mehr zu sagen, haben sich in unterschiedliche Richtungen entwickelt und begegnen sich wie Fremde. Manche können sich nicht mehr ausstehen oder hassen sich gar. Niemand muss eine Situation aushalten, in der keine Hoffnung mehr besteht und in der ein Partner schon lange unglücklich ist, womöglich sogar beide. Lieber allein sein als gemeinsam einsam – ob nun mit dreißig, fünfzig oder siebzig. Oder wie es eine der Protagonistinnen in diesem Buch, die schon viele Jahre single ist, ausdrückte: »Ich bin lieber alleine glücklich als zu zweit unglücklich.«

Aber natürlich ist der Gedanke erst mal erschreckend, (wieder) allein durchs Leben zu gehen. Da stellen sich so banale Fragen wie »Wer dreht das Gurkenglas auf?« oder »Mit wem verbringe ich die Wochenenden und den Urlaub?« bis hin zu »Und wenn ich niemals mehr einen Partner finde?«. Aber muss es im Leben denn wirklich immer um Männer gehen? Auch mit einer Freundin kann man in den Urlaub fahren (das mag sogar entspannter sein als mit dem Ehemann oder Partner) und im Alter eine Wohngemeinschaft bilden. Und für schwergängige Gurken- oder Marmeladenglasdeckel gibt es im Hauswarengeschäft Öffner zu kaufen. Alles kein Grund, in einer unguten Beziehung zu verharren. Eine der in diesem Buch porträtierten Frauen empfiehlt daher, Freundschaften auch während einer Ehe oder Partnerschaft immer gut zu pflegen (was leider nicht so selbstverständlich ist, wie es klingt). Denn Freundschaften sind nun mal beständiger als Ehen.

Die wichtigste Beziehung ist aber wohl die zu sich selbst: Wer mit sich selbst unzufrieden ist, wird es auch in der besten Ehe bleiben. Und wer gut mit sich allein sein kann, der muss auch weniger Angst vor einem Singledasein haben.

LESETIPPS

Felicitas Römer: Liebe, Lust & Lesebrille. Patmos 2013.
Der Untertitel lautet: Warum wir erst in der Lebensmitte richtig lieben können. Und genau darum geht es in dieser Anleitung: um die Liebe in den späteren Jahren, wie man sie neu belebt und erhält.

Ruth Knaup: Single – na und? Scorpio 20siebzehn.
Wie behauptet man sich in einer Pärchenwelt, wie übersteht man den gelegentlichen Single-Blues und wie macht man sich das Alleinsein richtig schön? Um diese und andere Fragen dreht sich der Ratgeber fürs Singleleben.

Antonia Meiners: Lange Liebe. Vom Glück des Zusammenbleibens. Suhrkamp 2018.
Was ist das Geheimnis lebenslanger glücklicher Beziehungen? Die Porträts von sechzehn Paaren, die sich bis ins hohe Alter wertschätzten, lassen uns die Antwort erahnen. Darunter sind so bekannte Paare wie Queen Elizabeth II und Prince Philip, Loki und Helmut Schmidt, Raissa Gorbatschowa und ihr Mann Michail, Gertrude Stein und Alice B. Toklas.

Jenn Bane und Trin Garritano: Die Kunst der Freundschaft. Freunde finden, Freunde sein, Freunde bleiben. Knesebeck 2023.
Freundschaften schließen – was für Kinder so einfach ist, scheint mit dem Älterwerden schwieriger zu werden. Das Buch bietet konkrete Hilfestellungen, um neue Freundinnen kennenzulernen, bestehende Freundschaften zu bewahren und alte aus Kinder- und Schultagen wiederzubeleben.

Das können Sie tun, um Beziehungen im Alter zu pflegen

1

Seien Sie mit sich selbst nachsichtig. Sich zu mögen und sich mit allen Eigenheiten anzunehmen, ist die vielleicht wichtigste Voraussetzung für gute Beziehungen, und zwar nicht nur als Paar, sondern auch in Freundschaften.

2

Seien Sie mit Ihrem Partner oder Ihrer Partnerin nachsichtig. Wir haben alle unsere Ecken und Kanten. Waren nicht genau die der Grund, dass wir uns damals vor vielen Jahren in den anderen verliebt haben? Und jetzt sind die charmanten und liebenswerten Schrullen von damals ein wiederkehrendes Ärgernis. Seien Sie großzügig: Nicht alles ist es wert, sich immer und immer wieder darüber aufzuregen.

3

Führen Sie nicht nur ein gemeinsames Leben, sondern auch ein eigenes. Immer nur als Paar unterwegs zu sein und alles miteinander zu teilen, mag romantisch wirken (und ist am Anfang einer Beziehung auch völlig normal) – aber eine solche symbiotische Zweisamkeit kann auf Dauer auch ermüden. Ich plädiere deshalb für ein gutes Maß an Freiraum und Unabhängigkeit in jeder Beziehung – mit eigenen Interessen, Reisen und Freundschaften.

4

Gehen Sie unter Leute. Das größte Problem älter werdender Singles ist das Alleinsein. Und tatsächlich gehört eine Portion Mut dazu, nicht immer in den eigenen vier Wänden zu sitzen. Machen Sie einen Plan, welche Unternehmungen Sie mit anderen Menschen zusammenbringen können. Ob Vogelbeobachtung, eine Wandergruppe, ein Lese- oder Kulturkreis: Hauptsache, Sie gehen unter die Leute!

5

Falls Sie konkret auf der Suche nach einem neuen Partner oder einer neuen Partnerin sind: Es gibt online auch Dating-Plattformen speziell für über Fünfzigjährige. Eine Freundin hat mit zweisam.de gute Erfahrungen gemacht.

6

Stellen Sie Ihre Freundschaften auf den Prüfstand. Nicht nur Ehen oder Partnerschaften, auch andere Beziehungen können sich über die Jahre auseinanderentwickeln. Es mag sich schwer anfühlen, tatsächlich aber ist es sehr erleichternd, solche »Freundschaften« los- und auslaufen zu lassen …

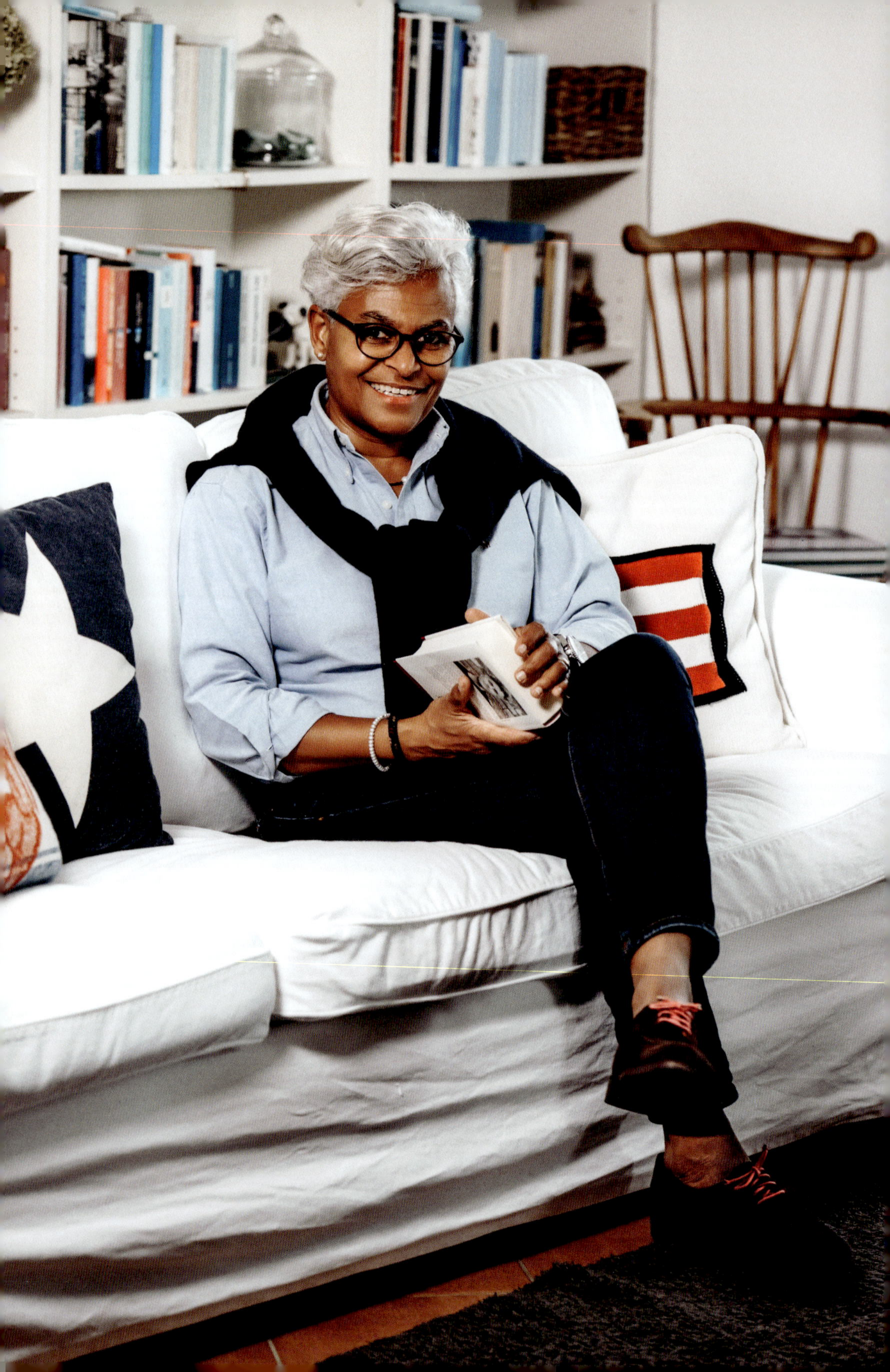

Dorothée Engel findet mit sechzig die große Liebe.

Glück hält Dorothée Engel eigentlich für überbewertet. Zufrieden zu sein reiche doch auch, findet sie. Und dennoch hat sie sich mit über sechzig noch mal ganz bewusst für das große Glück entschieden: fürs Heiraten und ein Leben mit vielen Tieren und noch mehr Büchern irgendwo im Emsland.

Ein bisschen fühlen wir uns wie in einer anderen Zeit, als wir auf dem Weg zu Dorothée Engel durchs Emsland kurven. Viel flaches, grünes Land, Pferde, die darauf weiden. Holzzäune, Backsteinhäuser mit weißen Fensterrahmen. Große Hofstellen. Idylle pur, aber auch ziemlich einsam. Und genau hierher, in diese tiefste Provinz irgendwo zwischen Münster, Osnabrück und Holland hat es Dorothée Engel verschlagen. Im Rheinland geboren, hat sie in Bonn und Freiburg studiert und in Basel und in Hamburg gelebt. Und jetzt eben in Emsbüren im Emsland. Der Liebe wegen, wie wir später erfahren.

Nur zweimal verfahren wir uns kurz, dann sind wir angekommen. Ein Haus – wie zu erwarten – aus rotem Backstein, daneben eine große Wiese. Und dahinter Bäume, durch die Wasser schimmert. Wir klingeln. Im Haus bellen Hunde. Dorothée öffnet die Tür. Silbergraue, kurze Haare, Chinos, Button-down-Hemd, darüber ein dunkelblauer Lambswool-Pulli und Timberlands. »Freunde sagen oft, ich sähe aus wie eine ›WASP‹ – eine White Anglo-Saxon Protestant –, nur eben in Schwarz«, erzählt sie später lachend.

Wir lernen Aletta kennen, Dorothées Frau – die beiden haben vor kurzem geheiratet –, trinken Tee und knabbern Kekse auf dem Sofa vor dem großen Bücherregal, in dem die Lektüre nach Gattung, Gefühl, das sie auslöst, und den Herkunftsländern der Autorinnen und Autoren geordnet ist. Aus der Küche duftet das Mittagessen zu uns herüber. Ob wir das Fischcurry lieber mit mehr oder weniger Chili mögen?

Als Dorothée uns ihre Geschichte erzählt, blicken wir in die Abgründe der bigotten deutschen Nachkriegsgesellschaft. Sie beginnt damit, dass eine junge Frau – Dorothées Mutter – Ende der 1950er Jahre schwanger wird. Deren Eltern, beide tiefkatholisch, sind entsetzt. Denn: Die werdende Mutter ist nicht verheiratet. Was werden wohl die Leute sagen? Dass der Vater dunkelhäutig ist, ein Student aus Haiti, fällt dagegen nicht so sehr ins Gewicht. Die Schwangere folgt dem Vorschlag ihrer Eltern und zieht für ein paar Monate ... irgendwohin, Hauptsache, weg aus dem Umfeld, wo jeder sie kennt. Im badischen Lahr bringt sie ihr Kind zur Welt. Doch statt es,

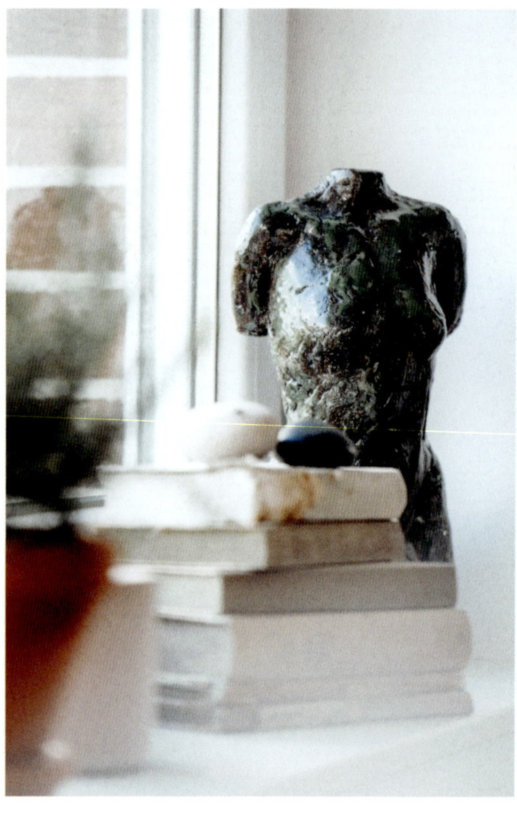

»Nicht glücklich zu sein, muss nicht bedeuten, unglücklich zu sein.«

wie von den Eltern angedacht, zur Adoption freizugeben, kommt sie nach ein paar Wochen zurück nach Bonn, mit einem kleinen Mädchen im Arm. Dorothée heißt es – »Gottesgeschenk« – und »Engel« mit Nachnamen. Was für eine Ansage!

Dorothée lernt früh, sich abzugrenzen, vor allem gegenüber den Wünschen und Vorstellungen anderer, wie sie zu sein habe. Einfach sei das nicht gewesen, aber oft seien diese Abgrenzungen oder gar Trennungen mit neuen Möglichkeiten einhergegangen: »Dass ich den Mut hatte, diese Chancen zu ergreifen, das habe ich von meiner Mutter.«

Und so traut sich Dorothée nach dem Studium der Literaturwissenschaft und der Soziologie, als noch recht junge Lektorin zu einem Wissenschafts- und Sachbuchverlag nach Basel zu gehen: »Klar war ich noch ganz schön unerfahren – ich hab's trotzdem gemacht.« Nach zehn Jahren in der Schweiz wechselt Dorothée nach Hamburg und übernimmt die Verlagsleitung für ein Naturmagazin. »In Hamburg konnte ich zum ersten Mal mein Lesbischsein offen leben.« Der Liebe wegen zieht sie nach weiteren zwölf Jahren ins Emsland. Die Beziehung hält zwar nicht, aber dafür ergreift Dorothée die Möglichkeit, mit Kindern zu leben. Und sie lernt Aletta kennen und lieben.

Liebe Dorothée, deine Kindheit war ja nicht unbedingt unbeschwert. Was ist davon geblieben?

Stimmt, die klassische »glückliche Kindheit« hatte ich nicht. Meine Mutter hatte immer wieder mit ihrer Situation als alleinerziehende Mutter einer schwarzen Tochter zu kämpfen. Das ist heute noch nicht einfach, und damals war es noch um einiges schwerer. Oft ging es ihr nicht gut, ich vermute, sie hatte Depressionen. Damals konnte ich ihr Verhalten nicht einordnen, aber zu schaffen machte es mir natürlich trotzdem. Andererseits habe ich dadurch schon als Kind die Fähigkeit zur Resilienz entwickelt – dafür bin ich heute sehr dankbar.

Meine Kindheit mag nicht »Bullerbü« gewesen sein, aber dennoch ist aus mir ein lebensfroher Mensch geworden, der früh gelernt hat, sich Problemen zu stellen. Und auch wenn ich schon lange nicht mehr in der Region wohne: Ein bisschen bin ich wohl auch Rheinländerin geblieben: »Et kütt wie et kütt. Et hätt noch immer jot jejange.« Auf das »Kölsche Grundgesetz« habe ich mich immer verlassen – und tue es noch! –, wenn ich in einer schwierigen Situation war: Das wird schon wieder. Alles nicht so dramatisch.

Das klingt nach einem glücklichen Menschen …

Zumindest nach einem sehr lebensfrohen! Selbstverständlich gab es auch in meinem Leben Zeiten der Traurigkeit und der Angst. Aber letztlich hat immer meine Lebensfreude gesiegt.

Heute Früh zum Beispiel, da war ich wirklich richtig glücklich: Der Himmel war blau, meiner Frau geht es gut, den Hunden auch. Eine Freundin erzählte mir begeistert von einem Projekt, mit dem sie gut vorankommt. Und den kleinen Kater, der uns kürzlich zugelaufen ist, konnte ich heute zum ersten Mal auf den Arm nehmen. Solche Dinge bedeuten Glück für mich!

Kann man Glück denn lernen?

Ich denke, glücklich zu sein, ist eine persönliche, bewusste Entscheidung. Und nicht glücklich zu sein, muss nicht bedeuten, unglücklich zu sein.

»Warum muss
es immer Glück
sein? Reicht
nicht auch
Zufriedenheit?«

Insgesamt finde ich aber: Das Thema wird heutzutage ziemlich überwertet. Glücklich zu sein, ist zum Maß aller Dinge geworden. Diese permanente Glückssuche, vor allem in den sozialen Medien ... die nervt mich regelrecht. Warum reicht es nicht, zufrieden zu sein? Wenn ich abends mit meiner Frau auf der Terrasse sitze und über die Wiesen schaue – dann bin ich einfach nur zufrieden damit, wie es momentan ist. Und eigentlich reicht mir das.

Dann formuliere ich meine Frage anders: Was macht dich zufrieden?

Mein Leben insgesamt! Meine Frau, unser Zuhause, die Ehrlichkeit, mit der wir miteinander umgehen. Dass wir uns überhaupt gefunden haben und dass ich mich getraut habe, mich mit knapp sechzig noch mal zu verlieben. Und dass Aletta ebenfalls den Mut dazu gefunden hat. Meine Tiere natürlich, ohne die ich nicht sein könnte. Und mein Pflegesohn, der sich so wunderbar entwickelt.

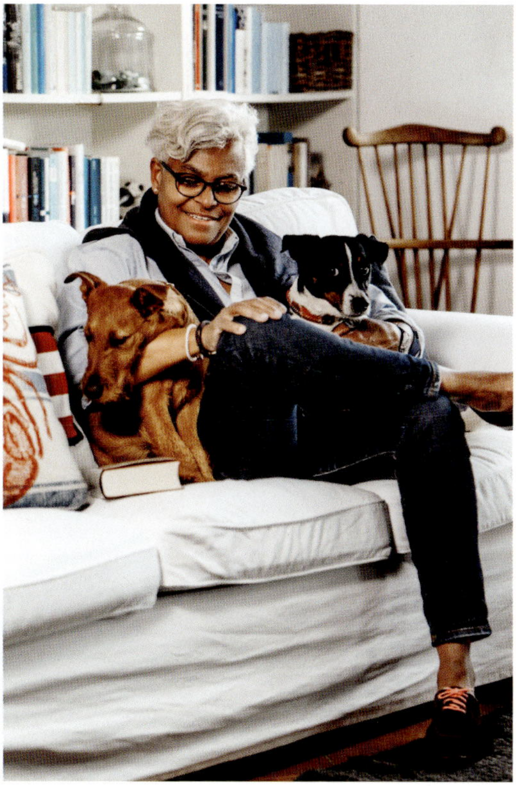

Dabei wolltest du gar keine Kinder haben!

Das stimmt. (lacht) Aber das Leben hat in dem Punkt anders entschieden.

Erzähl doch mal!

Vor ein paar Jahren landete ich mehr zufällig in der Verwaltung einer Jugendhilfeeinrichtung. Zunächst sollte ich die Mitarbeiterinnen beim Schreiben von Berichten für das Jugendamt auf Honorarbasis unterstützen. Schnell wurde eine halbe Stelle daraus, die auch die Betreuung von Kindern in einer Wohngruppe umfasste. Dann wurde dringend eine Pflegefamilie für eine Vierzehnjährige gesucht – kurze Zeit später zog das Mädchen bei mir ein. Als sie ein paar Monate später gerade wieder ausgezogen war, passierte etwas Unglaubliches: Ich traf die Liebe meines Lebens. Ein einjähriger Junge, der aus seiner biologischen Familie herausgenommen worden war. Ihn hat man mir in die Arme gelegt ...

Wie ging es dann weiter mit euch beiden?

Mittlerweile habe ich eine Ausbildung zur systemischen Familienberaterin gemacht – aber damals hatte ich überhaupt keine Erfahrung mit Kindern oder gar mit Kleinkindern. Ich hatte noch nie ein Kind gewickelt oder gefüttert, ich hatte keine Ahnung, was Kinder in dem Alter essen, womit sie spielen oder wie man sie beschäftigt. Und doch hat es gleich ganz wunderbar funktioniert mit uns beiden. Nein, mehr noch: Es entwickelte sich eine wirkliche Mutter-Kind-Beziehung, auch wenn ich meinen »Sohn« nicht geboren hatte. Ich hätte es vorher nicht für möglich gehalten, dass ich solche Muttergefühle entwickeln und dass mich ein Kind so glücklich machen könnte. Mittlerweile ist der kleine Kerl schon sechs Jahre alt und lebt seit drei Jahren wieder bei seiner Ursprungsfamilie – dennoch bin auch ich immer noch so etwas wie seine Mutter, und wir, Aletta und ich, sind seine Familie, seine zweite Familie eben. Alle vierzehn Tage verbringt er das Wochenende bei uns, und er fährt auch mal mit uns in den Urlaub ...

> »Fürs Glück kann man sich bewusst entscheiden.«

Es gibt aber auch noch zwei weitere große Lieben in deinem Leben: deine Frau – und Bücher!

Oh ja! Als ich Aletta mit knapp sechzig kennenlernte, hatte ich mit dem Thema eigentlich abgeschlossen. Dachte ich. Ich wollte mich nicht mehr verlieben. Ich wollte mich in meinem Alter niemandem mehr erklären, mein Haus nicht mit einer anderen Person, ihren Marotten und Vorstellungen teilen, Kompromisse schließen müssen. Aber auch hier hatte das Leben offensichtlich andere Pläne ... Die rosa Wolken waren uns allerdings nicht lange vergönnt: Erst wurde Aletta schwerkrank, dann hatte ich einen Reitunfall und lag einige Zeit im Koma. Die Nachwirkungen spüre ich bis heute. Aber wie ich schon sagte: Man kann sich bewusst für das Glück entscheiden – das haben wir getan und deshalb im Sommer geheiratet.

Bleiben noch die Bücher ...

Die sind mein Lebenselixier. Die Grundlage von allem – beruflich, privat, emotional. Bücher haben in den letzten 62 Jahren immer wieder mein Leben beeinflusst und meine Sichtweise auf das Leben verändert. Sie haben mich zu dem Menschen gemacht, der ich heute bin. Angefangen von der kleinen Kinderbibel, mit der ich Lesen lernte, über *Wer die Nachtigall stört* von Harper Lee – das Buch, durch das ich erstmals wirklich erkannte: Ich bin schwarz – bis *Owen Meany* von John Irving –, das definitiv das eine Buch ist, das ich mit auf eine einsame Insel nehmen würde. Ich weiß gar nicht, wie oft ich dieses Buch schon gelesen habe. Immer wieder, am Stück, seitenweise oder auch nur stellenweise.

Welches Buch würdest du uns Frauen über fünfzig denn besonders ans Herz legen?

Das kann ich nicht sagen. Wie sollte ich auch? Es gibt so viele Bücher. Von so vielen unterschiedlichen Autorinnen und Autoren mit unendlich vielen Themen. Was ja wiederum ein großes Glück ist! Ich würde eher sagen: Lest, was euch Freude macht. Was euch zum Nachdenken bringt. Lest einfach das, was euch glücklich macht!

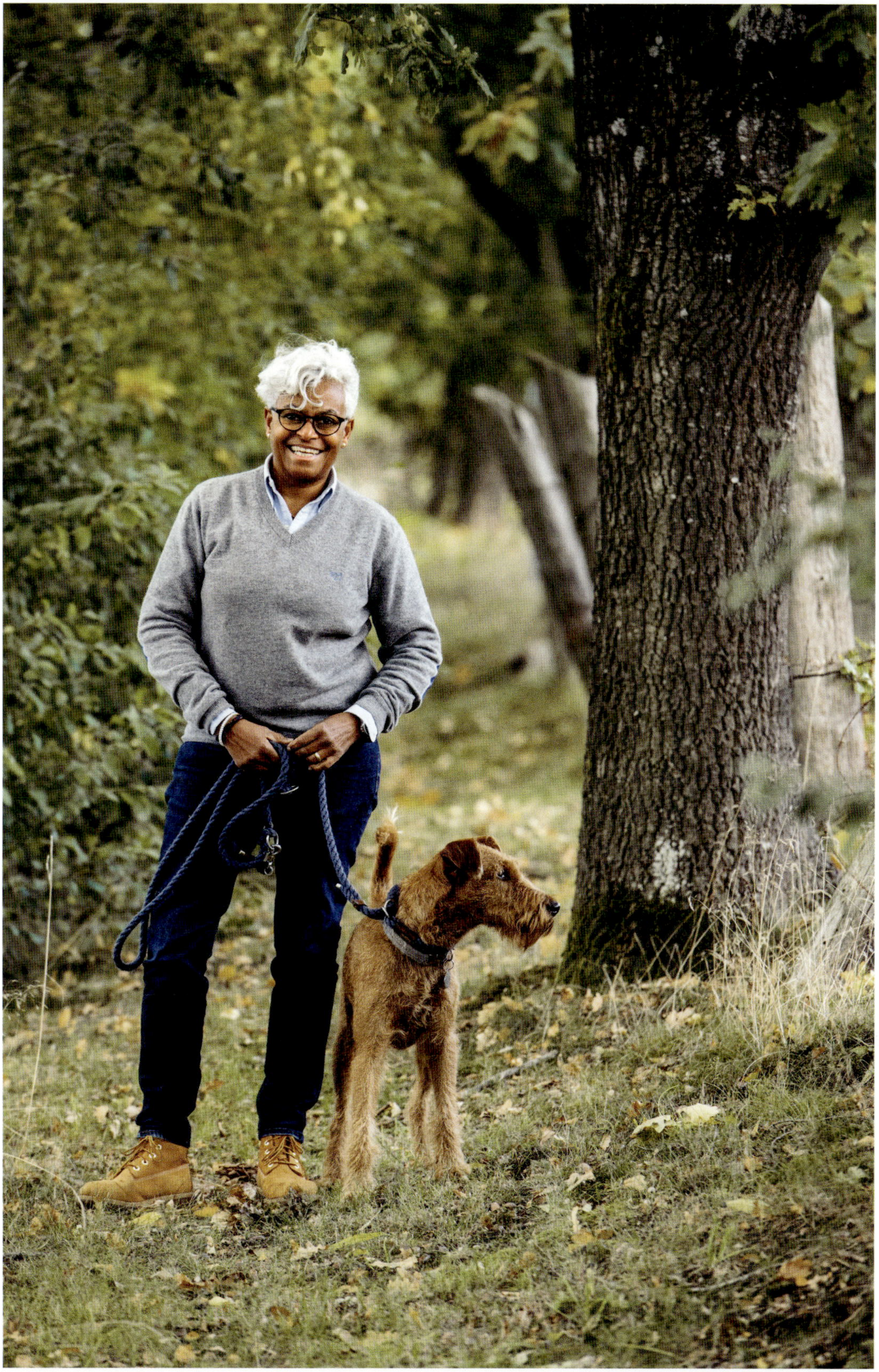

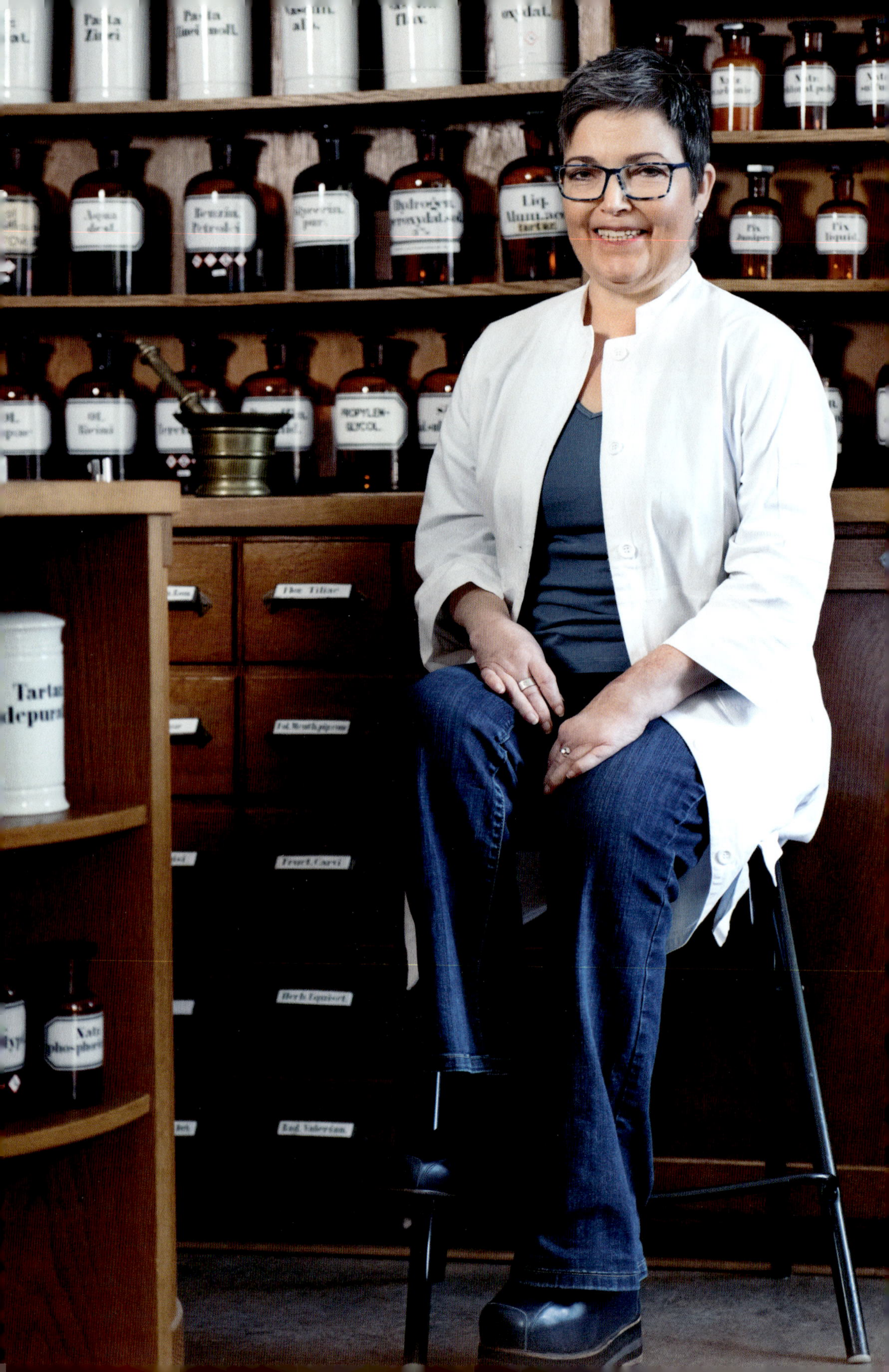
Pasta Zinci
Aqua dest.
Benzin. Petrolei
Liq. Alumin. acet. tartar.
Pix Juniper.
Pix liquid.
PROPYLEN-GLYCOL
Flor. Tiliae
Fruct. Carvi
Herb. Equiset.
Rad. Valerian.

Doris Gresselmeyer liebt das Leben. Trotz ihrer schweren Krankheit.

Schon seit ihrer Kindheit ist Doris Gresselmeyer krank. Schmerzen, eine eingeschränkte Mobilität und diverse Gelenkprothesen sind die Folge einer chronischen Polyarthritis. Ihre Lebensfreude hat ihr die Krankheit aber nicht nehmen können – denn Glück ist eine Frage der Perspektive, findet Doris.

Wer sich je mit deutscher Landschafts- und Naturmalerei des späten 19. und frühen 20. Jahrhunderts beschäftigt hat, dürfte diesen Ort kennen: Fischerhude, ein kleines, pittoreskes Dorf in der Nähe von Bremen. Hier sind wir mit Doris im Otto Modersohn Museum verabredet – Modersohn war ein bekannter deutscher Landschaftsmaler und um die Jahrhundertwende Mitbegründer der Künstlerkolonie Worpswede.

Doris Gresselmeyer liebt Kunst. In Bildern kann sie sich verlieren, aus ihrer Schönheit schöpft sie Kraft – für ihren beruflichen Alltag, aber auch für den Umgang mit ihrer schweren chronischen Krankheit. »Ich bin gerne und oft hier«, verrät uns Doris. Ihre Augen strahlen. Und auch wir sind ganz verzaubert – von den urigen Fachwerkhäusern, den kopfsteingepflasterten Wegen, die sich durch den Ort ziehen, von den alten Eichen und dem Flüsschen Wümme, das so manchen Künstlern als Motiv gedient hat. Der Apfelkuchen mit zuckrigen Streuseln, den wir in einem kleinen Café genießen, schmeckt wie selbstgebacken. Wir plaudern, lachen, genießen den Nachmittag.

Zu Hause ist Doris in Bremen. Dort führt sie – in dritter Generation – ihre eigene Apotheke, wo wir sie am folgenden Tag besuchen. Die Tradition ist offensichtlich: eine schwere Eingangstür aus Holz mit viel Patina, im Verkaufsraum ein Mix aus modernem und altem Mobiliar, in den Regalen stehen neben den Kopfschmerztabletten, Augentropfen und Hustenbonbons Gefäße, die wohl bereits die erste Apothekergeneration im Jahr 1929 genutzt hat.

Die Apotheke hat Doris 1998 von ihrem Vater übernommen. Damals war sie bereits schwerkrank – und hat sich dennoch dafür entschieden, auch wenn ein Schreibtischjob für sie vielleicht einfacher gewesen wäre. »Ich wollte immer schon Apothekerin werden. Diesen Wunsch auch umzusetzen – das wollte ich mir von meiner Krankheit nicht nehmen lassen.«

Seit ihrer Kindheit leidet Doris an chronischer Polyarthritis, einer rheumatischen Erkrankung, bei der sich die Gelenke schwer entzünden. Doris ist von einer besonders aggressiven Form mit häufigen Schüben betroffen. »Schon in der Grundschule hatte ich Probleme: Schwellungen, Schmerzen, Bewegungseinschränkungen. Ich galt als unsportlich, weil ich beim Laufen, Springen und Bodenturnen nicht mithalten konnte. Schuld daran war aber nicht etwa mein Unvermögen – es waren frühe Krankheitsanzeichen.«

Mit Mitte zwanzig eskalieren die Beschwerden. Doris' Bewegungsfähigkeit ist immer stärker eingeschränkt. Das viele Stehen während der täglichen Laborarbeit – Teil des Pharmaziestudiums – wird zur Qual. Trotz der Schmerzen zieht Doris das Studium durch und erhält 1993 ihre Approbation zur Apothekerin. Ein paar Monate später wird sie operiert, bekommt innerhalb von drei Jahren zwei künstliche Hüftgelenke und zwei Knieprothesen. Was für eine Erleichterung!

In den Jahren danach ist die Krankheit medikamentös unter Kontrolle und tritt ein wenig in den Hintergrund. Als Referentin spricht Doris auf Apothekerkongressen in Deutschland und im europäischen Ausland, überhaupt ist sie viel unterwegs, verreist mit Freundinnen, genießt das Leben. Mit Mitte vierzig steht dann ein Austausch der Hüftprothese an. Bei der Operation kommt es zu schweren Komplikationen, Doris

»Glück ist eine Frage der Perspektive.«

verliert (unwiederbringlich) ein Hüftgelenk und verbringt zwei Monate liegend in der Klinik. »Diese Zeit war eine Übung in Geduld und Demut.« Seitdem ist Doris permanent auf eine Gehhilfe angewiesen, für längere Strecken nutzt sie seit drei Jahren einen elektrischen Rollstuhl. »Ich habe mich lange dagegen gesträubt – aber nun merke ich, wie gut mir dieses Mehr an Mobilität tut.«

Liebe Doris, du führst eine Apotheke mit vier Mitarbeiterinnen und stehst fünfeinhalb Arbeitstage pro Woche hinter dem Tresen. Plus Nacht-, Not- und Wochenenddienst! Wie schaffst du das?

Gute Frage! Darüber habe ich noch nie nachgedacht. Ich denke, da kommen mehrere Dinge zusammen. Erstens liebe ich meine Arbeit! Sie ist eine große Motivation. Was wäre denn auch die Alternative? Im Bett liegen bleiben und sich selbst bemitleiden? Nein, das kommt nicht in Frage. Wobei ich an schlechten Tagen – ich gebe es zu – eine gehörige Portion Disziplin aufbringen muss, um aufzustehen und mich trotz der Schmerzen fertig zu machen. Ich tue es trotzdem, natürlich.

Zweitens gehe ich mit meiner Krankheit recht offen um, auch gegenüber meinen Mitarbeiterinnen. Eine ehrliche Kommunikation macht vieles einfacher. Ich sage, wenn es mir nicht gut geht, und bin an solchen Tagen eben nicht in der Kundinnenberatung und im Verkauf, sondern erledige Büroarbeit im Sitzen. Die muss schließlich auch gemacht werden.

Natürlich kenne ich auch meine Grenzen – und akzeptiere sie. Und ich setze Prioritäten. Im Laufe der Jahre habe ich gelernt, mit meiner Kraft hauszuhalten. Letztlich kenne ich es auch nicht anders: Die Krankheit war ja immer schon da und ich musste schon als Kind und als Jugendliche damit umgehen.

Das stelle ich mir sehr schwierig vor.

Das war es zeitweise auch. In einem Alter, in dem man sich für quasi unsterblich hält, musste ich erkennen, dass ich chronisch krank bin und wohl mein Leben lang auf Ärztinnen, Therapien und Medikamente angewiesen sein würde. Das war in der Tat eine sehr große Herausforderung. Ebenso musste ich lernen, um Hilfe zu bitten – zum Beispiel, um eine gar nicht mal so schwere Reisetasche im Zug auf die Ablage zu hieven – und diese Hilfe auch anzunehmen. Oder sie höflich abzulehnen. Denn trotz meiner körperlichen Behinderung bin ich ja nicht komplett hilflos.

Gleichzeitig hat mich meine Krankheit sehr früh gelehrt, was wirklich wichtig ist im Leben – und dafür bin ich sehr dankbar: Freundinnen, auf die ich mich verlassen kann. Ein soziales Umfeld, das meine Einschränkungen mitträgt. Im Hier und Jetzt leben. Weder der Vergangenheit nachtrauern noch alle Wünsche, Sehnsüchte und Träume in die ferne Zukunft projizieren. Aus jedem Tag das Bestmögliche machen und sich abends darüber freuen. Achtsam sein gegenüber mir selbst, mir einen persönlichen Rückzugs- und Kraftort schaffen und die Messlatte für mich selbst nicht allzu hoch hängen.

Haderst du manchmal mit deiner Krankheit?

Nur sehr, sehr selten. Es bringt ja nichts. Und raubt nur Energie. Das Gleiche gilt fürs Jammern. Es ist nun mal so, dass ich aus gesundheitlichen Gründen nicht alles machen oder mitmachen kann. Wenn Plan A nicht funktioniert, muss

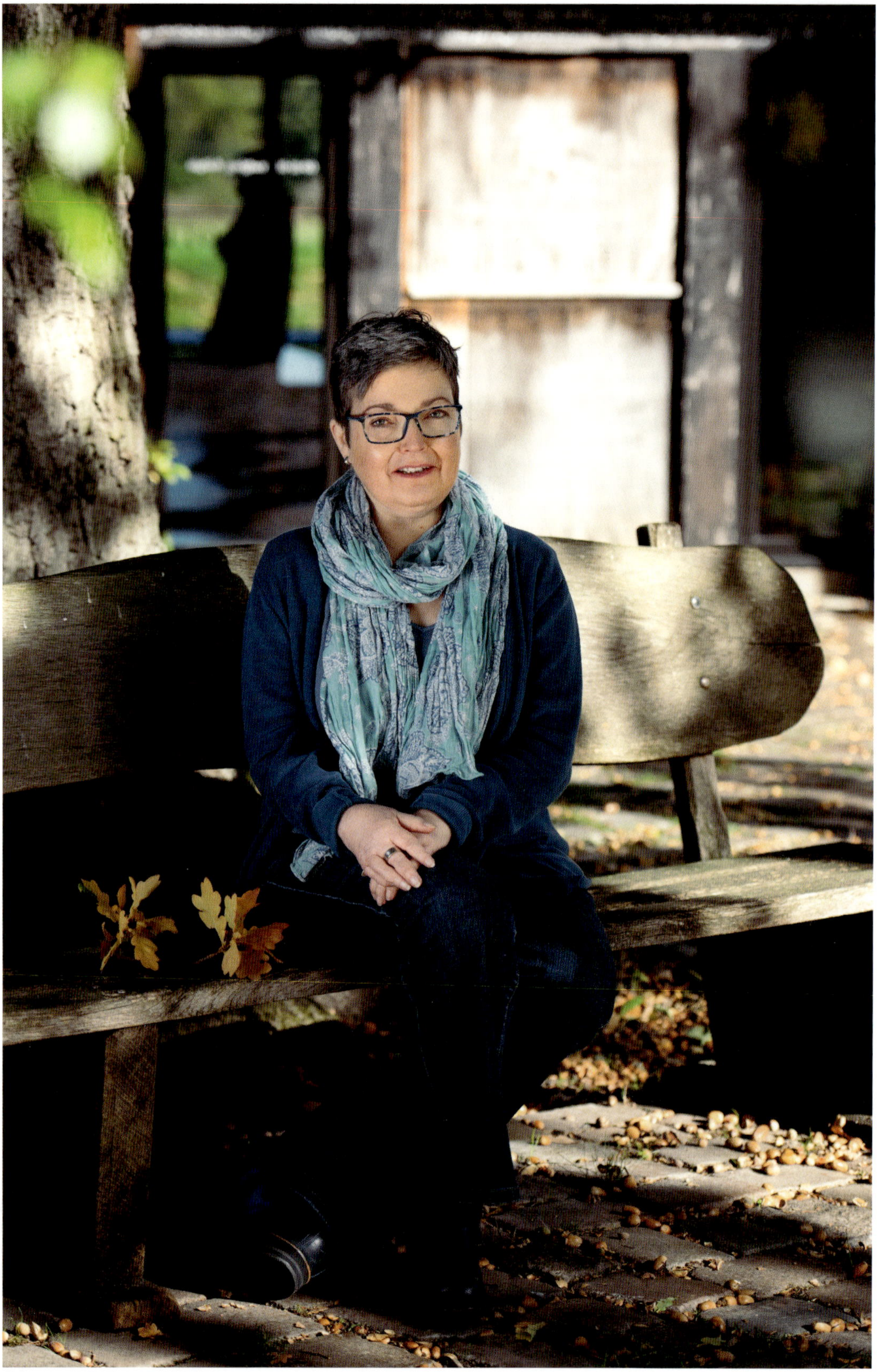

»Ich lasse mich von meiner Krankheit nicht vereinnahmen.«

eben ein Plan B her. Wenn der lang geplante Restaurantbesuch etwa doch nicht klappt, weil ich einen schlechten Tag mit starken Schmerzen habe, dann kochen wir eben gemütlich bei mir und essen in meiner Küche. Und weil lange Wegstrecken für mich sehr anstrengend sind – mit dem Rollstuhl ist es jetzt allerdings deutlich einfacher –, geht es fürs Wochenende eben ans Meer oder nach Worpswede statt zum Sightseeing nach Paris oder Prag. Mein Augenmerk liegt immer darauf, was möglich ist – und nicht auf dem, was ich nicht haben kann.

Woher nimmst du deine Energie? Vieles ist für dich ja mühsamer als für andere – von den Schmerzen ganz abgesehen.

Schmerzen sind in der Tat mein größter Energieräuber. Ich versuche, sie mit ausreichend Schlaf und bewusster Entspannung in Schach zu halten. Und mit Medikamenten, für die ich sehr dankbar bin. Auch wenn sie Nebenwirkungen haben – ihr Nutzen ist für mich auf jeden Fall größer.

Wo die Energie herkommt? Zum Teil schöpfe ich sie aus meiner Arbeit. Es ist ein schönes Gefühl, anderen Menschen zu helfen. Etwas Sinnvolles zu tun, das gibt mir Kraft und tut mir gut. Könnte ich nicht arbeiten, ginge es mir deutlich schlechter. In meiner Freizeit bin ich gerne im Theater oder im Konzert oder besuche Museen. Ich liebe Kunst und sauge Schönes ganz intensiv in mich auf. Ein Kraftquell ist auch ein Abend mit Freundinnen in geselliger Runde mit guten Gesprächen und leckerem Essen – solche Begegnungen machen mich froh. Und natürlich Bücher! Ein Sonntag auf der Couch, mit einem Buch und einer Tasse Tee, da tanke ich meine Batterien auf.

Die Lebensfreude konnte dir deine Krankheit auf jeden Fall nicht rauben!

Das stimmt. Ich war und bin ein optimistischer Mensch, der an das Gute glaubt und das Schöne in der Welt sieht. Vielleicht nehme ich diese Schönheit und das »kleine Glück« sogar bewusster wahr als andere. Mein Glas ist halbvoll – zumindest fast immer! Vieles ist schließlich eine Sache der persönlichen Haltung. Auch wenn es darum geht, glücklich zu sein und zufrieden. Aber, das will ich nicht verschweigen, es gibt auch Tage, da ist mein Glas schon beim Aufstehen leergetrunken. Gott sei Dank sind die sehr selten.

Und was machst du an diesen schlechten Tagen?

Aufstehen und weitermachen. Was sonst? Menschen, die trotz widriger Umstände ihren Weg gehen, waren mir schon immer ein Vorbild. Ich tue, was mir möglich ist, und nehme hin, was ich nicht ändern kann. Sich ständig »Warum ich?« zu fragen und sich mit dem »Warum überhaupt?« auseinan-derzusetzen, macht einen unglücklich und verbittert. Und das ist schlimmer als jede Krankheit.

Was hälst du im Umgang mit einer chronischen Krankheit für besonders wichtig?

Umfassende und qualifizierte Informationen über Diagnostik und Behandlungsmöglichkeiten sowie Therapeutinnen und Therapeuten, bei denen man sich in guten Händen fühlt, denen man vertrauen kann – das ist in meinen Augen essenziell. Dann: sich nicht komplett von der Krankheit vereinnahmen lassen und nur noch damit beschäftigen. Und schließlich: die Situation annehmen, wie sie ist. Und sich dennoch nicht aufgeben, nicht kapitulieren. Das ist das wohl Wichtigste überhaupt.

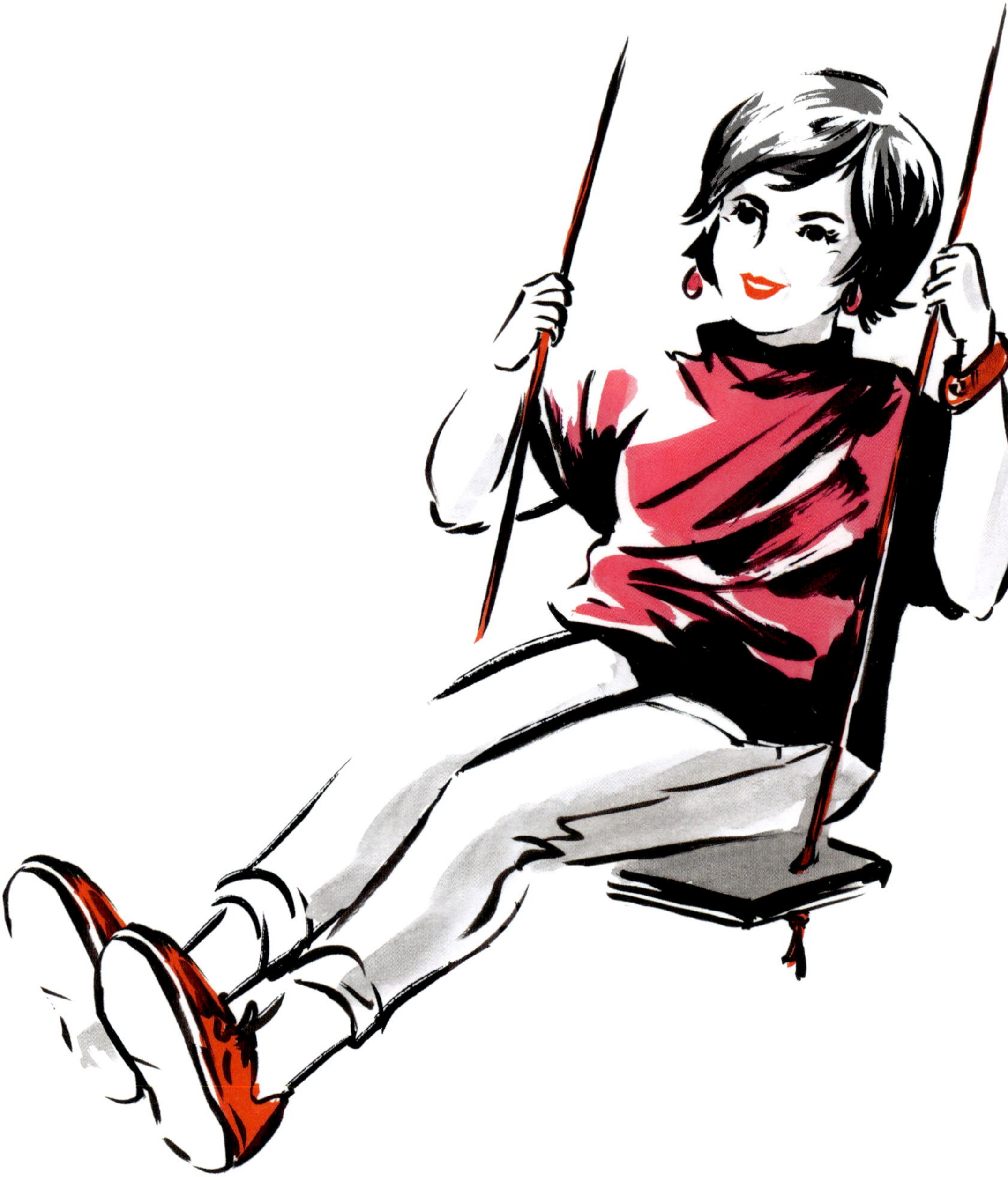

UNVERNUNFT

Das Quäntchen Verrücktsein

Ein ganz normaler Sonntagmorgen. Ich sitze mit meinem Mann am Frühstückstisch. Er liest die Zeitung, ich nippe am Kaffee und blicke versonnen aus dem Fenster auf den Balkon, wo sich zwei Amseln und ein Eichhörnchen um ein paar Sonnenblumenkerne streiten. »Hör mal ... ich überlege, ob ich Kunstgeschichte studieren soll – jetzt, wo die Kinder ausgezogen sind«, sage ich in die entspannte Ruhe dieses frühen Vormittags hinein und spreche aus, was mir in letzter Zeit immer wieder mal durch den Kopf gegangen ist. Wie in Zeitlupe blickt mein Mann von der Zeitung auf und wirft mir einen fragenden Blick zu: »Du willst ... was??? Kunstgeschichte studieren? Warum das denn? Und wozu?« Ich meine nur: »Warum nicht? Es interessiert mich.«

Dieses sonntägliche Frühstück ist jetzt schon einige Zeit her. Hätte mir vor zehn Jahren eine Freundin ein ähnliches Vorhaben eröffnet, ich hätte genauso verblüfft reagiert wie mein Mann. Auch ich hätte gefragt: Was soll das? Was hat das für einen Sinn? Was willst du damit überhaupt anfangen? Ist das denn *vernünftig?*

Bei jungen Menschen sind wir da großzügiger. Die dürfen unvernünftig sein und sich ausprobieren. Sie sollen das sogar! Die Nacht durchmachen, obwohl am folgenden Morgen eine wichtige Prüfung ansteht. In Eiseskälte ohne Strümpfe unterwegs sein. An Fasching dem Denkmal auf dem Marktplatz nachts um vier eine Unterhose als neuen Kopfschmuck verpassen. Spontan eine Reise buchen, obwohl in der Kasse schon Ebbe ist. Sich ein Jahr lang auf einem Bauernhof jenseits des Polarkreises einquartieren. Als Eltern steht man kopfschüttelnd daneben und tröstet sich damit, dass diese Phase wohl irgendwann vorbeigehen wird. Am Dopamin liegt's, sagt die Wissenschaft, das bei riskantem Verhalten bei Jugendlichen besonders reichlich ausgeschüttet wird. Aber warum sollte dieses Glückshormon nur jüngeren Menschen vorbehalten sein?

Nun möchte ich wirklich niemandem ans Herz legen, sich in wilde Abenteuer zu stürzen. Aber ein Quäntchen Unvernunft tut jedem Menschen gut, auch uns Älteren. Und manche dieser vermeintlich unvernünftigen Entscheidungen erweisen sich als gar nicht mal so unklug: Da ist die Influencerin, die mit Mitte sechzig – wenn andere sich zur Ruhe setzen – ihren YouTube-Kanal startet und mittlerweile als Bestsellerautorin unterwegs ist. Die gestandene Journalistin, die aus Leidenschaft für Kreativität und Handarbeit den ursprünglichen Beruf an den Nagel hängt und einen Wollladen eröffnet, mittlerweile sogar mit einer Filiale in einem anderen Stadtteil. Die Fotografin (nämlich die dieses Buches!), die ihren leitenden und gut dotierten Job in einer Marketingagentur aufgibt und ihre Leidenschaft fürs Fotografieren zum Beruf macht. Es müssen auch nicht gleich solch lebensverändernde Entscheidungen sein – man kann auch mit kleinen Verrücktheiten anfangen.

Ja, ich bin für eine ordentliche Portion Unvernunft im Leben. Wer gelegentlich die vorhersehbaren Pfade der Vernunft verlässt, betritt Neuland. Und hat mehr vom Leben. Denn auch das ist wissenschaftlich erwiesen: Wer spontanen, scheinbar unvernünftigen Eingebungen folgt, lebt glücklicher und gesünder und hat mehr Spaß.

Ignorieren Sie Ihre innere Kritikerin also ruhig, wenn Sie Lust auf ein paar kleinere oder größere Verrücktheiten bekommen oder Sie Ihren Alltag (oder womöglich sogar Ihr Leben) umkrempeln wollen. Und vielleicht eröffnet Ihnen diese (vermeintliche) Unvernunft ganz neue Chancen und Lebenswege, die dann auch Ihre Zensorin überzeugen können. Einige der in diesem Buch porträtierten Frauen leben genau dies vor.

ZWÖLF KLEINE VERRÜCKTHEITEN, MIT DENEN SIE STARTEN KÖNNEN

Der Friseurin bei Haarschnitt und -farbe komplett freie Hand lassen.

▼

Eisbaden gehen (bitte nur unter Anleitung und Begleitung).

▼

Unter freiem Himmel schlafen.

▼

Bei einer Städtereise ohne Stadtplan unterwegs sein und sich einfach treiben lassen.

▼

Eine Vorlesung besuchen und mit Studentinnen ins Gespräch kommen.

▼

Per Interrail einen Monat durch Europa fahren.

▼

Eine Auszeit im Kloster nehmen. Vielleicht sogar ein Schweige-Retreat?

▼

Die Wände der Wohnung in einer verrückten Farbe streichen (oder wenigstens das Arbeitszimmer).

▼

Eine Führung durch die Heimatstadt buchen. Wie? Sie kennen schon alles? Wenn Sie sich da mal nicht getäuscht haben ...

▼

In einer Vollmondnacht nackt im Meer oder See baden.

▼

Einen Sommer lang auf einer Alm arbeiten.

▼

Einem wildfremden Menschen ein Kompliment machen.

Das können Sie tun, wenn Sie mehr Unvernunft in Ihr Leben lassen wollen

1

Sie dürfen. Ja, Sie dürfen unvernünftig sein. Familienstrukturen verändern sich, Kinder verlassen das Haus oder haben es bereits getan. Jetzt ist die beste Zeit dafür, etwas auszuprobieren, das über viele Jahre oder sogar Jahrzehnte nicht möglich war und schon lange in Ihnen schlummert.

2

Vergessen Sie Ihr Alter. Ein (mehr oder weniger großes) Quäntchen Unvernunft hält uns jung und gesund, denn vielfältige, unvorhersehbare Situationen fordern unser Gehirn und schützen vor Alzheimer. Das belegt die Wissenschaft.

3

Fangen Sie an. Machen Sie den ersten Schritt – heute! Er kann klein sein, Hauptsache, Sie tun ihn: Informationen heraussuchen, Beratungsgespräch vereinbaren, die Familie über mögliche Veränderungen informieren. Von etwas träumen ist einfach, die Komfortzone auf der Couch zu verlassen und die Veränderung einzuleiten, ist deutlich schwieriger. Aber sind Sie erst mal losgelaufen, wird's einfacher. Versprochen.

4

Lassen Sie sich nicht abhalten. Familie und Freundinnen neigen zu einem nachdrücklichen »Das kannst du doch nicht ernst meinen!« oder »Dafür bist du doch eigentlich zu alt!« oder »Das ist kompletter Unsinn!«. Lassen Sie sie reden – es ist schließlich Ihr Leben. Sie sind die Kapitänin auf Ihrem Lebensschiff.

5

Erlauben Sie sich zu scheitern. Das Philosophiestudium erweist sich als langweilig? Beim Durchschwimmen des Bosporus gehen Ihnen auf halber Strecke die Kräfte aus? Und der Zug, der Sie zum Frühstück nach Paris bringen soll, entfällt ersatzlos? Ärgerlich, zweifellos. Aber besser, als nichts gewagt oder ausprobiert zu haben. Versuchen Sie es einfach noch mal.

6

Halten Sie es mit Marc Aurel. Der römische Kaiser und Philosoph wird mit den Worten zitiert: »Man bereut nie, was man getan hat, sondern immer, was man nicht getan hat.« Wie recht er doch hat!

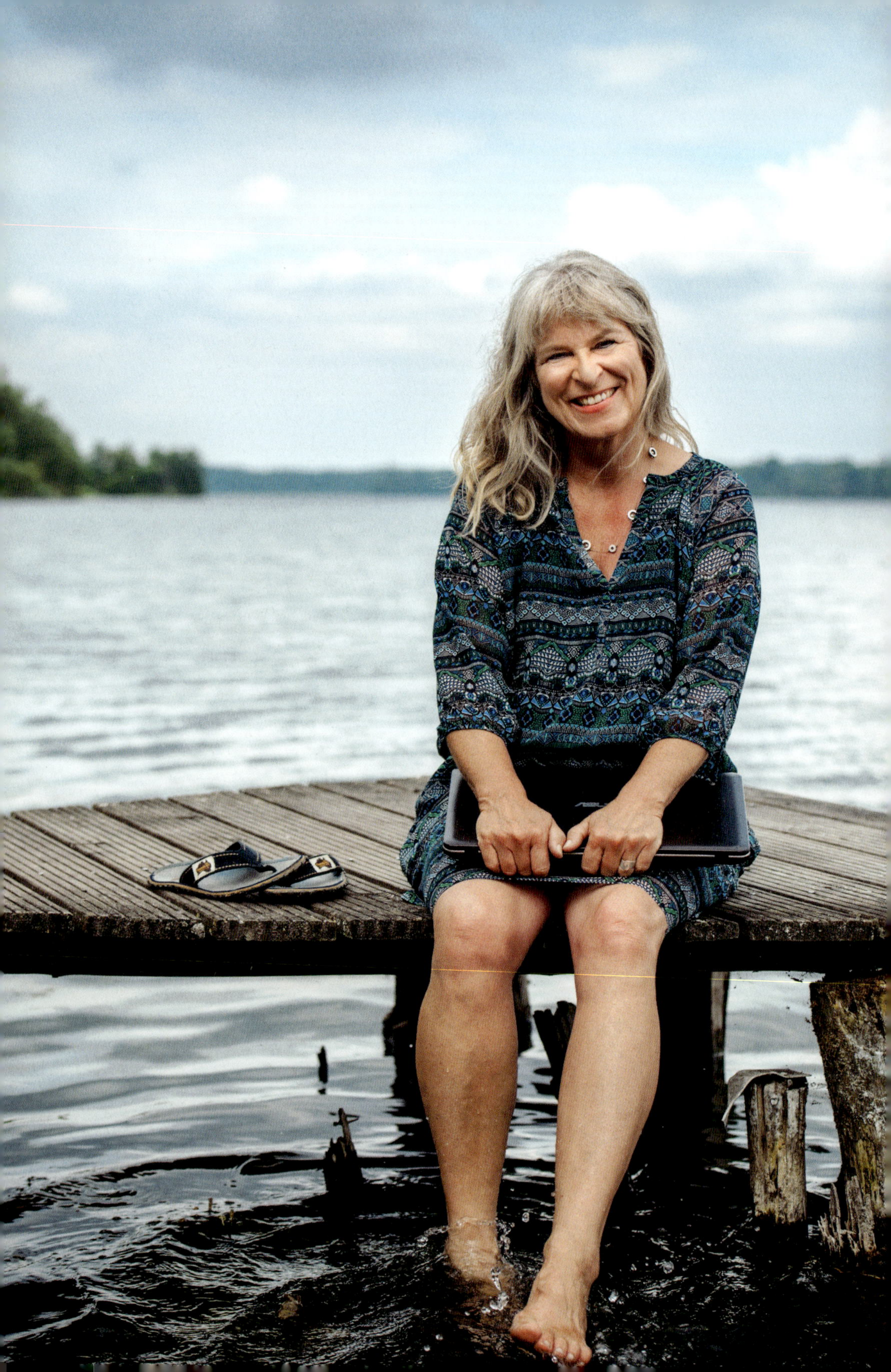

Heike Virchow startete mit Ende fünzig ins Van-Life.

Heike Virchow arbeitet als Wirtschaftstexterin und -lektorin für Finanz- und Industrieunternehmen und ist damit ziemlich erfolgreich. Nicht unbedingt der Beruf, den man erwartet, wenn jemand in einem Camper lebt und arbeitet. Und doch ist es genau das Leben, für das Heike sich entschieden hat.

Als wir auf die alte Backsteinkirche in Zarrentin zufahren, sehen wir den silbernen Van bereits auf dem Parkplatz stehen. Hamburger Kennzeichen – das muss Heike sein. Denn in Hamburg hat sie bis Mai 2022 in einer großzügigen Altbauwohnung gelebt. Und dort ist auch ihr Camper-Van gemeldet, den sie liebevoll »Schatzy« nennt. Mit ihm ist sie in Deutschland und im nahen Ausland unterwegs und steht alle paar Tage woanders, manchmal in Städten, manchmal auf dem Land. Dann ist auf den knapp zehn Quadratmetern des Fahrzeugs ihr gesamtes Hab und Gut untergebracht? »Nicht ganz«, lacht Heike. Den Rest habe sie in der Nähe von Hamburg eingelagert. Ob sie sich vorstellen kann, irgendwann wieder in eine Wohnung zu ziehen, will ich wissen. Heike zuckt mit den Schultern. »Kann schon sein, aber momentan fühlt sich der Camper-Van genau richtig an.«

Seit sie denken könne, habe sie nie wirklich lange an einem Ort gelebt: »Schon als Kind und Jugendliche bin ich mit meiner Mutter mehrmals umgezogen, erst von meiner Geburtsstadt Berlin nach Westfalen und dann allein dreimal innerhalb des Kreises Minden.« Später studierte und arbeitete sie im Ausland: ein Jahr im kanadischen Calgary als »Mother's Help« (»Eine Art Au-pair, nur Vollzeit und daher etwas besser bezahlt«) und zwei Semester an der »Poly« im britischen Oxford im Rahmen ihres Sprachstudiums an der Uni Gießen. »Ich bin gerne auf Entdeckungsreise und habe im Laufe der Jahre viele Wohn- und Lebensformen ausprobiert: alleine leben, in einer WG, im Wohnheim, mit der Familie. Und jetzt eben im Van, ›on the road‹!« Sie lächelt, nein: Sie strahlt. Man spürt, wie viel Freude ihr dieses »Van-Life« macht, das man ja eher von hippen Influencerpaaren auf Weltreise kennt als von einer Endfünfzigerin auf Deutschlandtour.

Zuvor hatte Heike – abgesehen von den vielen Umzügen – ein Leben wie viele andere gelebt. Mit Mitte zwanzig lernt sie ihren Mann kennen, heiratet, bekommt zwei Kinder. »Auch damals habe ich immer gearbeitet. Klar, das war anstrengend, allein schon wegen der täglich dreistündigen Pendelei mit dem Zug von unserem Wohnort zur Arbeitsstelle!« Im Jahr 2000 schließlich, mit 37 Jahren, kündigt Heike ihre Festanstellung bei einem Finanzdienstleister und macht sich selb-

HEIKES TIPPS, UM GLÜCKLICH ÄLTER ZU WERDEN

1. Mach dein Ding.

2. Halte es mit der Band »Die Ärzte« und »lass die Leute reden«.

3. Pflege dein soziales Netz, investiere Zeit in gute Freundschaften, bleib offen und neugierig für neue Impulse und auch für Veränderungen in dir.

»Im Van gibt es keinen Alltag!«

ständig. »Ich wollte mehr Flexibilität in meinem Leben und mehr Freiheit! Nicht mehr ›nine to five‹, sondern zu den Uhrzeiten arbeiten, die für die Familie und mich passten. Und mit den Menschen und für die Kundinnen, die meinen eigenen Werten entsprechen.« Das Geschäft läuft gut, bald zählen etliche DAX-Unternehmen zu ihrem Kundinnenstamm.

Acht Jahre später trennen sich Heike und ihr Mann. »Wir haben uns in den 25 Jahren, die wir uns kannten, einfach in verschiedene Richtungen entwickelt.« Als die Kinder groß sind und das Nest verlassen, zieht auch Heike um – nach Hamburg, in ihre Lieblingsstadt. Dort lebt sie, bis sie die Neugier auf ein ganz anderes Leben packt.

Liebe Heike, du hat deine 130-Quadratmeter-Altbauwohnung gegen einen Camper mit knapp zehn Quadratmetern eingetauscht. Warum?

Da kamen ein paar Dinge zusammen, und natürlich war es auch kein spontaner Entschluss, der fiel nicht von heute auf morgen. Die Entscheidung hat schon eine Weile gebraucht und musste in mir reifen.

Angefangen hat alles bei einem Camping-Wochenende mit Freunden auf Sylt im Sommer 2019. Die Ungezwungenheit, die Nähe zur Natur, die Möglichkeit, den ganzen Tag draußen zu sein … dieses Leben hat mich einfach froh gemacht. Dann kamen die Coronapandemie und die schier endlosen Lockdowns. Ich fühlte mich zunehmend einsam in meiner großen Wohnung und stürzte in eine Depression … Wenige Wochen nach der Diagnose entschied ich mich für eine stationäre Therapie. In der Klinik sollten wir unser »neues Selbst« visualisieren – dabei wurde mein Drang nach Freiheit und Flexibilität, der mich ja schon mein Leben lang begleitet, überdeutlich. Und genau da erinnerte ich mich wieder an das Wochenende im Wohnwagen auf Sylt, an dieses intensive Gefühl von Freiheit und Unabhängigkeit und an das Glücksgefühl, das ich während dieser Tage gespürt hatte.

Und dann hast du einen Van gekauft und bist eingezogen?

Nicht ganz! (lacht) Im August 2020 habe ich mir eine kleine Auszeit in der Ferienwohnung

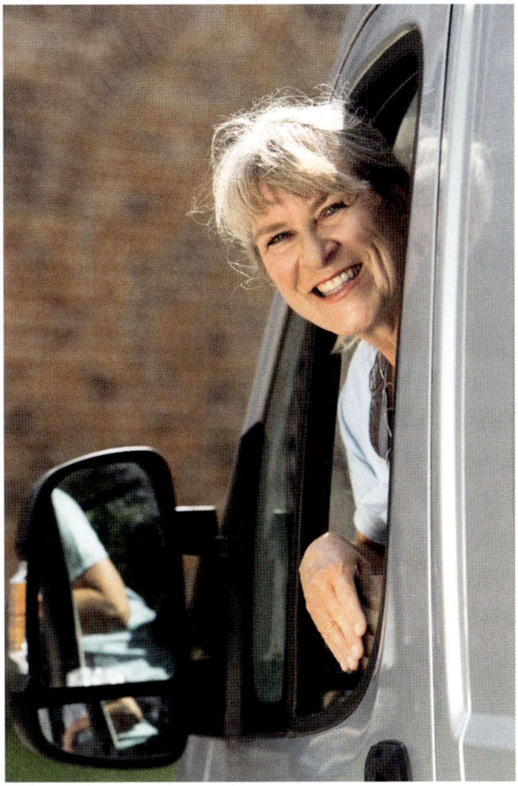

»Der Camper hat mein Leben komplett verändert.«

eines Campingplatzes gegönnt, dort eine Dauercamperin kennengelernt und mich noch am selben Tag auf einen eigenen Stellplatz beworben. Warteliste – ich rechnete mir wenig Chancen aus. Und ich hatte ja auch gar kein Fahrzeug, das ich hätte draufstellen können. Aber ich wusste einfach: Hier, direkt an der Elbe, will ich sein. Anfang Dezember 2020 bekam ich Bescheid, dass ich einen Dauerplatz bekomme – ich konnte mein Glück kaum fassen –, und sogar direkt neben der Dauercamperin, die ich kennengelernt hatte. Dann fingen die Überlegungen und Recherchen an: Wohnwagen oder Van, neu oder gebraucht, wie groß, wo kaufen? Bei einem Händler für gebrauchte Wohnmobile habe ich ihn dann entdeckt. Ich sah ihn und wusste sofort: Der ist es! Das war kurz nach Weihnachten 2020. In den folgenden Monaten bin ich dann erst mal kürzere, dann immer längere Touren gefahren, habe meinen Dauerplatz – er ist ein wenig meine »Heimat« – für mich hergerichtet und viele schöne Tage dort verbracht. Tja, und dann entstand in mir mehr und mehr der Wunsch, möglichst immer draußen und immer öfter unterwegs zu sein. Im November 2021 habe ich angefangen, peu à peu meine Wohnung aufzulösen, und viel Ballast abgeworfen. Auch emotional. Allein das war schon eine spannende Reise … zu mir selbst.

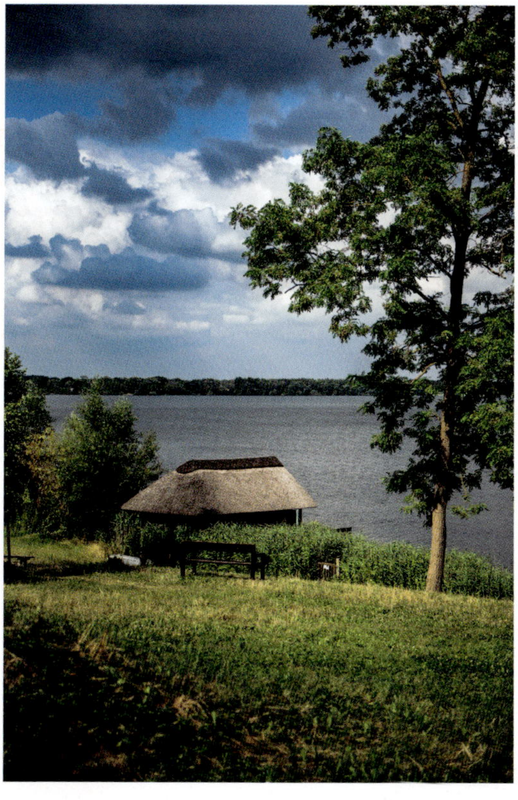

Wie müssen wir uns den Alltag im Van vorstellen?

Das ist ja das Tolle am Van-Life und das, was mich so glücklich macht: Es gibt keinen Alltag und keine Routine. Jeder Tag ist anders. Natürlich ist das eine Herausforderung, schon aus praktischer Sicht. Ein Beispiel: Anders als in einer Wohnung kommt das Wasser im Van ja nicht einfach aus der Leitung – vielmehr muss ich es erst in den Tank füllen, damit ich mich damit waschen kann. Ebenso wenig fließt das Abwasser einfach in die Kanalisation. Und warm wird es im Van auch nur, wenn die Gasflaschen gut gefüllt sind und ich genug Strom habe. Diese vielen Kleinigkeiten beschäftigen mich ganz schön … und dann kommt ja noch die Erwerbsarbeit hinzu, das sind je nach Dringlichkeit der Aufträge zwischen zwei und acht Stunden am Tag.

Und die erledigst du … wo? Gibt es einen ausklappbaren Schreibtisch?

Nein, keinen Schreibtisch. Im Van ist ein Tisch für alles. Aber wenn es nicht zu kalt ist, arbeite ich draußen, an einem Holztisch vor meiner Schiebetür. Dank der Markise geht das sogar bei Nieselregen, bei Sonnenschein sowieso. Wenn es richtig heiß ist, und solche Tage dürften künftig ja häufiger werden, kann ich gar nicht nah genug am Wasser arbeiten.

Du wirkst sehr zufrieden und »angekommen« …

Das bin ich auch. Gerade ist dieses Leben genau das richtige für mich. Ich genieße das Unterwegssein sehr und nehme mir ganz viel Zeit für die Landschaften und die Ausblicke. Ich sitze im Van beim Fahren ja relativ hoch – da sieht man links und rechts der Straße viel mehr:

Greifvögel, Wild, Seen, Wälder. Überhaupt die Nähe zur Natur, am Wasser zu sein, mich mit Menschen auszutauschen – aber dann auch wieder allein zu sein und durchatmen zu können. Der Camper hat mein Leben komplett verändert: Wo ich bin, wie ich bin, wen ich treffe, was ich esse, wie mein Alltag aussieht und wie viel ich arbeite. Als jemand, die Veränderung liebt und immer schon geliebt hat, macht mich das wirklich glücklich.

Wo bist du denn mit deinem »Schatzy« schon überall herumgekommen?

Ich bin viel in Deutschland unterwegs, besuche Freundinnen, meine Mutter, meine Kinder und mein Enkelkind – überhaupt Menschen, mit denen ich gerne zusammen bin, die mir viel bedeuten, oder Orte, die mich interessieren. Mal zwei Wochen in Köln (wo meine Tochter wohnt), mal ein paar Tage an der Nord- oder Ostseeküste, in Berlin (wo mein Sohn wohnt), in Hessen, Baden-Württemberg, Bayern oder Mecklenburg-Vorpommern ... ich genieße die Flexibilität meines Nomadenlebens sehr. Ach ja, in Schweden und Dänemark war ich auch schon.

Wo und wie möchtest du in zehn Jahren leben?

Das weiß ich nicht und darüber mache mir aktuell auch gar keine Gedanken. Ich lebe erst mal nur im Augenblick – ohne Plan B. Vielleicht bin ich ja immer noch mit meinem Camper unterwegs, vielleicht lebe ich mit Menschen, die ich besonders mag, vielleicht in einem gemeinschaftlichen Wohnprojekt. Wir werden sehen.

LUST AUF EIN LEBEN IM VAN? HIER SIND HEIKES EMPFEHLUNGEN:

1. Frag dich: Passt Leben und Arbeiten im Van zu deiner persönlichen Lebenssituation und könntest du es mit deinem Beruf vereinbaren? Was müsstest du beruflich oder persönlich verändern?

2. Prüfe: Reichen deine finanziellen Mittel und dein Know-how für die Anschaffung und/oder den Selbstausbau eines Fahrzeugs? Wenn nicht, was brauchst du und woher könntest du es bekommen?

3. Geh auf Caravan-Messen, sondiere den Markt für verschiedene Fahrzeugtypen und -größen, informiere dich über die Möglichkeiten des digitalen Nomadentums.

4. Probiere das mobile Leben aus und miete dir einen Camper-Van/ein Wohnmobil oder erst mal einen Wohnwagen auf einem Campingplatz.

5. Du musst nicht alles auf einmal entscheiden, und es muss keine Entscheidung für den Rest deines Lebens sein. Lass dein Herz (oder dein Bauchgefühl) sprechen, es kennt den Weg.

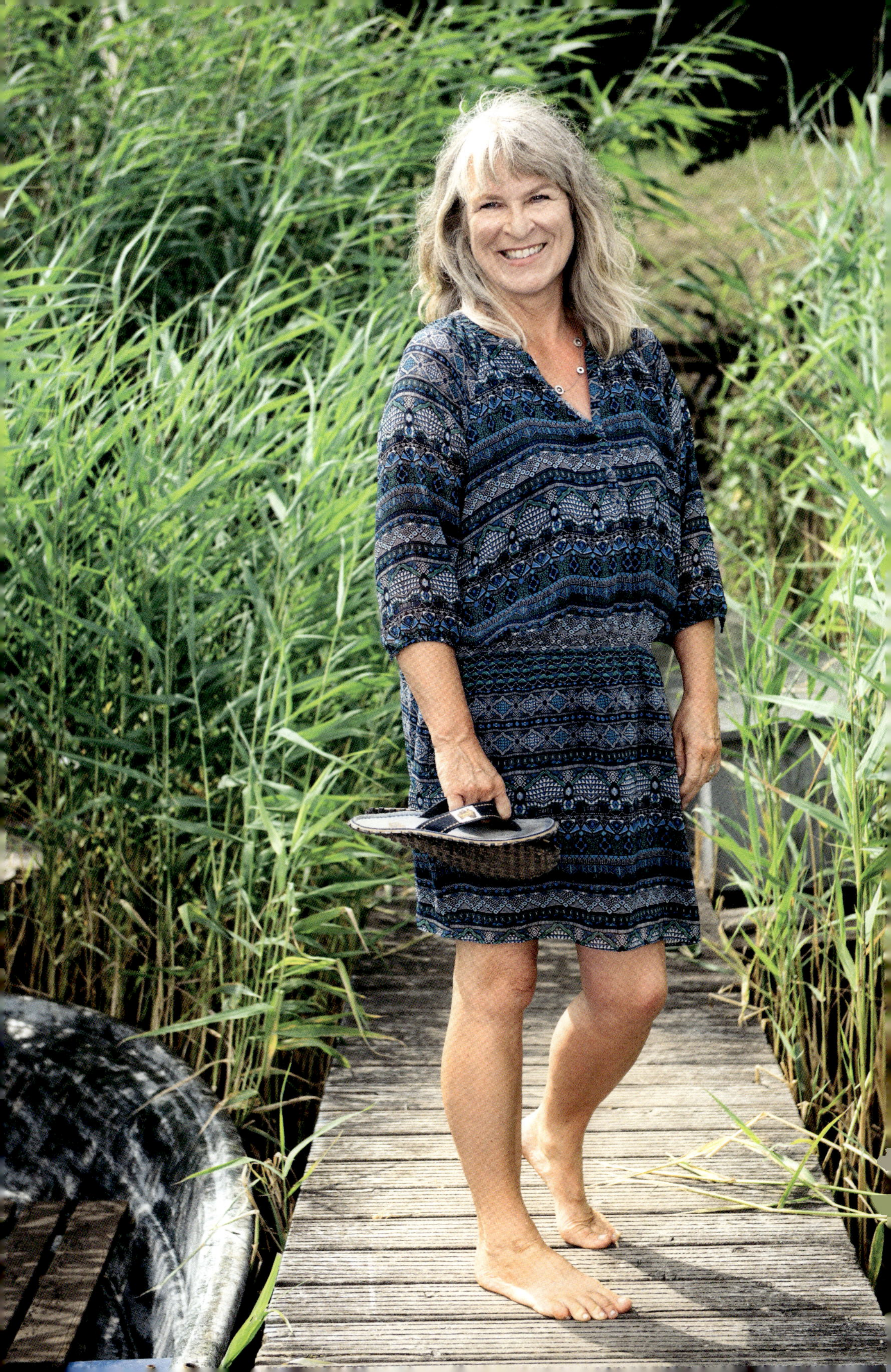

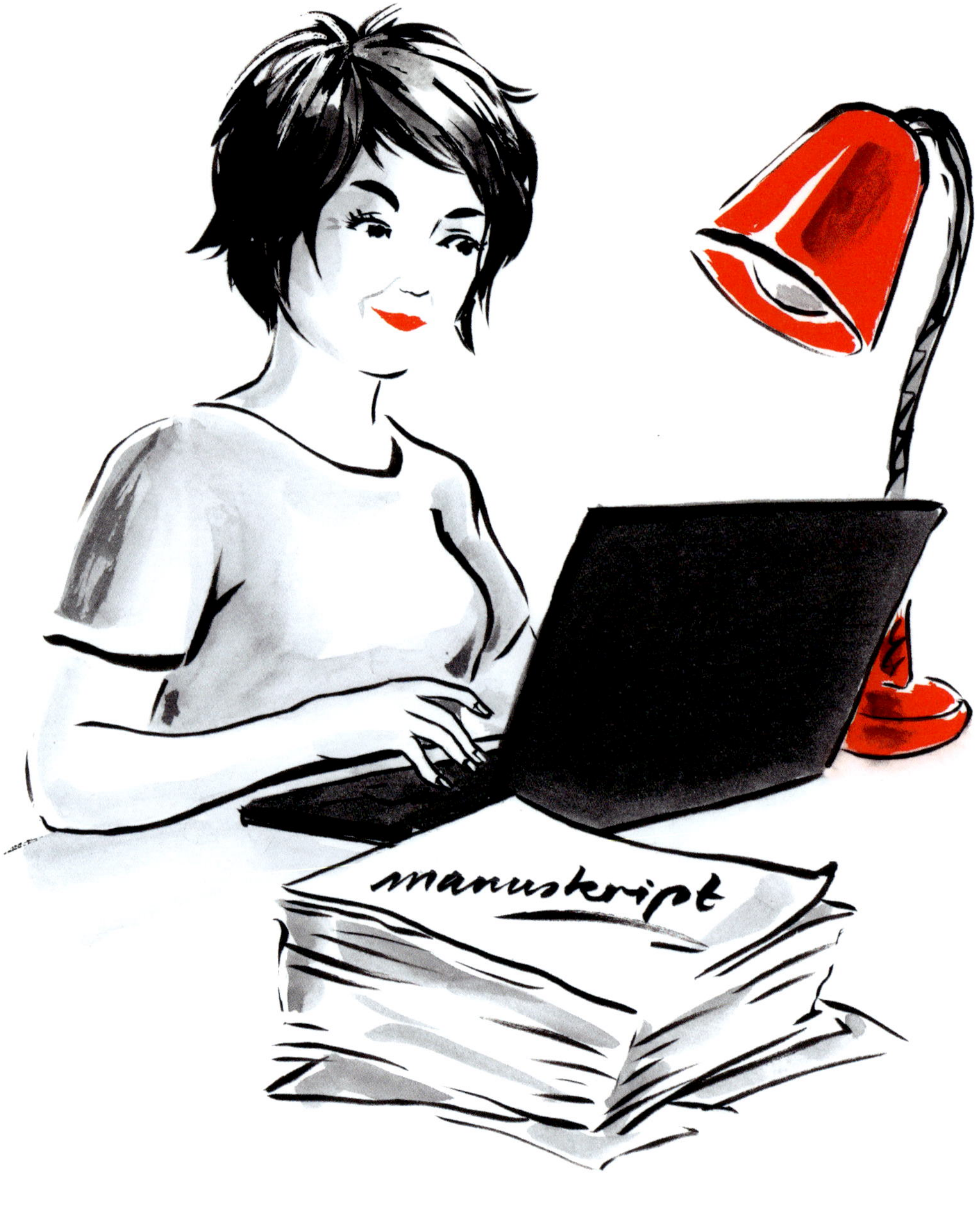
manuskript

RUHESTAND

Große Freiheit oder großer Frust?

Jahrzehntelang war es das gleiche Ritual: Einmal im Jahr holte ich den Rentenbescheid aus meinem Briefkasten. Ich warf einen kurzen Blick auf die dürftigen Zahlen, dann wurde der Zettel gelocht, abgeheftet und vergessen. Bis zum nächsten Jahr. Natürlich, irgendwann ..., dachte ich dann jedes Mal, während ich den Aktendeckel zuklappte und den Ordner zurück ins Regal schob. Irgendwann kommt mein letzter Arbeitstag und irgendwann wird es auch Zeit, mir über die Rente Gedanken zu machen. Aber jetzt noch nicht! Ich bin doch viel zu jung dafür, zu hungrig auf das Leben und voller beruflicher Pläne.

Bis dieses »irgendwann« mit Mitte fünfzig dann doch gekommen war. Plötzlich fielen Worte wie »pensioniert werden« oder »Vorruhestand«, wenn ich mit Freundinnen unterwegs war. Beim Grillen wurde diskutiert, ob die Rente noch sicher ist und wie es mit der privaten Altersvorsorge steht. Wie oft wurde in die Runde gefragt: »Und – wie lange hast du noch?« Bei anderen wiederum war »es« schon so weit. Sie gingen in Altersteilzeit, in den Vorruhestand oder waren 65 geworden und erhielten statt ihres Gehalts nun Zahlungen von der Rentenkasse in mehr oder weniger auskömmlicher Höhe.

Bei solchen Gesprächen schüttelte ich innerlich ungläubig den Kopf: Gerade war ich doch noch Berufsanfängerin gewesen, hatte mir vom ersten Gehalt ein schickes Kostüm gekauft, Karrierepläne geschmiedet – und nun sollte es mit schnellen Schritten auf die Rente zugehen? Wo war die Zeit geblieben? Musste ich mich jetzt tatsächlich damit auseinandersetzen, wie mein (Arbeits-)Leben in den nächsten Jahrzehnten aussehen würde? Offenbar.

Wollte ich – als Selbständige – so lange wie möglich arbeiten, auch nach meinem offiziellen Eintritt ins Rentenalter? Womöglich, abgesichert durch regelmäßige Pensionszahlungen, nur noch die Aufträge annehmen, auf die ich wirklich Lust hatte? Oder eventuell etwas ganz anderes machen? Und was würde dieses »andere« sein können? Reisen, VHS-Kurse, Ehrenamt und – vielleicht – Enkelkinder? Würde ich am Ende mit der freien Zeit nichts anzufangen wissen und mein Dasein mit Verkaufsfernsehen, Nachrichtensendern und Daily Soaps verbringen? Aussichten, die mich schaudern ließen. Ich sah mich als verlotterter Schatten meiner selbst im Fernsehstuhl sitzen. Links eine Chipstüte, rechts die Fernbedienung. Nein, so wollte ich auf keinen Fall enden.

»Mein Plan für den Ruhestand: das Leben jeden Tag aus vollem Herzen und mit allen Sinnen genießen.«

Irit Eser

Die durchschnittliche Lebenserwartung von Frauen beläuft sich beim gesetzlichen Renteneintritt auf weitere circa zwanzig Jahre. Das ist länger als die Lebensphase zwischen Geburt und Volljährigkeit. Da darf man schon ein bisschen Muffensausen vor der großen Leere nach dem letzten Arbeitstag kriegen. Denn so sehr sich viele Berufstätige auf das Wochenende und den Urlaub freuen – immer Wochenende und immer Urlaub dürften ein wenig langweilig werden. Natürlich sehnt man sich nach Ruhe und Entspannung, wenn das Telefon ständig klingelt, die Präsentation noch fertig werden muss und der Chef ein weiteres dringendes Anliegen hat – aber gar kein Stress mehr? Womöglich macht das auch keinen Spaß.

Das Geheimnis eines gelungenen Renteneintritts dürfte wohl sein: sich in aller Ruhe darauf einzulassen. Sich Zeit nehmen für sich selbst. Neue Möglichkeiten erkunden. Es ist eine der schönen Seiten des Älterwerdens, nichts mehr zu müssen, aber noch vieles zu können.

Nutzen Sie diese Chance. Spüren Sie, wie sich das Leben nach den Arbeitsjahren anfühlt. Wenden Sie sich neuen Abenteuern zu. Einige Unis bieten spezielle Programme für Seniorinnen an – vielleicht wollen Sie damit Ihren Horizont erweitern? Können Sie Ihre Kompetenzen und Fähigkeiten anderen zur Verfügung stellen? Kurse anbieten, Lehrgänge oder Menschen kostenlos unterrichten? Verwirklichen Sie Ihre Träume: Schreiben Sie einen Roman, einen Krimi, oder werden Sie als »Silver Influencerin« oder »Best-Ager-Model« erfolgreich – warum nicht? Oder, wenn Sie gut mit Kindern und Jugendlichen können, erkunden Sie den Erdball als »Granny-Au-pair«. Gewiss, nicht alles ist als Pensionärin noch möglich, aber doch sehr vieles.

LESETIPPS

Carola Kleinschmidt: Jung alt werden. Warum es sich mit vierzig schon lohnt, an 80 zu denken. Ellert & Richter 2010.
Leben, arbeiten, älter werden – welche Weichen können wir stellen, damit dies gelingen kann? Ein Ratgeber, nicht nur für Rentnerinnen, sondern für alle, die gut alt werden wollen.

Andreas Bergmann: Endlich im Ruhestand – und jetzt? Viatis 2019.
Ja, was jetzt? Was tun mit der neu gewonnenen Freizeit? Das Buch liefert hundert inspirierende Ideen für ein erfülltes Leben. Themen sind Sport, Gesundheit, Ehrenamt oder einfach nur Spaß haben.

Was Sie tun können, damit der Ruhestand Sie nicht aus der Ruhe bringt

1

Kümmern Sie sich um Ihre Altersvorsorge. Und zwar möglichst frühzeitig, nicht erst, wenn die Rente schon vor der Tür steht. Mit einem guten Finanzpolster macht der Ruhestand einfach mehr Spaß.

2

Planen Sie Ihren Renteneintritt mit ausreichend Vorlauf. Vielleicht gibt es in Ihrem Unternehmen die Möglichkeit zur Altersteilzeit, als Selbstständige könnten Sie schrittweise weniger arbeiten. Regeln sie Ihre Nachfolge und bringen Sie Ihre Projekte unbedingt zum Abschluss. Eine gute Übergabe und ein (im übertragenen Sinn) aufgeräumter Schreibtisch sorgen für Seelenfrieden, sagt die Hirnforschung. Unerledigtes hingegen bleibt im Kopf und kann uns in unseren Plänen und Vorhaben (»Zeigarnik-Effekt«) bremsen. Und genau das können wir im Ruhestand ja nun wirklich gar nicht gebrauchen!

3

Lassen Sie sich nicht stressen. Selbst wenn Sie bei Renteneintritt noch keinen Plan haben, was Sie Ihrer Zeit anfangen sollen: Es gibt keinen Grund für Aktionismus. Nichts zu tun, ist absolut eine Option. Zumindest eine Weile lang. Denn dauerhaft den Tag zu vertrödeln, kann auch zermürben. Vielleicht sammeln Sie in den letzten Arbeitsjahren schon mal Ideen?

4

Es könnte erst mal holprig werden. Sich nach vierzig oder mehr Arbeitsjahren noch mal neu zu erfinden, ungewohnt viel Zeit mit der Partnerin oder dem Partner zu verbringen und den Tagesablauf neu zu gestalten ... es wäre ein Wunder, wenn es da zwischendrin nicht mal knallen würde. Seien Sie also nicht zu streng mit sich selbst oder anderen frisch gebackenen Ruheständlerinnen. Wie meinte Loriot im Film *Pappa ante portas* so richtig: »Das ist mein erster Ruhestand. Ich übe noch.«

5

Strukturieren Sie Ihren Alltag. Ausschlafen, mittags frühstücken und »Pyjamas all day« – für manche mag das nach den vielen Arbeitsjahren wie eine Verheißung klingen. Aber Achtung, bitte nicht komplett verlottern, schließlich haben Sie ja noch viel vor in Ihrem Ruhestand!

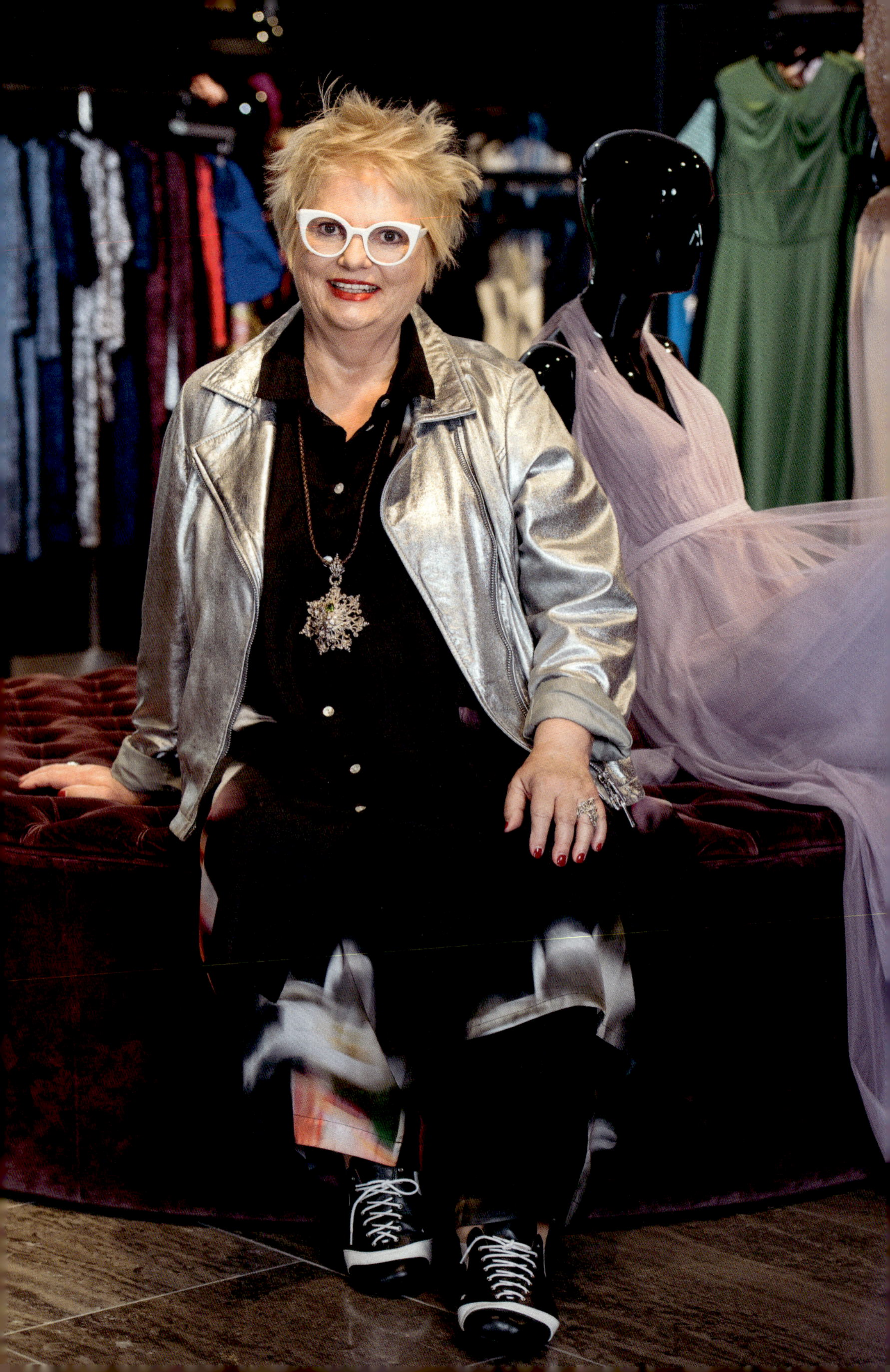

Ria Schatzschneider macht Frauen mit Mode glücklich.

Sie könnte schon längst im Ruhestand sein. Aber warum sollte Ria Schatzschneider in Rente gehen, wenn ihre Arbeit als Modeverkäuferin sie einfach glücklich macht und sie sich jeden Tag wieder auf ihre Kolleginnen und Kundinnen freut? Ihr Motto: Sag niemals »Dazu bin ich zu alt«!

Es ist sieben Uhr morgens, als uns der Pförtner ins Münchner Traditionskaufhaus Ludwig Beck einlässt. Das Haus ist noch dunkel, für Kunden wird erst um zehn Uhr geöffnet, nur der Personaleingang ist beleuchtet. Ria Schatzschneider wartet schon. Mit verwuschelten blonden Haaren und sichtlich aufgeregt steht sie vor uns. Neben ihr eine große Tasche mit unterschiedlichen Outfits, Schuhen, Accessoires. Mode ist ihre große Leidenschaft.

Mit dem Lieferantenaufzug geht es nach oben. In den dritten Stock – in Rias Reich. Mit einem breiten Lächeln führt sie uns herum und zeigt uns mit unverhohlenem Stolz die Abteilung für große Größen, wo sie Frauen seit über zwanzig Jahren beim Einkaufen berät. Das ist ihr ein besonderes Anliegen, eine Herzenssache, denn Ria weiß aus eigener Erfahrung, wie schwierig es ist, sich jenseits der Kleidergröße 42 modisch einzukleiden. Und wie glücklich diese Kundinnen – und Ria! – sind, wenn sie mit einem tollen Kleid den Laden verlassen. »Ich könnte schon seit über fünf Jahren Rentnerin sein«, verrät sie, während sie ein schief hängendes Kleid zurechtrückt. »Aber ich liebe meine Arbeit einfach so sehr – es macht mich jeden Tag glücklich, wenn ich durch den Personaleingang hereinkomme, meine Kolleginnen treffe und Kundinnen beraten darf. Warum sollte ich wegen einer Zahl auf der Geburtsurkunde damit aufhören?«

Dabei ist sie erst über Umwege zu ihrem Traumberuf gekommen. In Recklinghausen geboren – »wir wohnten direkt neben der Zeche!« – zieht sie als Jugendliche mit ihren Eltern nach München und absolviert eine Ausbildung zur Industriekauffrau in einem Maschinenbauunternehmen. »Eigentlich wollte ich Krankenschwester werden, aber mein Vater war dagegen – weil das Ausbildungsgehalt so niedrig war – und der hatte in solchen Angelegenheiten das Sagen ...« Lang hält es sie nach dem Abschluss nicht in ihrem Lehrberuf. Sie wechselt in eine Anwaltskanzlei, dann in eine Vermögensberatung und geht schließlich mit Anfang dreißig als Au-pair nach England: »Tagsüber habe ich gearbeitet, abends bin ich mit Freunden ausgegangen und habe Party gemacht. Ich habe mein Leben wirklich genossen ...«

Wieder zurück in Deutschland heiratet Ria und bekommt zwei Töchter. Neben der Familienarbeit jobbt sie in der Anwaltskanzlei ihres

RIAS TIPPS, UM GLÜCKLICH ÄLTER ZU WERDEN

1. Das Wichtigste: Niemals den Satz »Dafür bin ich zu alt!« sagen.
2. In Bewegung bleiben, geistig wie körperlich.
3. Dem Herzen und der Leidenschaft folgen, auch im Alter.

NIA – GETANZTE LEBENSFREUDE

NIA (Neuromuskuläre Integrative Action) wurde in den 1980er Jahren in den USA entwickelt und vereint Elemente von Modern Dance, Yoga, Tai-Chi und aus dem Kampfsport. Tanzbewegungen wechseln sich mit kraftvollen Sequenzen und ruhigen Entspannungsübungen ab. Auch Freestyle ist erlaubt. Musik und Rhythmus spielen bei NIA eine wichtige Rolle, mit denen auch Gefühle und Stimmungen umgesetzt und ausgedrückt werden.

Mannes. Was keine gute Idee ist. »Wir haben uns ständig in die Haare gekriegt. Um unsere Ehe zu retten, habe ich irgendwann fristlos gekündigt«, erzählt sie lachend.

Als die beiden Töchter größer und langsam flügge werden, überlegt Ria: Wieder zurück in eine Kanzlei? Nein, das will sie nicht. Aber Anfang fünfzig – wenn andere langsam kürzertreten oder über den Ruhestand nachdenken – noch mal etwas ganz Neues beginnen? Einen Versuch ist es wert, denkt Ria und besucht ein Seminar zur beruflichen Neuorientierung. Sie landet als Praktikantin bei Ludwig Beck. Mit 51. Die anderen Praktikantinnen sind nicht mal halb so alt. »Das hat mich allerdings nie gestört, im Gegenteil: Ich liebe es, mit jungen Menschen zu arbeiten, überhaupt mit ihnen zusammen zu sein.« Als ihr nach dem Praktikum eine Stelle in der Abteilung für große Größen angeboten wird, ergreift sie diese Chance. »Das war die beste Entscheidung meines Lebens!« Arbeit ist plötzlich mehr als Geld verdienen, sie wird zur Leidenschaft. Eine Leidenschaft, die sie bis heute erfüllt: »Ich kann mir keinen schöneren Beruf vorstellen, als Frauen zu ihrem schönsten Ich zu verhelfen! Zumal, wenn diese mit sich selbst, mit ihrer Figur und ihrem Aussehen hadern. Das ist mehr als Modeberatung, das ist schon fast Psychotherapie.«

Liebe Ria – du wirkst wie ein einziger Sonnenschein. Stimmt dieser Eindruck?

(lacht) Doch, ich bin wirklich ein sehr positiver Mensch. Das Glas ist bei mir halbvoll, nicht halbleer. Das war aber nicht immer so. Ich musste diese Haltung auch erst lernen. Früher war ich oft am Jammern, das musste ich mir ganz bewusst abgewöhnen. Über viele Jahre hinweg habe ich dazu einmal im Jahr ein zweiwöchiges »Glückscamp« in Spanien besucht, in dem es tatsächlich nur um eines ging: zu lernen, glücklich sein! Das hat mich sehr geprägt und mir auch sehr geholfen. Eine Jammertante wie früher bin ich schon lange nicht mehr. Und wenn meine Stimmung wirklich mal unten ist, dann mache ich Lachyoga oder tanze mein heißgeliebtes NIA, das hebt meine Laune sofort. NIA ist ein Fitnesstanz, der auf der ganzen Welt getanzt wird. Die Bewegung, der Schwung, die Musik dazu – da geht mir jedes Mal wieder das Herz auf. NIA hat mein Leben kolossal verändert. Es mag seltsam klingen, aber durch das Tanzen habe ich mich noch mal ganz neu entdeckt. Und ich bin dadurch zu einem glücklicheren Menschen geworden.

Kann man Glück denn lernen?

Auf jeden Fall! Auch ich musste erst mal üben, mit offenen Augen durchs Leben zu gehen und das Glück überhaupt zu sehen. Vor allem das kleine, eher unscheinbare Glück – dem man oft begegnet, das man aber nicht immer als solches wahrnimmt. Glücksmomente – sei es eine besondere Begegnung, der Anruf einer alten Freundin oder ein Lied, das zum Tanzen einlädt – bewusst zu erkennen und sich daran zu freuen – das kann man lernen. Jede und jeder.

Was macht dich ganz konkret glücklich?

Da gibt es vieles. Selbstverständlich meine zwei Töchter, auf die ich sehr stolz bin. Dann meine Arbeit, die mich erfüllt und jung hält, und NIA, das mir Lebensfreude und Leichtigkeit gibt.

»Sag niemals: ›Dafür bin ich zu alt‹!«

Überhaupt genieße ich das Leben mit allen Sinnen, ich liebe es, mit Freundinnen und Freunden unterwegs zu sein und tanzen zu gehen. Da hat sich seit meinen jüngeren Jahren nicht viel verändert.

Und wie gehst du mit Problemen und Schwierigkeiten um?

Insgesamt hat es das Leben gut gemeint mit mir, das muss ich zugeben. Wirklich große Probleme und Belastungen – schwere Krankheit, Trennung oder Geldnot – hatte ich nie, Gott sei Dank. Aber natürlich lief auch bei mir nicht alles glatt. Allein schon mein beruflicher Werdegang hat mich über viele Jahre nicht zufrieden gemacht. Von meinen Eltern habe ich aber gelernt: hinfallen, aufstehen, Krönchen richten, weitermachen. Der Spruch mag mittlerweile schon etwas abgenutzt sein, aber genauso halte ich es. Ich mache einfach weiter.

Hat sich dein Leben in den letzten zehn Jahren verändert?

Ich habe gelernt, mich selbst zu lieben und genauso anzunehmen, wie ich bin. Und bin immer noch dabei! Mein Aussehen, meine Kleidergröße, auch mein Alter – das spielt für mich heute keine Rolle mehr. Das war früher anders. Mittlerweile finde ich mich genau so schön, wie ich bin. An diesen Punkt zu gelangen, war allerdings ganz schön anstrengend und ist es teilweise noch! Lustigerweise hat mich vor allem meine Arbeit mit Auszubildenden einiges gelehrt. Ich habe begriffen, dass vieles von dem, was ich ihnen mitgab – sich sichtbar zu machen und auf sich stolz zu sein –, auch mir selbst guttat. Und ich habe gelernt, dass man nie zu alt ist, genau damit anzufangen.

Was ist dein »Geheimnis«, glücklich zu altern?

Ich lasse mich nicht vom Alter aufhalten. Schon gar nicht bei den Sachen, die mich mit Freude erfüllen! Ich arbeite, ich tanze, ich singe. Ich habe einfach Spaß am Leben. Bloß weil ich mittlerweile über siebzig bin, höre ich damit noch lange nicht auf.

LACHEN IST GESUND

Lachen stärkt das Immunsystem, lindert Schmerzen und erhöht die Sauerstoffaufnahme. Nicht ganz so bekannt ist, dass der Körper zwischen echtem und unechtem Lachen nicht unterscheiden kann. Genau das macht sich Hasya-Yoga oder Lachyoga zunutze. Diese drei einfachen Übungen heben die Stimmung:

▼ Lächeln Sie Ihr Spiegelbild an – am besten gleich morgens, wenn Sie sich für den Tag fertig machen. Damit starten Sie gleich fröhlicher in den Tag.

▼ Hängen Sie Lach-Smileys in Ihrer Wohnung oder im Büro auf und lächeln Sie diese Smileys an, wenn Sie vorbeilaufen. Das Gehirn speichert dies als positive Erfahrung ab und schon fühlt man sich besser.

▼ Geben Sie den Weihnachtsmann! Bauch raus, ruhig ins Hohlkreuz gehen und dann ein kräftiges »Hohoho!« lachen!

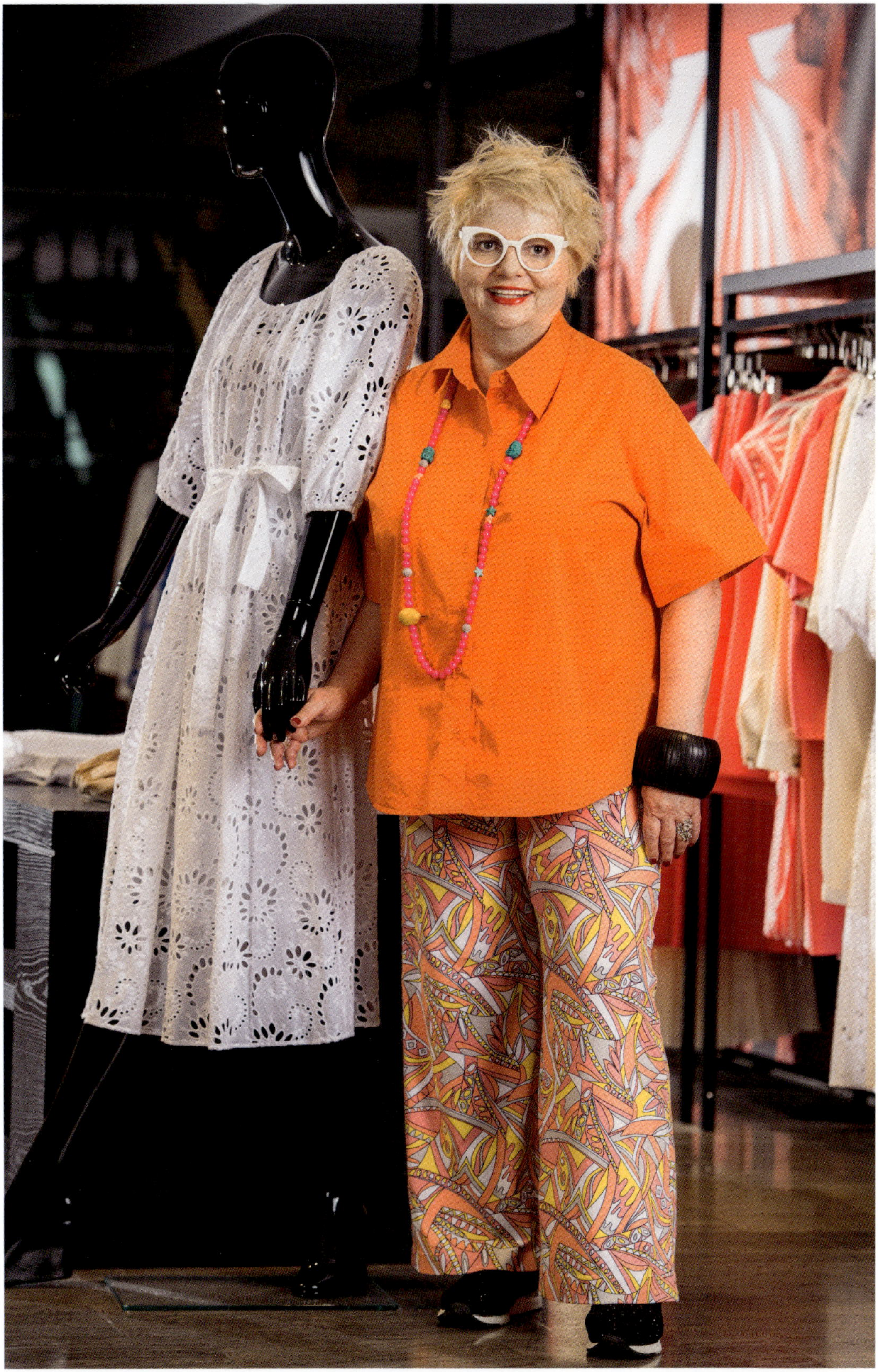

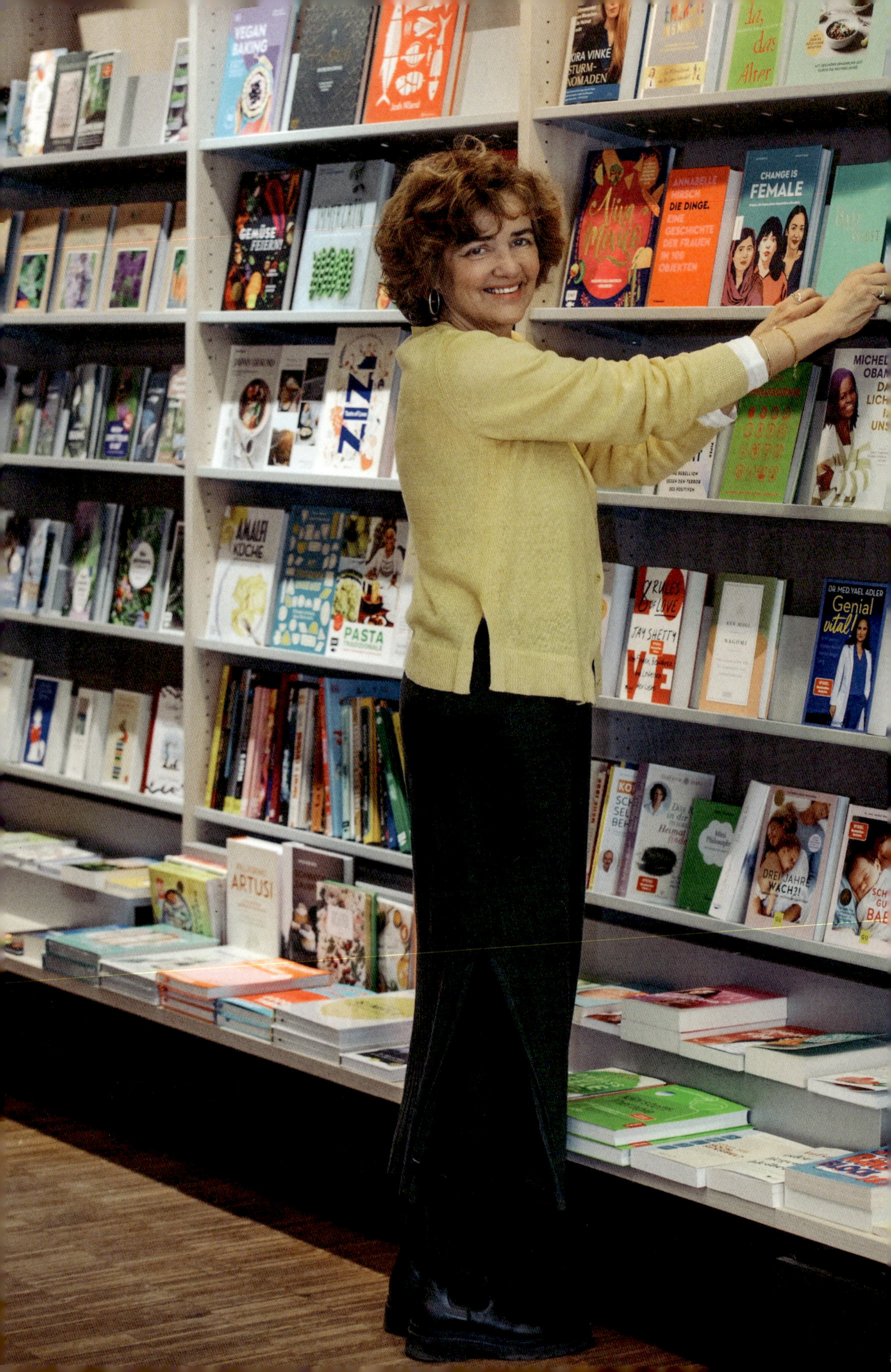
VEGAN BAKING
KIRA VINKE
STURM-NOMADEN
Ja, das Alter
CHANGE IS FEMALE
ANNABELLE HIRSCH
DIE DINGE. EINE GESCHICHTE DER FRAUEN IN 100 OBJEKTEN
GEMÜSE FEIERN!
AMALFI KÜCHE
PASTA
JAY SHETTY
KEN MOGI
NAGOMI
DR MED. YAEL ADLER
Genial vital!
ARTUSI
DREI JAHRE WACH?!

Sophie von Lenthe liebt die Welt der Bücher.

Sie arbeitete als Lektorin und schrieb als Autorin Bestseller. Dann eröffnete Sophie von Lenthe eine Buchhandlung und führt diese seit zwanzig Jahren erfolgreich. Die Arbeit gegen den Ruhestand eintauschen? Kommt erst mal nicht in Frage. Dazu machen Bücher und ihr Laden ihr viel zu viel Spaß.

Sophie von Lenthe verabschiedet gerade die letzten beiden Kundinnen, als wir die Buchhandlung Isartal an einem frühen Samstagnachmittag betreten: eine moderne, lichtdurchflutete, sehr individuelle Buchhandlung, keine Kette, sondern inhabergeführt. Davon gibt es in Deutschland nur noch ein paar Hundert – Tendenz fallend. Die Inhaberin berät hier noch selbst, die Kundinnen schätzen ihre Empfehlungen und kommen gerne wieder.

Vor zwanzig Jahren hat Sophie von Lenthe ihre erste Buchhandlung eröffnet, damals noch auf der anderen Straßenseite. »Der Laden war wirklich winzig, nur vierzig Quadratmeter«, erzählt sie lachend, während sie »verirrte« Bücher wieder zurück ins Regal stellt und die neue Lieferung einsortiert. Man spürt die Freude an der Arbeit: Sophie ist Buchhändlerin mit Leib und Seele.

Dabei wollte sie eigentlich Journalistin werden und absolvierte die renommierte Deutsche Journalistenschule in München (wo zum Beispiel auch Günther Jauch, Axel Hacke und Sandra Maischberger ausgebildet wurden). Doch statt nach dem Abschluss bei einer Zeitung oder einem Magazin unterzukommen, bewirbt sie sich beim dtv Verlag als Lektorin und bekommt die Stelle. Warum sie nie als Journalistin gearbeitet habe, frage ich nach. »Ach, das Hauen und Stechen in der Branche … darauf hatte ich keine Lust. Mir ist es wichtig, selbstbestimmt zu arbeiten. Aber dazu muss ich nicht in der ersten Reihe stehen. Karriere war für mich nie ein Thema.«

Auf einer Fortbildung lernt sie ihren späteren Mann kennen, er ist ebenfalls Lektor. »Uns war schnell klar: Wir wollen eine Familie gründen.« Sophie kommt selbst aus einer großen Familie, sie ist mit vier Geschwistern aufgewachsen. Nach der Geburt ihres zweiten Kindes macht sich Sophie erst als Lektorin, später als Autorin selbständig und arbeitet vom Homeoffice aus. »Natürlich habe ich viel weniger verdient als in meinem früheren Angestelltenjob, aber mit der Rollenaufteilung, die damals ja noch üblich war – der Mann ist der Hauptverdiener –, hatte ich kein Problem. Für mich war die Konstellation ideal.« Zumal sie mit *Kochen mit der Maus* und *Backen mit der Maus* jeweils einen Bestseller landet! »Ich habe für diese beiden Bücher Konzept, Text und auch die Rezepte entwickelt, also quasi alles – die Kinder, mittlerweile 34, 33 und 28, erzählen heute noch davon, dass es während der Produktion des Backbuches immer Kuchen gab …«

Liebe Sophie von Lenthe, erzählen Sie doch mal: Wie kam es, dass Sie vor zwanzig Jahren eine Buchhandlung eröffnet haben?

Hier in der Nähe war damals ein kleiner Laden frei geworden und eine Freundin aus der Schulfamilie – die Mutter einer Klassenkameradin meines Sohnes – fragte mich, ob wir nicht gemeinsam eine Buchhandlung eröffnen wollten. Sie hatte sehr viel Schwung und Elan, das hat mich einfach mitgerissen. Zumal das Nachfolgeprojekt zu den Maus-Kochbüchern, das ich übernommen hatte, eher frustrierend war. Außerdem ist das freie Lektorat ein ziemlich einsamer Beruf – ich war offen für Veränderung. Und so haben wir auf vierzig Quadratmetern die Buchhandlung Isartal eröffnet. Wir hatten beide keinerlei unternehmerische Erfahrung, aber das hat uns nicht gestört.

»Es gibt immer einen Weg.«

Ganz schön mutig!

Allerdings. Aber es lief von Anfang an gut. Eine Buchhandlung hatte hier am Ort offenbar gefehlt, entsprechend groß waren der Zuspruch und das Interesse der Kundschaft. Außerdem war der Laden gut mit unseren Familien zu vereinbaren: Vormittags waren die Kinder ohnehin in der Schule, mittags, zwischen eins und drei, hatten wir geschlossen und nachmittags wechselten wir uns ab. Es war ideal. Nach zwei Jahren stieg meine Partnerin allerdings aus, sie wollte zurück in ihren ursprünglichen Beruf. Ab dann führte ich den Laden allein.

Und wie ging es weiter?

Sehr gut. So gut, dass ich 2008 in größere Räumlichkeiten umgezogen bin, die vierzig Quadratmeter waren ja von Anfang an viel zu klein gewesen. Im Nachhinein wundere ich mich manchmal, wie wir das damals auf so wenig Platz überhaupt hingekriegt haben. Fünf Jahre später wurde dann die Filiale in Pullach eröffnet. Tatsächlich hätte ich noch weitere Filialen übernehmen können, ich bekam immer wieder Angebote. Aber das wollte ich nicht, es wäre einfach zu viel gewesen.

Als Sie die erste Buchhandlung eröffneten, waren Sie 45, bei der zweiten 55 Jahre alt. Da fangen manche schon an, sich mit dem Ruhestand zu beschäftigen.

Das stimmt, und heute bin ich ja noch mal zehn Jahre älter. Mittlerweile werde ich ständig gefragt: »Wie lange willst du denn noch arbeiten?« Dabei will ich noch gar nicht aufhören, ich arbeite wirklich gerne. Ich mag Bücher und ich bin auch gern Unternehmerin. Es ist ein gutes Gefühl, wirtschaftlich erfolgreich zu sein. Und wenn ich in meinen Buchhandlungen bin, freue ich mich immer darüber, wie schön sie sind und wie wohl ich mich fühle. Es ist eine Art Zuhause. Warum soll ich all das aufgeben, bloß weil in meinem Personalausweis ein bestimmtes Geburtsdatum steht?

Klingt alles aber auch nach viel Arbeit ...

Das ist es auf jeden Fall, manchmal zu viel. So ein Laden treibt einen immer wieder vor sich her. Zumal ich eine ziemliche Perfektionistin bin. Ich achte deshalb zunehmend darauf, mich nicht selbst auszubeuten. Das gelingt mir nicht immer, aber immer öfter. (lacht)

Dann ist eine gute Work-Life-Balance für Sie ein wichtiges Thema?

Absolut. Ich will ja noch einige Jahre arbeiten – folglich muss ich mit meinen Kräften haushalten und für ein gutes Gleichgewicht zwischen Stress und Entspannung sorgen.

Das ist ja ein Thema, das viele Menschen umtreibt. Mit mehr oder weniger Erfolg. Ihnen scheint es zu gelingen – wie machen Sie das?

Das mag ein bisschen klischeehaft klingen: Ich praktiziere seit zwanzig Jahren Yoga. Ich habe vor Jahren eine dreijährige Ausbildung zur Yoga-Lehrerin gemacht. Seitdem gehört Yoga zu meiner täglichen Routine und ist ein extrem wichtiger Ausgleich zu allem, was mich stresst. Was mir auch noch wichtig ist: ausreichend zu schlafen. Gott sei Dank habe ich keine Schulkinder mehr und muss nicht mehr um 6.30 Uhr aufstehen – ein schönes Privileg des Alters!
Und natürlich lege ich auch Wert auf gute Ernährung. Teil meiner Yoga-Lehrerinnen-Ausbildung war Ayurveda, da habe ich wirklich viel mitgenommen. Man lernt, auf seinen Körper zu hören und die ganz individuellen Bedürfnisse erst mal

wahrzunehmen und dann entsprechend zu reagieren. Was tut mir gut? Was nicht? Was brauche ich gerade jetzt? Und so weiter. Aber zurück zum Yoga. Mit meinen Asanas starte ich in jeden Tag. Das macht mich gelassener und manchmal sogar glücklich. Und sie helfen einem durch herausfordernde Zeiten.

Wie das?

Im Yoga schaut man nach vorne, nicht zurück. Ganz banal: Man konzentriert sich nicht auf das Problem, sondern auf die Lösung. Das ändert die Perspektive, der Blickwinkel verschiebt sich um 180 Grad. Und wenn man diese Sichtweise einnimmt, dann sind Krisen auch Chancen. Ja, ich weiß, das klingt wie eine Plattitüde. Dennoch bin ich fest davon überzeugt: Es gibt fast immer einen Weg. Man muss ihn halt suchen. Das dauert manchmal.

Wenn Sie noch mal zwanzig wären: Was würden Sie in Ihrem Leben anders machen?

Gar nichts. Ich würde nichts anders machen. Ohnehin wollte ich keine zwanzig oder 25 mehr sein. Obwohl es natürlich toll ist, jung zu sein – auch wenn man in diesem Alter meistens nicht erkennt, was für ein Geschenk das Leben ist.

Und wenn Sie an die Zukunft denken: Wie stellen Sie sich Ihr Leben in zehn Jahren vor?

Keine Ahnung! Ich kann das nur auf mich zukommen lassen, denn mir geht es gut, so wie es gerade ist. Ich wünsche mir natürlich, gesund zu bleiben, das wünscht sich ja vermutlich jeder Mensch. Und dass ich noch lange mit meinem Mann in unserem Haus wohnen kann, dass wir es weiterhin so schön haben wie im Augenblick. Ich habe sehr lange geglaubt, dass man sein Alter planen muss. Das denke ich jetzt nicht mehr, weil es sich einfach nicht planen lässt. Man weiß ja nicht, was kommt. Ich glaube, irgendetwas ergibt sich immer, wenn man mit offenen Augen durch die Welt geht.

LESETIPPS

Drei Bücher, die Sophie von Lenthe in den letzten Jahren nachhaltig beeindruckt haben:

Edgar Selge: Hast du uns endlich gefunden. Rowohlt 2022.

Ein sehr berührendes Memoire des großen Schauspielers, der seine Kindheit und sein Erwachsenwerden in den sechziger Jahren in Deutschland schildert, also einer Zeit, in der ich selbst aufgewachsen bin. Großartig!

Christiane Hoffmann: Alles, was wir nicht erinnern. C.H.Beck 2022.

Die Journalistin ist den Fluchtweg ihres Vaters 1945 aus Schlesien, 550 Kilometer, zu Fuß nachgegangen und beschäftigt sich mit der Frage, was Flucht und Vertreibung mit den nachfolgenden Generationen machen. Hochspannend, sehr literarische Sprache, sehr bewegend und brandaktuell.

Dr. med. Helena Orfanos-Boeckel: Nährstoff-Therapie. TRIAS 2022.

Das Buch hat mich sehr begeistert, denn Helena Orfanos-Boeckel erklärt wie keine andere Medizinerin zuvor, welche Nahrungsergänzung wir in welcher Menge brauchen, vor allem natürlich mit zunehmendem Alter. Das hat es bisher nicht gegeben und ist Anti-Aging im besten Sinne. Absolut empfehlenswert.

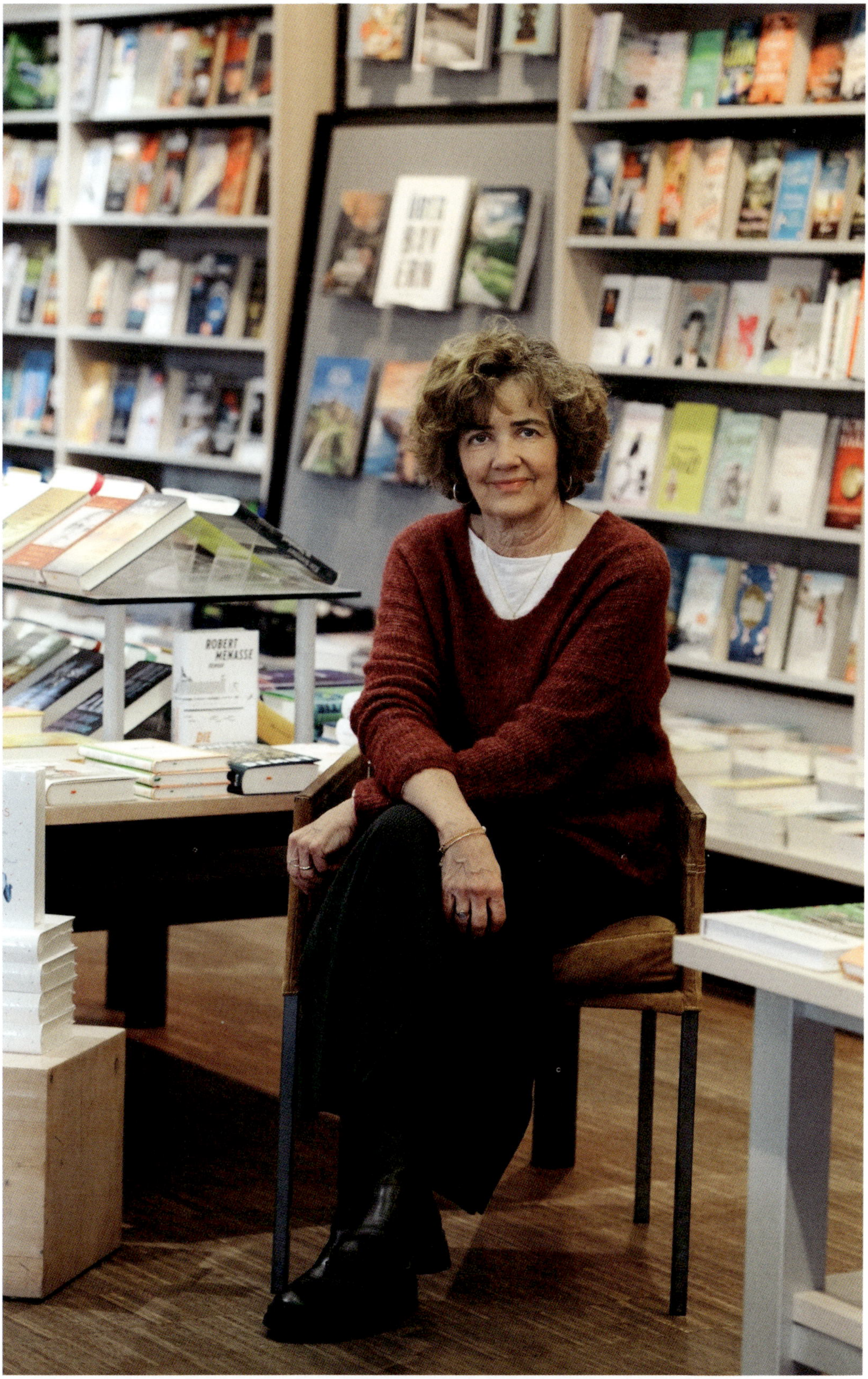
ROBERT
MENASSE
DIE

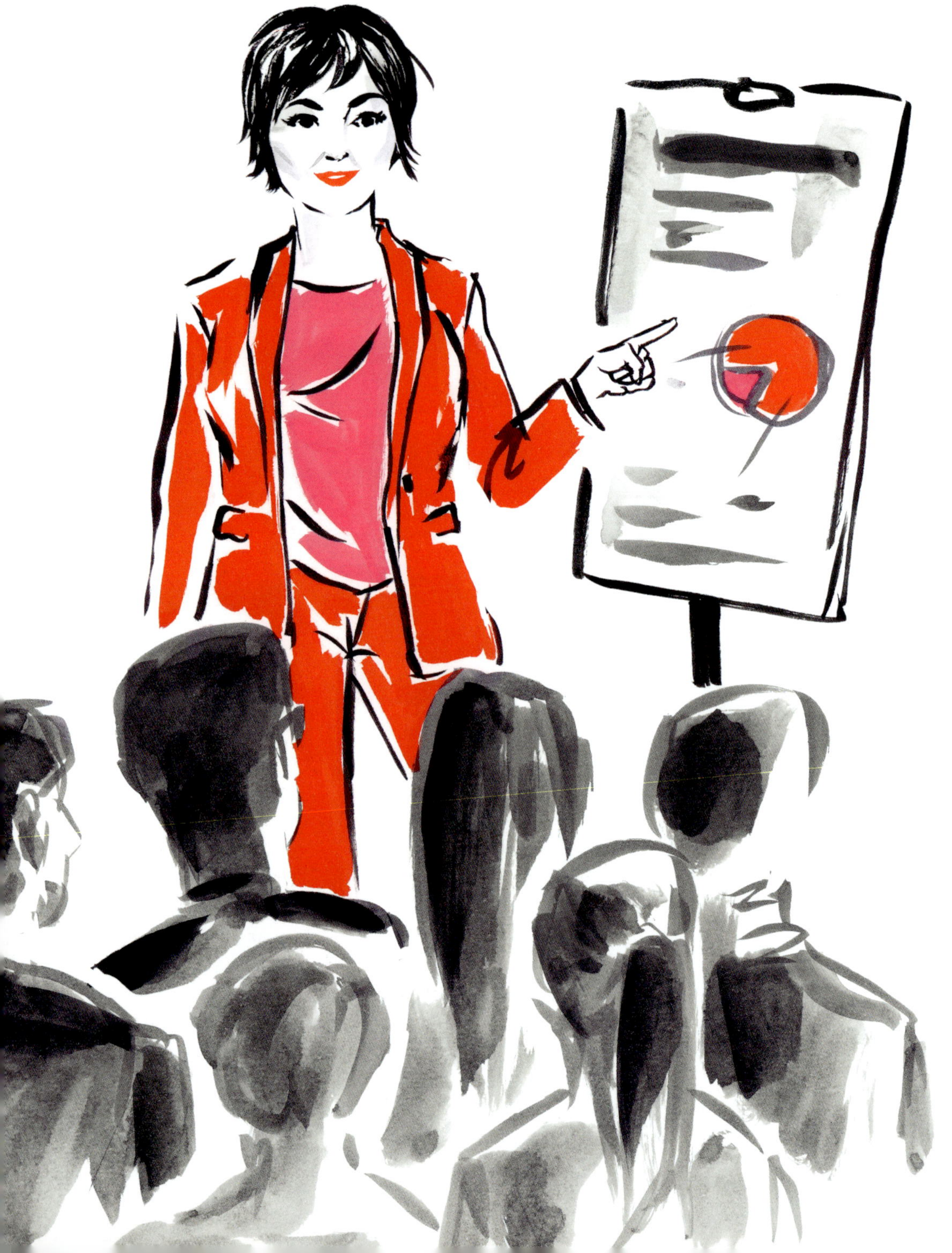

SICHTBARKEIT

Hallo? Sieht mich jemand?

Mit Anfang vierzig las ich erstmals davon, dass Frauen ab fünfzig langsam aus der gesellschaftlichen Wahrnehmung verschwinden. Damals lachte ich. Was für ein Unsinn! Das Leben war schön. Ich fühlte mich attraktiv wie nie, stark und sehr, sehr sichtbar. Warum sollte sich das ändern? Ich würde das ganz bestimmt zu verhindern wissen ...

Mehr als zehn Jahre später fühle ich mich – jetzt sogar schon Mitte fünfzig! – immer noch blendend und liebe das Leben. Und doch fällt es mir immer häufiger auf: Ich betrete einen Raum – und keiner schaut auf, keiner sieht mich an. Anfangs glaubte ich an Einbildung. Oder eine Verkettung ungünstiger Umstände. Vielleicht hatte ich in der Nacht schlecht geschlafen oder einen Bad-Hair-Day? Vielleicht diese Bluse getragen, von der meine Freundin immer schon meinte, die Farbe mache mich blass? Oder vielleicht hatte mich der Kellner im Restaurant einfach nicht gesehen?

Aber es lag nicht am fehlenden Schönheitsschlaf, am falschen Farbton oder daran, dass das männliche Servicepersonal in Restaurants eine neue Brille brauchte. Frauen ab fünfzig verschwinden tatsächlich langsam, aber sicher aus dem Blickfeld: in der Kultur, in der Wirtschaft sowieso, in der gesamten Gesellschaft. Ja, es gibt Ausnahmen. Aber es sind eben Ausnahmen. Studien bestätigen, was wir Frauen erleben: Wir werden nicht nur weniger gesehen als Männer im gleichen Alter – wir bekommen auch weniger Chancen. Während ein George Clooney oder Brad Pitt in Hollywood nach wie vor Erfolge feiern, werden Frauen im selben Alter kaum noch gebucht, schon gar nicht für eine Hauptrolle. Ein Bondgirl im Alter von James Bond? Undenkbar. Dass mit Michelle Yeoh und Jamie Lee Curtis im Jahr 2023 zwei Frauen über sechzig mit Oscars ausgezeichnet wurden, ist erfreulich – wollen wir hoffen, dass dies kein einmaliges Statement bleibt.

In der Werbung zeigen weiterhin junge Models Produkte, die Frauen in ihrem Alter weder brauchen noch sich leisten können. Selbst »Best-Ager-Models« sehen aus wie Anfang oder Mitte dreißig, nur eben mit silbergrauer Haarpracht. Beruflich gehört man als Frau ab fünfzig zum alten Eisen, während Männer in diesem Alter (womöglich mit Glatze und Bauchansatz, man übertrage das auf Frauen!) einen Karrieresprung machen und mit 63 Vorstand eines DAX-Unternehmens werden oder mit 78 US-Präsident. Kein Wunder also, dass sich der Eindruck immer weiter verstärkt, der weibliche Teil der Weltgesellschaft bestünde nur aus Frauen, die noch Meilen entfernt von Menopause sind.

> **»Es ist noch viel Saft in der Zitrone.«**
>
> *Gloria Gray*

Genau das scheint Teil des Problems zu sein: Wir »unsichtbaren Frauen« sind nicht mehr fruchtbar. Und so reagiert der limbische Teil der Männerhirne einfach nicht mehr, wenn wir als leicht angegraute Ladys an ihnen vorbeiflanieren. Dieser Teil ihres Gehirns stammt wohl noch aus der frühesten Menschheitsgeschichte, als reichlich Nachkommen sehr viel wichtiger waren als heute. Ist also das männliche Stammhirn an allem schuld? Nicht nur. Denn leider tappen auch wir Frauen gerne in diese Falle: Wenn jahrzehntelang körperliche Attraktivität und Äußerlichkeiten die erste Rolle spielen und die Weiblichkeit definieren, was bleibt dann, wenn sich die ersten Falten zeigen und frau nicht mehr ins männliche Beuteschema passt?

Was tun? Sich seufzend ins Schicksal fügen oder den gesellschaftlichen Normen den Kampf ansagen? Weder noch. Ich habe mich für mehr Gelassenheit entschieden. Ein bisschen Unsichtbarkeit hat ja durchaus Vorteile: Frau wird nicht mehr ständig angebaggert und ist keinen anzüglichen Sprüchen mehr ausgesetzt. Und was für ein Segen, nicht mehr den Schönheitsidealen unterworfen zu sein, mit denen wir alle sozialisiert wurden: Falten, Speckröllchen, Cellulite, Besenreiser? So what! Endlich müssen wir uns nicht mehr zur Fitness-Sklavin machen und können Eclairs und andere süße Sünden richtig genießen. Niemand erwartet von uns mehr den knackigen Beach Body einer Fitness-Influencerin wie Pamela Reif.

Die wichtigste Erkenntnis für mich ist: Selbstbewusstsein und Selbstvertrauen ziehe ich jetzt aus mir selbst und nicht mehr aus der Reaktion von Männern auf mich. Und: Ich gebe diese Einstellung auch an meine Tochter weiter! Vielleicht ändert sich dann etwas. Vielleicht wird dann eine Frau mit Ende siebzig US-Präsidentin. Das wäre doch mal was!

LESETIPP

Bascha Mika: Mutprobe. Frauen und das höllische Spiel mit dem Älterwerden. C. Bertelsmann 2014.
Ein lesenswertes, erschreckendes und zugleich auch Mut machendes Buch über das Älterwerden und warum es Frauen besonders hart trifft. Sich Altersdiskriminierung von Frauen bewusst zu machen, ist der erste Weg zur Veränderung.

Was Sie tun können, um auch im Alter sichtbar zu bleiben

1

Verbünden Sie sich. Pflegen Sie Ihre Kontakte, netzwerken Sie! Männer haben ihre Verbindungen oder Seilschaften immer schon genutzt – da können wir Frauen uns wirklich etwas abschauen. Oder blicken wir zu unseren Nachbarn: In Frankreich etwa ist das Top-Management zu rund vierzig Prozent weiblich besetzt. Warum? Auch deshalb, weil Französinnen ein viel aktiveres Networking betreiben als wir Deutschen.

2

Bleiben Sie selbstbewusst und präsent. Wir vereinen in uns so viel Lebenserfahrung, Wissen und berufliche Kompetenz, es gibt keinen Grund zurückzustehen und die Bühne anderen – jüngeren Frauen oder Männern – zu überlassen. Mischen Sie sich ein, sagen Sie Ihre Meinung, erheben Sie Ihre Stimme. Laut und vernehmlich.

3

Treiben Sie es bunt! Walle-walle-Tuniken, die die menopausalen Rundungen verstecken, lassen Sie nicht schlanker aussehen, sind aber der reinste Tarnkappenlook. Mein Plädoyer: Seien Sie mutig, entscheiden Sie sich für Farbe, für auffälligen Schmuck, für spannende Accessoires. Ein bisschen Paradiesvogel steht jeder Frau!

4

Seien Sie ein Vorbild. Für andere, für jüngere Frauen, für unsere Töchter! Leben Sie Ihr schönstes Leben, tragen Sie bis ins hohe Alter roten Lippenstift und lassen Sie sich von den Jahren, die in Ihrem Reisepass stehen, nicht aufhalten. Und: Unterstützen Sie andere Frauen! Denn nur gemeinsam können wir die Welt verändern.

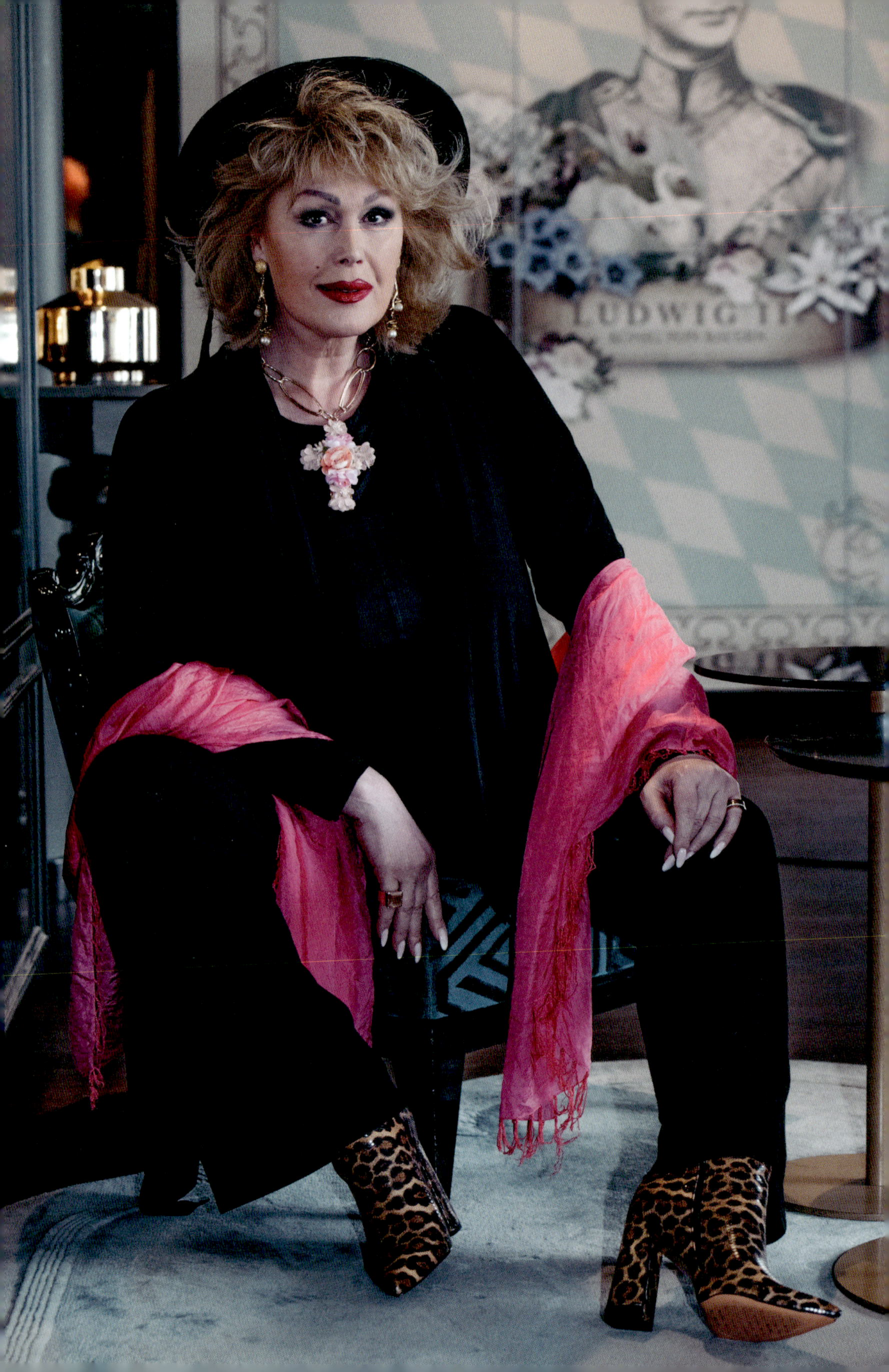
LUDWIG II

Gloria Gray hat sich selbst erschaffen – mit all ihren Facetten.

Seit sie denken kann, fühlt sie sich als Mädchen, nicht als Junge. Mit achtzehn flieht sie aus dem tiefsten Niederbayern nach München, um ihren Traum und endlich als Frau leben zu können. Mit Mitte zwanzig ist sie eine international gefeierte Künstlerin. Gloria Gray ist Paradiesvogel, Glücksschmiedin und Gestalterin ihres Lebens zugleich. Nicht nur einmal hat sie sich neu erfunden. Ihr Zauberwort: Tun.

Ein Februarabend im Wirtshaus im Schlachthof in der Münchner Isarvorstadt. Wir sind früh dran, und doch ist der Saal bereits rappelvoll. Das Publikum ist bunt gemischt: zwischen bürgerlich und queer ist alles dabei. Als Gloria Gray mit hochtoupiertem Blondhaar und in einem schillernden Kostüm die Bühne betritt und ihre erste Show nach der Pandemie ankündigt, brandet nicht enden wollender Applaus auf. Es wird ein grandioser Abend.

Szenenwechsel. Wir treffen Gloria am nächsten Mittag zum Fotoshooting. Vor uns sitzt eine sehr attraktive, sorgfältig geschminkte Frau, die ihre Schokoladenseiten kennt und zu »posen« weiß. Ein Profi, durch und durch. Schon nach zwanzig Minuten – die anderen Shootings dauerten ein bis zwei Stunden, manche sogar länger – haben wir alles im Kasten. Niemand würde bei dieser Prachtfrau mit tiefroten Lippen und üppigem Busen vermuten, dass sie als Junge geboren worden war. Gut zwei Jahrzehnte später passen Körper und Seele nach einer Geschlechtsangleichung wirklich zusammen.

Gloria Gray kommt aus Zwiesel, einer Kleinstadt in Niederbayern. Die weltoffene Metropole München ist über 200 Kilometer entfernt, dafür ist der Bayerische Wald ganz nah. »Ich wurde in eine Familie von Wirtsleuten und Viehhändlern hineingeboren – nicht unbedingt das Umfeld, in dem man sich früh als ›anders‹ outet.« Zumal Mitte der sechziger und Anfang der siebziger Jahre. Sich den Eltern anvertrauen? Undenkbar. In der Schule wird sie gemobbt und gedemütigt. Erst als Gloria nach ihrer Friseurlehre mit achtzehn nach München geht, blüht sie auf. »Ich habe damals in einem kleinen Salon gearbeitet. Dass ich ein bisschen anders war, hat dort niemanden gestört – Friseurinnen und Friseure sind häufig selbst ein bisschen verrückt.« Tagsüber schneidet sie Haare, nachts steht sie immer öfter auf der Bühne, in Münchner Off-Theatern oder auch in Travestieshows. Bald werden daraus größere Engagements, im Fernsehen und weit über München hinaus, auch international. Sogar Hollywood engagiert Gloria: In Joseph Vilsmaiers Produktion *Marlene* spielt sie neben Katja Flint die legendäre Mae West.

Als Gloria Gray 2010 – nach fast dreißig Jahren – nach Zwiesel zurückkehrt, ist sie längst auch körperlich eine Frau. Und die Eltern? »Die hatten mein Frausein schon lange akzeptiert. Und viel besser aufgenommen, als ich das jemals erwartet hätte ...«

Liebe Gloria Gray, Hand aufs Herz – hätten Sie damals, während Ihrer Kindheit und Jugend in Zwiesel, gedacht, dass Sie irgendwann eine erfolgreiche Entertainerin sein würden?

Das wird Sie jetzt möglicherweise überraschen – aber ja, ich wusste schon immer, dass ich meinen Weg gehen würde. Ich habe mich seit jeher als Mädchen gefühlt. Und auch das Verkleiden, Tanzen, Singen ... ich hab's geliebt – ich konnte es damals nur niemandem sagen.

Und so, wie ich es mir vorgestellt habe, genauso ist es auch gekommen: Sobald ich volljährig war, habe ich Zwiesel verlassen und mir innerhalb von nur wenigen Jahren in München einen Namen als Künstlerin gemacht. Später dann auch im Ausland, in Spanien, den USA, Kanada. Der Erfolg ist aber natürlich nicht vom Himmel gefallen. Alles, was ich erreicht habe, habe ich selbst geschaffen. Mit Disziplin, Zielstrebigkeit und Fleiß. Mut und

»Die Verantwortung für uns selbst kann uns niemand abnehmen.«

ein bisschen Glück gehören sicher auch dazu. Das Zauberwort hat drei Buchstaben: Tun.

Seit 2020 sind Sie in Zwiesel Kreisrätin. Im Jahr 2022 haben Sie dann – als eine von fünf Bewerbenden – als Bürgermeisterin kandidiert und sind in die Stichwahl gekommen. Wie kam das?

Da muss ich ein wenig ausholen: Als ich 2010 meiner schwerkranken Eltern wegen nach Zwiesel zurückging, fand ich meine Heimatstadt in einem traurigen Zustand vor. Kulturell gab es dort fast gar nichts mehr. Ich habe dann das Café Gloria samt Kleinkunstbühne eröffnet und Künstlerinnen und Künstler, zum Beispiel Marianne Sägebrecht, Willy Michl, Eisi Gulp und andere, eingeladen. Und Partys gegeben, die waren geradezu legendär! Endlich war wieder etwas los in meiner Heimatstadt! Die Bürgerinnen der Stadt Zwiesel haben mich also als Macherin kennengelernt, als eine, die etwas bewegen kann und will. Und so wurde ich halt gefragt, ob ich nicht kandidieren möchte. Bei der Stichwahl hat es mit 46,4 Prozent dann doch nicht ganz für die Bürgermeisterin gereicht … aber so ist Demokratie nun mal.

Hätten Sie Ihr Leben als Künstlerin im Fall Ihrer Wahl aufgegeben?

Aber selbstverständlich, zumindest erst mal für sechs Jahre. Ich mache grundsätzlich keine halben Sachen.

Mal ehrlich: Den Mix aus Schauspielerin, Autorin, Kommunalpolitikerin und noch einiges mehr stelle ich mir ziemlich anstrengend vor. Wie schaffen Sie das alles?

Als anstrengend empfinde ich diese Vielfalt nicht, eher ergänzen und befruchten sich meine unterschiedlichen Aufgaben und Projekte. Natürlich ist bei mir des Öfteren schon richtig viel los, aber ich bin es auch gewohnt, mit ganz unterschiedlichen Themen zu jonglieren. Manchmal muss ich sechs oder sieben unterschiedliche Projekte gleichzeitig unter einen Hut bringen. Aber ich habe darin auch viel Erfahrung: Ich bin seit über dreißig Jahren als Künstlerin selbständige Unternehmerin, da muss man flexibel sein.

Was noch wichtig ist: Ich habe mir ganz bewusst ein Leben geschaffen, das mir sehr viel Freiheit lässt. Ich habe weder Partner (zumindest meistens!) noch Kinder – nicht mal ein Haustier, obwohl ich Tiere liebe! Ich muss auf niemanden Rücksicht nehmen und lebe selbstbestimmt nach meinen eigenen Bedürfnissen und meinem Rhythmus. Einen typischen Tagesablauf gibt es bei mir nicht, jeder Tag ist anders. Meine Zeit und meine Energie teile ich mir frei ein, was natürlich ein grandioser Luxus ist. Mein erstes Buch habe ich zum Beispiel immer am frühen Morgen geschrieben.

Woher schöpfen Sie die Kraft für Ihre vielfältigen Unternehmungen?

Bei Stress blühe ich regelrecht auf – solange es positiver Stress ist! Bei manchen Bühnenprojekten schlafe ich über Tage hinweg kaum. Aber irgendwann kommt der Punkt, da brauche ich Ruhe, Abstand, viel Schlaf. Und auch Zeit in der Natur. Der Bayerische Wald liegt ja direkt vor meiner Haustür. Manchmal wandere ich zu bestimmten Felsen, meinen ganz persönlichen Kraftorten. Diese Zurückgezogenheit und das Alleinsein sind dann die Quelle für neue Ideen, überhaupt für meine Kreativität. Natürlich liebe ich die Bühne und die Großstadt – aber ebenso gerne bin ich allein und auf dem

Land. Die Balance muss stimmen. Allein sein ist ja nicht gleichbedeutend mit einsam sein.

Das klingt nach einem tollen Leben!

Das ist es auch. Und dafür bin ich sehr dankbar. Mir ist allerdings nichts einfach in den Schoß gefallen. Ich habe mein Leben immer selbst in die Hand genommen und es gestaltet – die Verantwortung für uns selbst kann uns niemand abnehmen.

Wie gehen Sie mit Problemen und Herausforderungen um?

Ich stelle mich ihnen, was sonst? Es nützt nichts, wenn man sich wegduckt oder etwas verdrängt. Davon verschwinden Schwierigkeiten ja nicht. Ich bin ein Mensch, der vor allem das Positive sieht. Trotz all dem Unschönen, das ich schon erlebt habe, bin ich eine Optimistin. Wenn ich zurückblicke: Meine Kindheit und Jugend waren teilweise ziemlich hart. Was wurde ich drangsaliert, gemobbt, gedemütigt, sogar bedroht ... Heute bin ich fast dankbar für die harte Schule, durch die ich gegangen bin. Denn diese Erfahrungen haben mich geprägt, mich zu dem Menschen gemacht, der ich heute bin, und sie haben mich stark gemacht. Als Opfer habe ich mich nie begriffen.

Was würden Sie Menschen speziell in unserem Alter raten, die sich im falschen Körper fühlen?

Es ist schwierig, da irgendwelche »Tipps« zu geben – letztlich muss jede Frau und jeder Mann diesen Weg alleine gehen. Was aber auf jeden Fall gilt: nichts überstürzen und tief in sich hineinfühlen: Will ich das wirklich? Und natürlich sollte man sich bei allen Entscheidungen nicht von anderen beeinflussen lassen – sondern nur auf das eigene Herz und die innere Stimme hören. Das Wichtigste aber ist wohl: sich viel Zeit nehmen. Früher musste man zwei Jahre offen als Frau (beziehungsweise als Mann) gelebt haben, man brauchte psychologische Gutachten und vieles mehr. Der ganze Prozess war sehr, sehr langwierig – das Gute daran war, dass man viel Zeit hatte, sich selbst zu prüfen. Eines muss einem immer bewusst sein: Eine Geschlechtsangleichung ist keine generelle Problemlösungsstrategie – die Welt ist danach immer noch dieselbe.

Wenn Sie noch mal zwanzig wären, was würden Sie anders machen?

Gar nichts. Ich würde mein Leben genauso wieder leben. Aber mal ganz davon abgesehen: Ich möchte nicht noch mal zwanzig sein. Wie oft war ich damals unglücklich verliebt, hatte keinen Job oder kein Geld oder weder das eine noch das andere. Vom »falschen« Körper mal ganz abgesehen. Nein danke, das muss ich wirklich

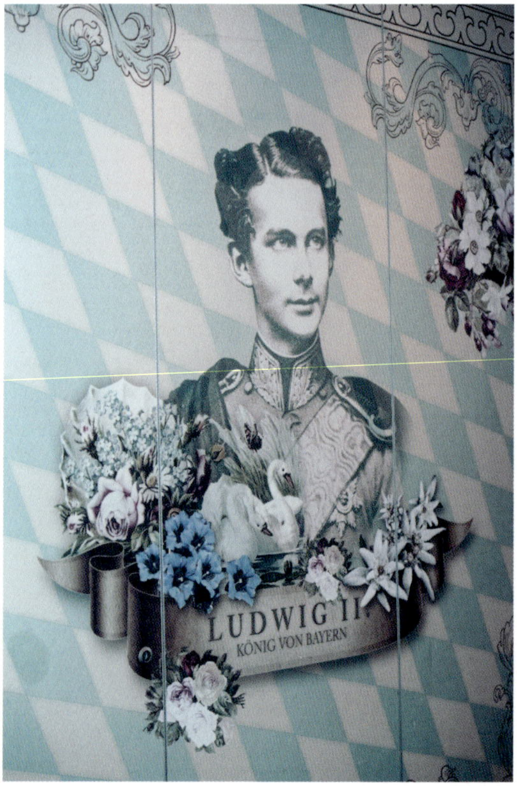

»Ich war noch
nie so alt
wie jetzt, aber
ich war auch
noch nie so
glücklich und
zufrieden.«

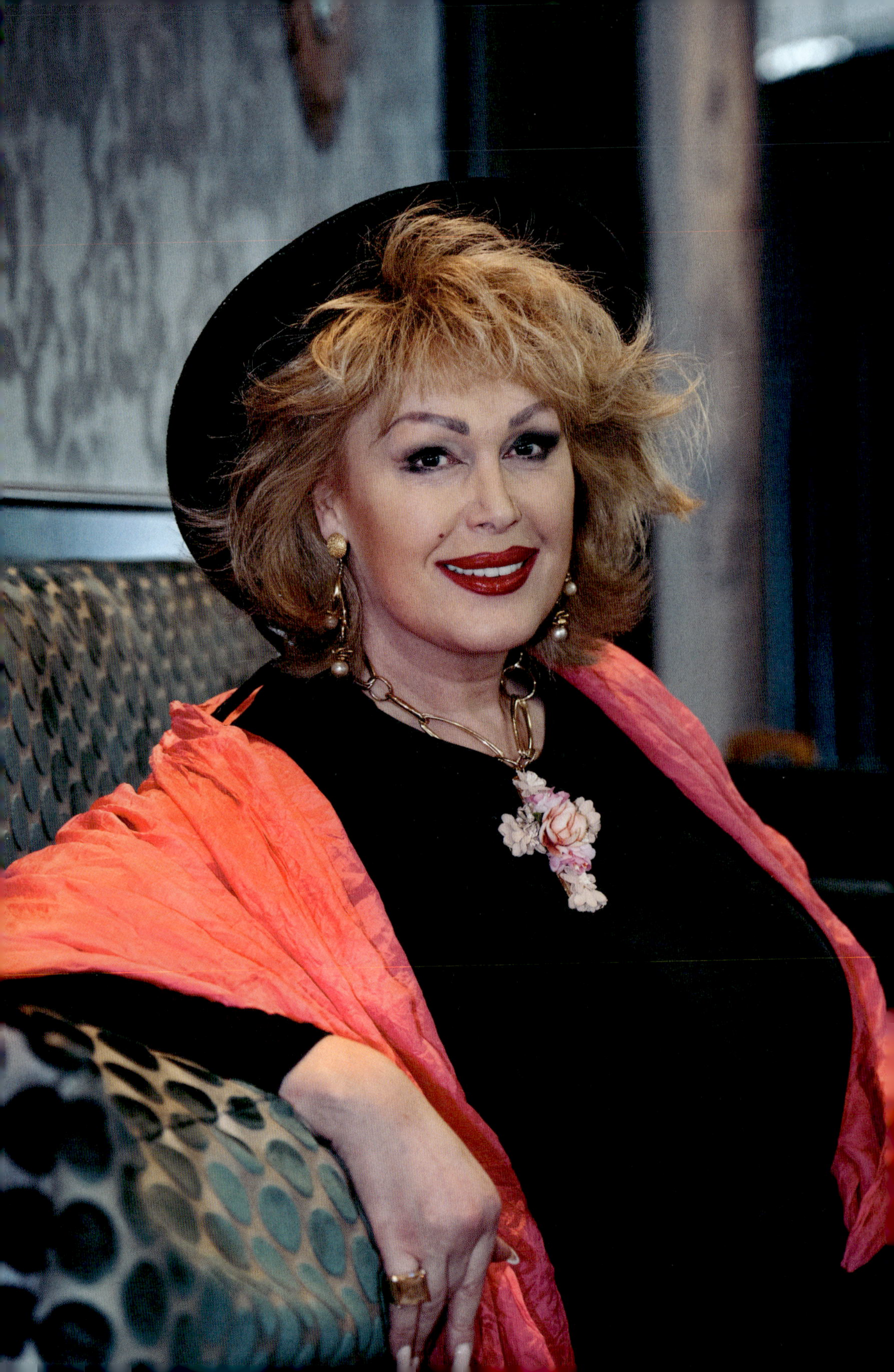

nicht wiederholen. Ich war noch nie so alt wie jetzt, aber ich war auch noch nie so glücklich und zufrieden. Ich bin immer noch neugierig auf das Leben, ich bin voller Energie und Pläne! Wenn ich höre, dass andere in meinem Alter schon ihren Ruhestand planen ... nein, das wäre gar nichts für mich!

Was haben Sie denn vor? Verraten Sie's uns?

Ich bin dabei, in München im Gärtnerplatzviertel ein Kabarett auf die Beine zu stellen, eine Art Revue, intim, ein bisschen verrucht, mit Ecken und Kanten. Und dann arbeite ich gerade an meinem dritten Regionalkrimi: Vikki Victoria ist wieder unterwegs und ermittelt. Auch die Verfilmung meines ersten Krimis steht an ... Warner Brothers hat die Filmrechte gekauft. Sie können sich denken, wie aufregend das alles ist.

Wo sehen Sie sich, sagen wir, in zehn Jahren?

Zehn Jahre ... puh, so weit plane ich nicht. Für mich zählt immer das Jetzt und wie ich die nächsten zwei bis drei Jahre gestalten möchte. Momentan zieht es mich tatsächlich in eine Großstadt. Es kann also gut sein, dass ich bald wieder in München oder in Berlin lebe. Als Pensionärin sehe ich mich auf jeden Fall noch lange nicht – dazu ist noch viel zu viel Saft in der Zitrone!

LESETIPPS

Regionalkrimis aus Glorias Feder: Vikki Victoria ermittelt.

Zurück nach Übertreibling: Vikki Victorias erster Zwischenfall. dtv 2022.
Vikki Viktoria ist Künstlerin und ein vierzigjähriges Energiebündel aus München. Wobei sie eigentlich aus Untertreibling kommt, irgendwo im hintersten Bayerischen Wald. Als ihr Lieblingsfeind Toni aus dem Gefängnis entkommt, muss sie sich eiligst in Sicherheit bringen und kehrt zurück in die alte Heimat. Wo sie en passant einen Mordfall aufklärt ...

Grüße aus Bad Seltsham: Vikki Victorias zweiter Zwischenfall. dtv 2022.
Im zweiten Krimiband wird Vikki nicht nur in einen Skandal hineingezogen, der sich gewaschen hat – sie gilt auch als die Hauptverdächtige in einem Mordfall. Um ihre Unschuld zu beweisen, macht sie sich auf die Suche nach dem wahren Mörder. Und gerät dabei an ein paar Größen aus dem Rotlichtmilieu ...

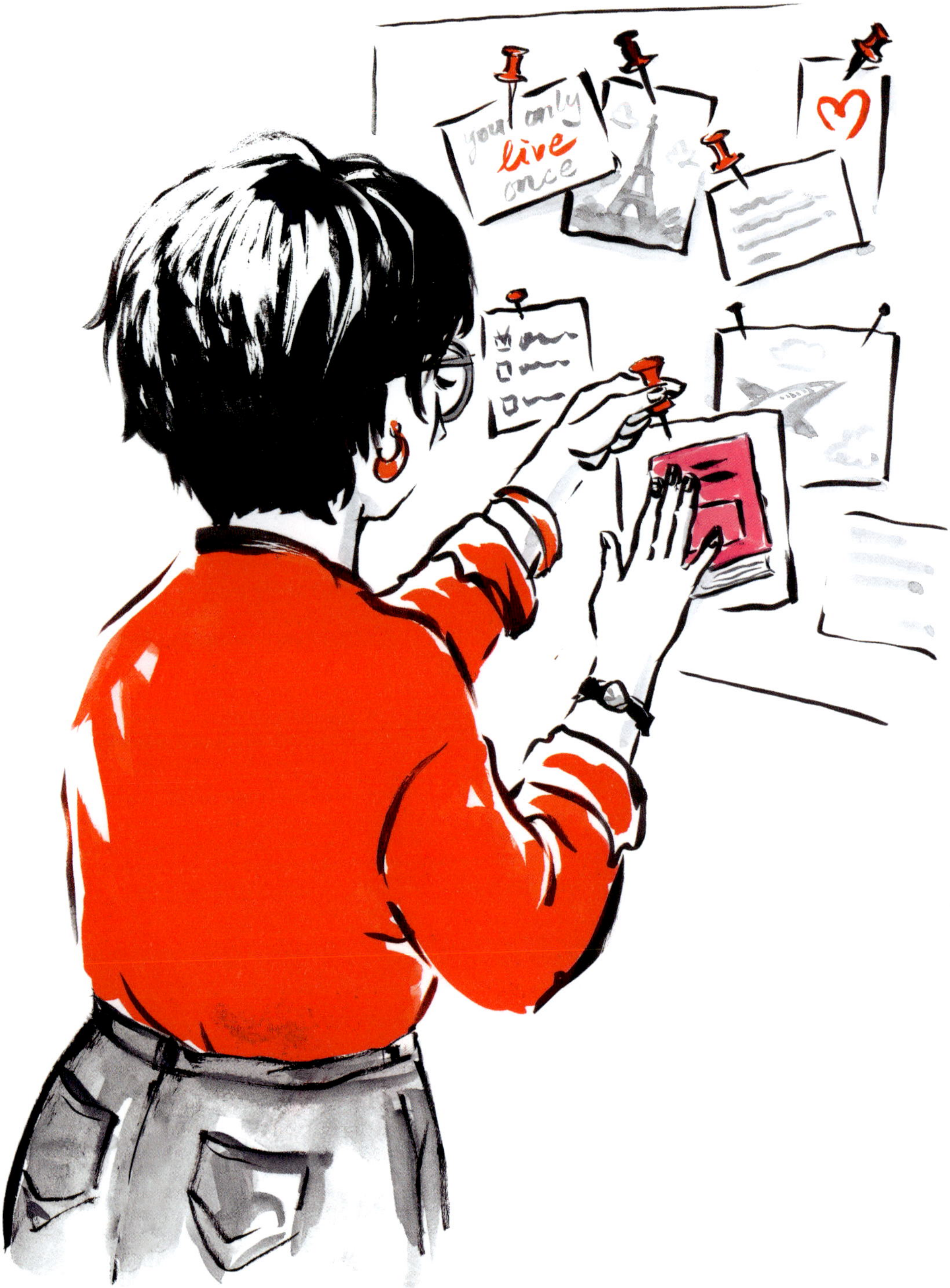
you only
live
once

PLÄNE

Jede Reise beginnt mit dem ersten Schritt

Gelegentlich fällt mir eine Kolumne der Journalistin Meike Winnemuth ein. »Noch 25 Sommer« hieß sie, und sie handelte genau davon: von den 25 Sommern, die wir mit Mitte fünfzig oder Anfang sechzig – zumindest aller Voraussicht nach – noch erleben dürfen. Noch 25-mal die ersten Erdbeeren naschen, anbaden, Wiesenblumen pflücken. Noch 25-mal den Urlaub an der Ostsee verbringen. Noch 25-mal an lauen Abenden bis spät in die Nacht auf dem Balkon oder im Garten sitzen und Wein trinken, mit Freunden plaudern. Im Herbst das bunte Laub an den Bäumen bestaunen und Kastanien aufsammeln. Sich noch 25-mal über den ersten frisch gefallenen Schnee freuen.

Die Lebenszeit, die sich scheinbar endlos vor uns dehnt, wird mit dieser Perspektive plötzlich ziemlich überschaubar. 25 Jahre oder vielleicht auch dreißig – so viel ist das gar nicht. Jedes Mal, wenn ich an diese Kolumne denke, wird mir meine eigene Endlichkeit bewusst. Dann erschrecke ich ein wenig und denke kurz darüber nach, was ich in meinem Leben noch unbedingt erleben möchte ... Und dann geht es doch weiter wie bisher, dieses Leben: frühstücken, arbeiten, Mittagessen kochen, arbeiten, Katzenklos putzen, Abendessen, Film gucken, Buch lesen, schlafen. Wann soll in diesem Alltag Platz sein für Wünsche, die wir uns noch erfüllen könnten? An den Vorhaben selbst liegt es nicht, ich habe wahrlich genug kleine und größere Pläne: von Stepptanzen lernen über einen Roman schreiben bis zu dem Wagnis, die Panamericana entlangzufahren (oder wenigstens die Côte d'Azur). Ein bunter Reigen. Immerhin: Mit Stepptanz habe ich mittlerweile sogar angefangen und der Versuch eines Romans schlummert (noch unvollendet) auf meiner Festplatte. Anderes wie einen Nutzgarten anlegen und das Gemüse fürs Essen selbst züchten, an der Donau entlangradeln oder den Sommer in der Bretagne verbringen sind über den Status »Ich würde mal gerne ...« noch nicht hinausgekommen.

Es kommt einfach ständig etwas dazwischen. Und schon ist wieder ein Jahr vorbei. Gemüse kaufe ich immer noch im Supermarkt, das Rad wird nach wie vor nur für kurze Touren genutzt, und in der Bretagne war ich auch noch nicht. Nicht einmal für einen Kurzurlaub. Wie schnell sind all die Vorhaben auf den nächsten Monat, auf nächstes Jahr oder gleich in den Ruhestand verschoben. Auf irgendwann, wenn endlich Zeit ist. Vielleicht.

Natürlich ist es einfach, immer den Mangel an Zeit vorzuschieben. Und es stimmt ja auch: Irgendwas ist immer. Immer wichtiger. Manchmal tatsächlich genau in dem Moment, in dem wir just einen dieser Pläne anpacken wollen.

»Ja, es ist anstrengend, die gemütliche Komfortzone zu verlassen!«

Gerade wir Frauen sind schnell bereit, das Wohl anderer über unser eigenes zu stellen. Erst waren es die kleinen Kinder, die uns brauchten – jetzt sind es die alternden Eltern, um die wir uns kümmern müssen. Und natürlich die Ehrenämter, der Haushalt, der Gatte und womöglich die Enkelkinder. Zeit für uns, für das, was uns selbst wichtig ist und guttut? Nun, vielleicht im nächsten Leben ...

Manchmal sind wir aber auch schlichtweg zu bequem. Es ist anstrengend, die gemütliche Komfortzone zu verlassen! Pläne schmieden reicht aber nun mal nicht: Wer etwa die langersehnte Reise mit dem Schiff nach New York machen möchte, muss irgendwann die Fernsehcouch verlassen und sich um die Buchung kümmern. Wer den Jakobsweg wandern will, braucht neben guten Wanderschuhen auch ein gewisses Training, um die Stiefel einzulaufen. Es hilft nichts: Wir müssen selbst den ersten Schritt machen. Und danach den zweiten. Einfach weitergehen und weitermachen. Und sich vor allen Dingen nicht von wohlmeinenden Ratschlägen vom Weg abbringen lassen.

So viel Freude es bereitet, sich etwas Schönes vorzustellen und davon zu träumen – am Ziel anzukommen macht garantiert noch mehr Spaß!

Um auf Meike Winnemuths Kolumne zurückzukommen: 25 Sommer mögen keine Ewigkeit sein, nicht mehr dieses endlose Leben, das sich vor vielen Jahren vor unserem jüngeren Ich ausdehnte. Aber immerhin: Es ist ein Vierteljahrhundert – lang genug, um all das zu realisieren, was wir immer vorhatten. Lassen Sie sich also nicht aufhalten, das Leben – Ihr Leben! –, es wartet auf Sie.

LESETIPPS

Heike Abidi: Scheißegal, ich mach das jetzt! Edition Michael Fischer 2022.
In 22 Kapiteln erzählen Menschen oder Paare von Entscheidungen, die ihr Leben komplett verändert haben. Ein Buch, das Mut macht, es ihnen gleichzutun.

Oliver Burkeman: 4000 Wochen. Das Leben ist zu kurz für Zeitmanagement. Piper 2022.
Wie können wir es schaffen, mehr von den Dingen in unser Leben zu integrieren, die uns glücklich machen? Auf fast 300 Seiten erfahren wir, wie man dem Effizienzdruck unserer Zeit widersteht.

Was Sie tun können, damit aus Ihren Plänen Ernst wird

1

Machen Sie eine Liste. Notieren Sie alle kleinen und großen Ideen, auch die, die Ihnen schon seit vielen Jahren und Jahrzehnten im Kopf herumspuken. Und bitte: Zensieren Sie sich nicht schon beim Aufschreiben! In einem zweiten Schritt priorisieren Sie die einzelnen Ziele – auf den ersten Plätzen landen dann die Vorhaben, die Ihnen wirklich wichtig sind und die Sie unbedingt angehen sollten. Neudeutsch nennt sich das »Bucketlist«.

2

Erstellen Sie eine – pardon! – Fuck-it-List. Wenn Sie schon am Listenschreiben sind, dann notieren Sie doch gleich auch noch all das, was Sie gerne aus Ihrem Leben streichen wollen. Alle sechs Wochen Fenster putzen zum Beispiel (einmal im Halbjahr reicht auch, oder Sie lassen eine professionelle Fensterreinigung kommen), jeden Samstag den Rasen mähen (Gänseblümchen und Löwenzahn sind Bienennahrung und außerdem hübsch anzuschauen!), für jeden Sonntag Kuchen backen ... Ach, es gibt unzählige Verpflichtungen, die uns die Zeit für die wirklich wichtigen Vorhaben rauben. Überlegen Sie, was Sie streichen oder anderen überlassen können.

3

Nehmen Sie Ihre Pläne ernst. Denken Sie ruhig mal an sich und geben Sie Ihren eigenen Träumen und Plänen eine Chance. Ein gesunder Egoismus und das Wörtchen »Nein!« – Sie müssen es nicht immer allen recht machen! – tragen ganz wesentlich zu Ihrem persönlichen Lebensglück bei.

4

Leben Sie nicht in der Zukunft, sondern im Hier und Jetzt. Starten Sie nicht morgen, starten Sie heute mit der Umsetzung Ihrer Pläne. Ich kann Ihnen versprechen, das hat etwas unglaublich Befriedigendes.

Dank

Ganz ehrlich? Nicht nur einmal wollte ich in den letzten anderthalb Jahren das Projekt »Glücksbuch« aufgeben. Glück und Lebensfreude sind eben doch komplexe und anstrengende Themen. Dass ich durchgehalten habe, lag auch an einigen Menschen, die mir immer wieder Mut zugesprochen haben: an meinem Mann, meinen Kindern, überhaupt meiner ganzen Familie, die meine Launen und meinen ständigen Mangel an Zeit über Monate ertragen haben. Und natürlich an meinen Freudinnen – allen voran Dagmar Macêdo, Kirsten Kücherer, Martina Freyer, Michaela Pelz, Carola Heine und vielen weiteren –, die sich meine verzweifelten Sprachnachrichten mit stoischer Ruhe anhörten, mir gelegentlich einen virtuellen Beruhigungsschnaps reichten oder auch mal einen Tritt in den Allerwertesten gaben. Annette Bopp danke ich ganz besonders fürs Gegenlesen und Kommentieren der Texte. Danke für deine Lebenserfahrung! Natürlich gilt mein Dank auch dem Knesebeck Verlag und Dr. Christine Schlitt, die mit viel Feingefühl und Wertschätzung lektoriert hat. Und selbstverständlich sind da die siebzehn Heldinnen dieses Buchs, die sich so viel Zeit fürs Beantworten meines schier unendlichen Fragenkatalogs und die Fotoshootings genommen haben. Merci für eure Begeisterung und die Ehrlichkeit, mit der ihr eure Lebensgeschichte(n) erzählt habt! Und schließlich: Ganz lieben Dank an meine Freundin und Fotografin Martina Klein und an die Illustratorin Veronika Gruhl. Eure ausdrucksstarken Fotografien und charmanten Illustrationen machen *Auf das Leben!* erst so richtig schön. Danke, dass wir in Ihren Räumlichkeiten fotografieren durften: Heilpraktikerin (Psych.) Annette Voith, Ebersberg, Restaurant Auerhahn, Salzburg, Modehaus Ludwig Beck, München, MotelOne am Sendlinger Tor, München, Kloster St. Alban, Dießen am Ammersee, sowie Otto-Modersohn-Museum, Fischerhude.

Deutsche Originalausgabe

Ein Unternehmen der Média-Participations

Alle Fotografien © Martina Klein, Berlin
Alle Illustrationen © Veronika Gruhl, München
Projektleitung: Ellen Venzmer, Knesebeck Verlag
Lektorat: Dr. Christine Schlitt, Worms
Gestaltung und Satz: Leonore Höfer, Knesebeck Verlag
Herstellung: Arnold & Domnick, Leipzig
Druck: Graspo Cz, Inc.
Printed in Czech Republic

FSC www.fsc.org MIX Papier | Fördert gute Waldnutzung FSC® C010798

ISBN 978-3-95728-631-4

www.knesebeck-verlag.de